Sensomotorische Neurorehabilitation

W. Schupp, B. Elsner (Hg.)

Sensomotorische Neurorehabilitation

**Therapieoptionen und Versorgungsalltag.
Erfahrungen zwischen Evidenz und Praxis**

Mit Beiträgen von

M. Alfuth, T. Böing, B. Elsner, R. Horst, S. Lamprecht,
C. Pott, W. Schupp, U. Thiel, E. Wieduwild

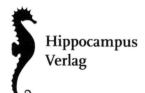

Hippocampus
Verlag

In Kooperation mit
ottobock.

HERAUSGEBER

Dr. med. Wilfried Schupp
Fachklinik Herzogenaurach
In der Reuth 1
91074 Herzogenaurach

Professor Dr. Bernhard Elsner
SRH Hochschule für Gesundheit Gera
Neue Straße 28–30
07548 Gera

W. Schupp, B. Elsner (Hg.):
Sensomotorische Neurorehabilitation
Therapieoptionen und Versorgungsalltag. Erfahrungen zwischen Evidenz und
Praxis
Hippocampus Verlag, Bad Honnef 2017
ISBN 978-3-944551-25-8

Bibliografische Information der Deutschen Bibliothek
Die Deutsche Bibliothek verzeichnet diese Publikation in der Deutschen National-
bibliografie, detaillierte bibliografische Daten sind im Internet über http://dnb.
ddb.de abrufbar.

Lektorat: Dagmar Fernholz
Satz & Layout: Bettina Wilsberg
Titelfoto: ottobock
Druck: TZ Verlag und Print, Roßdorf

© 2017 by Hippocampus Verlag, PF 1368, 53583 Bad Honnef
www.hippocampus.de

Inhalt

Autoren

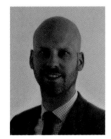

Prof. Dr. rer. medic. Martin Alfuth

ist Physiotherapeut und Sportwissenschaftler. Seit Juli 2014 ist er Professor für Therapiewissenschaften im Fachbereich Gesundheitswesen an der Hochschule Niederrhein in Krefeld. Zudem ist er seit 2011 Modulleiter im Weiterbildungsmaster (M.Sc.) Sportphysiotherapie an der Deutschen Sporthochschule Köln. Seine Schwerpunkte liegen in der Erforschung der Sensomotorik und Kraft bei Patienten mit belastungsabhängigen Beeinträchtigungen des Bewegungssystems, in der biomechanischen und ICF-orientierten Analyse der Wirksamkeit von Schuheinlagen und Orthesen im Rahmen der Therapiesteuerung bei Patienten mit muskuloskelettalen und neurologischen Beeinträchtigungen sowie in der Evaluation von Therapieprogrammen. Martin Alfuth ist Autor nationaler und internationaler Publikationen, Sprecher auf Konferenzen, Gutachter für internationale Fachzeitschriften und nationale Gremien sowie Mitglied der Deutschen Gesellschaft für Biomechanik (DGfB).

Korrespondenzadresse:
Prof. Dr. rer. medic. Martin Alfuth
Fachbereich Gesundheitswesen,
Therapiewissenschaften,
Hochschule Niederrhein
Reinarzstraße 49
47805 Krefeld
martin.alfuth@hs-niederrhein.de

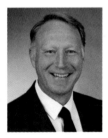

Dr. Thorsten Böing

ist Sport- und Rehabilitationswissenschaftler, seine Schwerpunkte sind angewandte Versorgungsforschung, ICF sowie die Evidenzbasierung therapeutischer Behandlungskonzepte. Langjährige Tätigkeit in der stationären und ambulanten orthopädisch-neurologischen Rehabilitation, diverse Lehraufträge an Universitäten, Hoch- und Fachschulen, zahlreiche Publikationen sowie Mitarbeit in Fachgesellschaften und Gremien (DGNKN, DGRW, DNVF, DVGS). Seit 2012 ist er wissenschaftlicher Leiter des Fachbereichs Neurorehabilitation der Otto Bock HealthCare Deutschland GmbH.

Korrespondenzadresse:
Dr. Thorsten Böing
Leiter Neurorehabilitation
Otto Bock HealthCare
Deutschland
Max-Näder-Straße 15
37115 Duderstadt
Thorsten.Boeing@ottobock.com

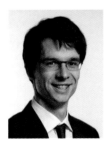

Prof. Dr. Bernhard Elsner

ist Physiotherapeut und Professor für Therapiewissenschaften an der SRH Hochschule für Gesundheit in Gera. Er ist Studiengangleiter der Studiengänge Physiotherapie und Ergotherapie. Er engagiert sich in wissenschaftlich medizinischen Fachgesellschaften wie z. B. der Deutschen Gesellschaft für Neurotraumatologie und klinische Neurorehabilitation e.V. (DGNKN) sowie der Deutschen Gesellschaft für Physiotherapiewissenschaft e.V. (DGPTW).

Korrespondenzadresse:
Professor Dr. Bernhard Elsner
SRH Hochschule für Gesundheit
Gera
Neue Straße 28–30
07548 Gera
bernhard.elsner@srh-gesund-
heitshochschule.de

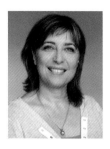

Renata Horst, MSc Neurorehabilitation

ist Physiotherapeutin mit eigenen Privatpraxen in Ingelheim und Berlin sowie Lehrbeauftragte und Supervisorin für neurologische und orthopädische Rehabilitation im In- und Ausland.

Ihr Fachgebiet ist motorisches Lernen, womit sie sich bereits an der Universität in den USA intensiv beschäftigt hat. Sie hat mehrere Fachbeiträge in diversen Publikationen sowie eigene Bücher verfasst, die sich mit zeitgemäßen neuroorthopädischen Therapiemethoden befassen.

Korrespondenzadresse:
Renata Horst
N.A.P.-Akademie
Privatpraxis und
Weiterbildungsinstitut
Rückerstraße 6
10119 Berlin
info@renatahorst.de

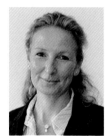

Sabine Lamprecht

Ist Physiotherapeutin und MSc Neurorehabilitation. Breites Wissen um verschiedenste Themen der Neurologischen Rehabilitation, hier besonders der Übertrag von evidenzbasierten Ansätzen in den therapeutischen Alltag und interdisziplinäres Arbeiten von Physiotherapie, Ergotherapie und Sporttherapie. Seit über 30 Jahren Erfahrung sowohl in der stationären als auch in der ambulanten neurologischen Rehabilitation. Diverse Lehraufträge an Universitäten, Hoch-und Fachschulen, Aufbau des berufsbegleitenden Studienganges Neurorehabilitation der Universität Konstanz in Kooperation mit den Kliniken Schmieder, zahlreiche Publikationen sowie enge Zusammenarbeit mit Selbsthilfegruppen wie beispielsweise der DMSG. Seit 2011 ist sie Fachkompetenzleiterin Motorik und damit für alle Kliniken Schmieder zuständig. Seit 1987 führt sie zusammen mit ihrem Mann und inzwischen den Kindern eine Praxis in Kirchheim/Teck mit dem Schwerpunkt Neurorehabilitation.

Korrespondenzadresse:
Sabine Lamprecht M. Sc.
HSH Lamprecht Praxis für
Physiotherapie und
Neurorehabilitation
Limburgstraße 5
73230 Kirchheim/Teck
sl@hsh-lamprecht.de

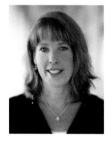

Claudia Pott

Claudia Pott ist seit 1993 Physiotherapeutin, derzeit freiberuflich in verschiedenen Bereichen tätig, u.a. als Mitherausgeberin der physioscience. Von 1995 bis 2014 arbeitete sie in der ambulanten interdisziplinären neurologischen Komplextherapie von Menschen mit erworbenen Hirnverletzungen. Das Studium der Gesundheitswissenschaft schloss sie mit dem Bachelor of Arts 2014 ab. Als Dozentin lehrt sie in verschiedenen Weiterbildungen und Studiengängen. Zudem ist sie Initiatorin, Entwicklerin und Dozentin der Weiterbildung »Neurophysiotherapie« des Deutschen Verbandes für Physiotherapie. Sie arbeitet an der Entwicklung von nachhaltig wirksamen motorischen und interdisziplinären Therapiekonzepten.

Korrespondenzadresse:
Claudia Pott
PhysioNeuroReha
Wettersteinstraße 8
82061 Neuried
claudia.pott.cp@gmail.com

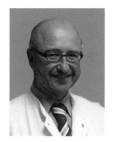

Dr. Wilfried Schupp

ist Facharzt für Neurologie und Psychiatrie und für Physikalische und Rehabilitative Medizin mit Zusatzqualifikation in Geriatrie, Rehabilitationswesen und Sozialmedizin. Er ist fast 30 Jahre in der Neurorehabilitation tätig, seit 1996 als Chefarzt der Abteilung Neurologie/Neuropsychologie an der Fachklinik Herzogenaurach. Wissenschaftliche Schwerpunkte sind nichtmedikamentöse Therapieverfahren, angewandte Versorgungsforschung, Langzeitbetreuung und Teilhabeförderung. Studienleitung und Mitwirkung an verschiedenen nationalen, europäischen (CERISE) und internationalen Forschungsprojekten; Lehrtätigkeit vor allem an der Friedrich-Alexander-Universität Erlangen-Nürnberg, führende Mitarbeit in vielen Fachgesellschaften (DGNR, DGN, EAN, NRFB u.v.a.) u.a. beratende Tätigkeiten auf landes-, bundes- und europäischer Ebene in Fachgesellschaften und Organisationen. Zahlreiche Publikationen national und international, Mitglied in Editorial Boards nationaler und internationaler Fachzeitschriften, sozialmedizinischer Gutachter für Sozialversicherungsträger und Gerichte.

Korrespondenzadresse:
Dr. med. Wilfried Schupp
Fachklinik Herzogenaurach
In der Reuth 1
91074 Herzogenaurach
wilfried.schupp@fachklinik-herzogenaurach.de

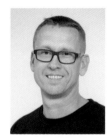

Ullrich Thiel

ist Physiotherapeut mit langjähriger Erfahrung in der stationären und ambulanten neurologischen Rehabilitation. Ein Schwerpunkt seiner Arbeit ist die gerätegestützte Therapie von Menschen mit neurologischen Erkrankungen sowie die Entwicklung von Hilfsmitteln und Therapiegeräten. Im Weiteren ist er als Referent im Bereich der motorischen Rehabilitation tätig, ist Mitbegründer des Onlineportals Schlaganfallprodukte.de und ist seit 2012 Geschäftsführer der Hellmuth & Thiel/Praxis für Sensomotorik und Rehabilitation GmbH in Potsdam.

Korrepondenzadresse:
Ullrich Thiel
Hellmuth & Thiel
Praxis für Sensomotorik &
Rehabilitation GmbH
Lennéstraße 74/75
14471 Potsdam
ullrich.thiel@web.de

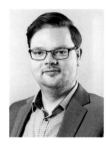

Eric Wieduwild, BSC, MSC

ist Physiotherapeut und Therapiewissenschaftler. Sein Schwerpunkt liegt in der Neurorehabilitation. Weiter beschäftigt er sich mit Qualitätsmanagement, einer ICF-basierten und leitliniengestützten evidenzbasierten Behandlung für die optimale Versorgung. Er hat Erfahrung im ambulanten Bereich sowie aus langjähriger Tätigkeit in der stationären neurologischen Frührehabilitation, als wissenschaftlicher Mitarbeiter und als Dozent an der Hochschule, aus Publikationen und Kongressbeiträgen sowie Mitgliedschaft in Fachgesellschaften (DGNKN, DGPTW).

Korrespondenzadresse:
Eric Wieduwild
ericwieduwild@gmx.de

1
Versorgungsalltag für Hilfsmittel in (Reha-)Klinik und Praxis – behinderungsangepasst und aktivitätenorientiert

W. Schupp

1.1
Krankheitsbilder, Teilhabe als Ziel, Phasenmodell

Schlaganfall, Schädel-Hirn-Trauma, Multiple Sklerose, Parkinson-Syndrome, Rückenmarks-/Querschnittsyndrome und Neuropathien sind die wichtigsten Krankheitsbilder in der Neurorehabilitation aller gesetzlicher und privater Leistungsträger [22]. Globale Ziele sind Teilhabe am Arbeitsleben und am Leben in der Gemeinschaft, Vermeidung/Verminderung von Pflegebedürftigkeit und Ermöglichung einer selbstbestimmten Lebensführung. Grundlage der Vorgehensweise in der Neurorehabilitation ist seit > 20 Jahren das sog. Phasenmodell der BAR (= Bundesarbeitsgemeinschaft für Rehabilitation; [20]). Es unterscheidet Phase A = Akutbehandlung, Phase B = neurologisch-neurochirurgische Frührehabilitation, Phase C = weiterführende Rehabilitation, Phase D = Anschlussheilbehandlung (DRV)/medizinisches Heilverfahren (DRV/GKV), Phase E = (ambulante) Nachsorge, Förderung der Teilhabe am Arbeitsleben und am Leben in der Gemeinschaft, Phase F = (zustandserhaltende) Dauerpflege bzw. -betreuung, wobei auch hier rehabilitativ orientiert vorgegangen werden soll (»Reha in der Pflege«). Abhängig von den einzelnen Phasen sind zu erreichende (Zwischen-)Ziele und Behandlungs- und Rehabilitationsschwerpunkte definiert unter Berücksichtigung der Teilhabe. Diese Vorgaben sind durch die Ratifizierung der UN-Behindertenrechtskonvention (UN-BRK) nochmals bestätigt worden. Insbesondere für die Phase E sind erst kürzlich [2, 11] Empfehlungen zur weiteren Ausgestaltung in der Langzeitversorgung und -betreuung von neurologisch Erkrankten und Behinderten erstellt worden. Hilfsmittel sind ein wichtiger Baustein im Rahmen der multimodalen Interventionen in der Neurorehabilitation.

1.2
Funktions- und aktivitätsbezogene Interventionen in der Neurorehabilitation

Hauptmerkmal ist die Arbeit im **multiprofessionellen therapeutischen Team** aus Ärzten, Pflegekräften, Physiotherapeuten, Ergotherapeuten, Logopäden/Sprach- und Schlucktherapeuten, (Neuro-)Psychologen und Klinischen Sozialarbeitern/Sozialpädagogen u.a. [1, 21], die idealerweise **interdisziplinär** zusammenarbeiten sollten und in ständiger Abstimmung untereinander und mit Patienten und Angehörigen einen individuellen Prozess der »Rehabilitation der Person« im Hinblick auf Teilhabe(-Ziele) in Gang und voranbringen. Einzelnen Berufsgruppen kommen dabei bestimmte Aufgabenschwerpunkte zu, auch im Hinblick auf die Hilfsmittelversorgung

(Auswahl, Verordnung, Anpassung und Erprobung, Evaluation). Leider bieten derzeit
nur die stationäre und/oder die (ganztägig)
ambulante Rehabilitation die Voraussetzungen für das interdisziplinäre Arbeiten im multiprofessionellen Team. Angebote für mobile
neurologische Rehabilitation sind noch kaum
etabliert, eher im geriatrischen Bereich. Die
vertragsärztlichen   Versorgungsstrukturen
bieten für Arbeit im Team bisher keine Möglichkeiten [11].

Bei allen rehabilitativ-therapeutischen
Interventionen muss abgewogen werden, ob
und wie verloren gegangene oder geschädigte
Funktionen wiederhergestellt werden können
(**Restitution**), ob diese Funktionen stattdessen
durch Ersatzstrategien und Kompensationsmechanismen im Alltag ausgeglichen werden
können (**Kompensation**) oder der Einsatz von
Hilfsmitteln und die Umgestaltung/Anpas-
sung der jeweiligen Umwelt (**Adaptation**) die
Beeinträchtigung in der Teilhabe reduziert.
Zusätzlich sind bei Patienten und Angehörigen alle biopsychosozialen Prozesse zu unterstützen und zu fördern, die helfen, Krankheit
und Behinderung besser zu bewältigen (**Co-
ping** und **soziale Unterstützung**). Information
und Schulung (**Edukation**) sind weitere grundlegende Elemente jeder rehabilitativen Intervention [21]. Das theoretische Grundgerüst
hierfür bildet die **ICF** (= Internationale Klassifikation der Funktionsfähigkeit, Behinderung
und Gesundheit; [27]).

Beeinflusst durch vielfältige Forschungsergebnisse der Neurowissenschaften konnte
die bisherige holistische Herangehensweise
mit vorwiegend empirischen Strategien (v. a.
Physiotherapie/Ergotherapie auf sog. neurophysiologischer Grundlage [z. B. Bobath-Kon-
zept]) zur Verbesserung von Funktionen und
Möglichkeiten in den Aktivitäten und auch in
der Teilhabe durch neue evidenzbasierte Interventionen weiterentwickelt und verbessert
werden. Dies war und ist auch notwendig, um
dem gesundheitsökonomischen Druck nach
immer kürzeren und effizienteren rehabilitati-

ven Maßnahmen zu begegnen. Evidenzbasierte Interventionen betreffen sowohl funktions-
und aktivitätsbezogene Maßnahmen als auch
Team-Management-Konzepte als auch Edukation und psychosoziale Interventionen. Hinzu
kommen gezielte medikamentöse und/oder
neurophysiologische Maßnahmen zur Förderung von Neuroregeneration und Neuroplastizität. Ebenso sind bei der Medikation in der
Akut-, Postakut- und Langzeitphase mögliche
negative Rückkoppelungen auf Regeneration
und Neuroplastizität zu beachten [22].

Für die Hilfsmittelversorgung sind leider
Studienverfügbarkeit und Evidenzlage deutlich schlechter. Am ehesten wird in aktuellen
Leitlinien der Neurorehabilitation auf Hilfsmittel mit hingewiesen, wenn sie im funktionellen Kontext für das Erreichen eines bestimmten Ziels sinnvoll oder notwendig sind
[14, 15]. Manche Hilfsmittel sind im Reha-
und Therapieprozess nur vorübergehend
vonnöten, andere werden langfristig oder gar
auf Dauer benötigt. Dies wird weiter unten bei
den einzelnen Therapiekomplexen ausführlich ausgeführt.

Im Hilfsmittelverzeichnis der GKV (gemäß §33 SGB V) sind verschiedene (Produkt-)
Gruppen von Hilfsmitteln gelistet: von Gruppe 01 »Absauggeräte« bis Gruppe 33 »Toi-
lettenhilfen«, von »Pflegehilfsmittel zur Erleichterung der Pflege« (Gruppe 50) bis »Zum
Verbrauch   bestimmte   Pflegehilfsmittel«
(Gruppe 54) oder »Sonstige Pflegehilfsmittel«
(Gruppe 98) und »Verschiedenes« (Gruppe 99)
[14]. Eine andere Einteilung hat 2016 die WHO
im Rahmen einer weltweiten Umfrage vorge-
legt, mit der sie die 50 wichtigsten Hilfsmittel
ermitteln will, die weltweit allen Bedürftigen
zur Verfügung stehen sollten:

- Hilfsmittel für die **Mobilität**: Gehstützen,
  Gehstöcke, Gehgestelle und Rollatoren,
  Rollstühle, Orthesen für die unteren und
  oberen   Extremitäten,   Rumpforthesen,
  Ober- und Unterschenkelprothesen, spezielle Vorrichtungen für Kinder mit Entwick-
  lungsverzögerungen

- Hilfsmittel für das **Sehen**: Brillen, Vergrößerungsgeräte, Taststöcke, elektronische Hilfen zum (Vor-)Lesen von Schriftstücken, Bildschirminhalten und Übertragen, Schreiben in Blindenschrift
- Hilfsmittel für das **Hören**: Hörhilfen, Telefonkommunikationshilfen, Hilfsmittel für Umsetzung akustischer in andere Signale, andere technische Hilfen für die Umsetzung von gesprochener in geschriebene Sprache
- Hilfsmittel für **Kommunikation** und **Nutzung** moderner **Kommunikationsmittel**: nicht-elektronisch, elektronisch, sonstiges Zubehör
- Hilfsmittel für die **Wahrnehmung**: digitale Assistenten, Gedächtnishilfen, Zeitplanungshilfen, Ortungshilfen, Navigationshilfen, Kommunikations- und Sprachtools, Alarmgeräte
- Hilfsmittel für die **Wohnumgebung**: Handläufe und Stützgriffe, Hilfsmittel beim Waschen und Baden, Hilfsmittel für die Toilette, Betten, Hilfsmittel für die Rollstuhlnutzung

Für die Belange der Neurorehabilitation sind aus diesen Listen viele Hilfsmittel von Bedeutung [15] vor allem Hilfsmittel für die Mobilität, zur Förderung der Selbstständigkeit in Alltagsverrichtungen (bei Essen und Trinken, bei Waschen, Körperpflege, Duschen/Baden, bei der Toilettenbenutzung, bei An-/Auskleiden, beim Transfer), zur Unterstützung der Lebens- und Haushaltsführung, zur Förderung der Kommunikation bei Sprachstörung, Elektrostimulationsgeräte, Inkontinenzhilfen und Hilfsmittel zur Kompressionstherapie.

1.3
Indikation bei verschiedenen neurorehabilitativen Behandlungskomplexen

Die in der Neurorehabilitation eingesetzten Hilfsmittel lassen sich gewissen Behand-lungsschwerpunkten zuordnen. Bei der Auswahl und Anpassung dieser Hilfsmittel sind bestimmte therapeutische Berufsgruppen federführend, die auch sonst die Behandlung in diesem Bereich durchführen: Hilfsmittel für die Mobilität → Physiotherapeuten; Hilfsmittel für Alltagsverrichtungen, Lebens- und Haushaltsführung und Wohnumgebung → Ergotherapeuten, aber auch Physiotherapeuten und Pflegekräfte, Hilfsmittel für Kommunikation → Sprachtherapeuten/Logopäden, aber auch Ergotherapeuten, Hilfsmittel für Pflege(-Erleichterung), Kompressionstherapie, Inkontinenzhilfen → Pflegekräfte.

Anhand typischer Behandlungsschwerpunkte soll nun die Hilfsmittelversorgung in der Neurorehabilitation genauer dargestellt werden.

1.4
Obere Extremität (OE), Arm-/Handfunktion

In deutschen wie US-amerikanischen Leitlinien (zusammengefasst in [23]) werden unterschiedliche Therapiestrategien empfohlen für a) die hochgradig gelähmte OE mit ggf. ersten erkennbaren motorischen Aktionen und b) die teilweise Hand- und Fingermotorik zeigende OE. Dies gilt auch analog für die Hilfsmittelversorgung. Obwohl die Leitlinien meist nur für Schlaganfallbetroffene formuliert sind, werden die Vorgehensweisen auch bei anderen Krankheitsbildern analog angewandt.

a) hochgradig gelähmt

Bei hochgradig eingeschränkter oder nicht vorhandener Handmotorik können zur Bewegungsanbahnung als Therapie- und Hilfsmittel eingesetzt werden: Geräte zur (funktionellen) Elektrostimulation der Arm- und Handmuskulatur, Geräte für robotassistiertes Training mit repetitiven Bewegungsübungen von Arm, Hand und/oder Fingern, Geräte für Spiegeltherapie. Zur Bewegungsvorstellung können auch Videos entweder der eigenen früheren Bewegungen oder der von Idealpersonen genutzt werden. Spiegeltherapie und Bewegungsvorstellung basieren auf den Erkenntnissen über die Rolle der sog. Spiegelneurone und werden auch eingesetzt bei neuropathischen und komplexen regionalen Schmerzsyndromen (siehe auch dort). Nach Forschungsergebnissen erschweren allerdings bestehende sensible Defizite Therapieerfolge mit diesen Verfahren. Spiegeltherapie und Bewegungsvorstellung erfordern auch gute kognitive Fähigkeiten, was bei vielen Patienten in der Postakutphase nach Hirnschädigung oft nur bedingt gegeben ist, sie finden ihre Anwendung daher öfter auch in einer (zweiten) späteren Reha-Phase oder in der ambulanten Langzeitbetreuung.

Einfache Orthesen sind im Hinblick auf funktionellen Zugewinn nicht systematisch untersucht. Sie sind aber oft notwendig zur Lagerung und können beim Management von Spastik und Schmerz nutzen (siehe dort). Bei Rollstuhlabhängigkeit ist zur Lagerung des gelähmten Armes unbedingt ein Rollstuhltisch mit ggf. zusätzlichem Lagerungsmaterial erforderlich. Bei hochgradiger proximaler Lähmung, aber noch vorhandener Handfunktion, können sogenannte »Help-arm-Systeme«, die die Eigenschwere des Armes bei Abduktion und Elevation in der Schulter übernehmen, den weiteren Einsatz der Hände im Alltag ermöglichen. Diese Systeme können freistehend am Tisch genutzt oder auch direkt am Rollstuhl angebracht werden.

b) teilweise funktionsfähig

Am besten untersucht ist hierfür die Constraint Induced Movement Therapie (CIMT), bei der die nicht betroffene OE durch geeignete Hilfsmittel gebrauchsunfähig am Köper fixiert wird, sodass in dieser Zeit Alltagsaktivitäten nur mit der teilgelähmten OE aus-

zuführen sind (zusammengefasst in [22, 23]). Allerdings mussten in der praktischen Umsetzung die Vorgaben aus der Erstveröffentlichung modifiziert werden, sodass heute fast nur eine modifizierte CIMT durchgeführt wird. Die Modifikationen betreffen vor allem die Zeitdauer der Fixation (constraint) der nicht betroffenen Hand pro Tag und die Übungsinhalte mit der (teil-)gelähmten Hand. Voraussetzung für die Therapiemethode ist, dass basale motorische Handfunktionen erhalten oder wiederhergestellt sind. Eine schmerzfreie Schulterfunktion muss zudem gegeben sein. Ein multimodales, repetitives Arm- und Handfunktionstraining als Behandlungsprinzip ist Grundlage für komplexe (IT-)technische Gerätelösungen, z.T. unter Einsatz virtueller Realität oder Akzelerometrie. Wie neue systematische Reviews (zusammengefasst in [23, 24]) dazu feststellen, müssen diese Geräte und Verfahren für die klinische Praxis noch evaluiert werden, sie sollten alltagsnahe Bewegungsabläufe trainieren und möglichst auch im häuslichen Umfeld durchzuführen sein. Eine Überlegenheit irgendeines Systems hat sich bisher nicht ergeben.

Fast alle diese Hilfsmittel- bzw. gerätegestützten Verfahren können auch in einer therapeutisch angeleiteten Kleingruppe und sogar im überwachten häuslichen Eigentraining durchgeführt werden. Einzeltherapie kann (noch) nötig sein für die ersten Einführungen. Von Störreizen abgeschirmte Übungsräume sind sicherlich sinnvoll bei kognitiv oder kommunikativ stärker eingeschränkten Patienten. Allerdings konnten auch nach neuesten Reviews und Leitlinien robotassistierte Trainingsverfahren keine Überlegenheit gegenüber den herkömmlichen Verfahren belegen, zusätzliche Kräftigungsübungen für die gelähmte Muskulatur werden dabei sogar empfohlen. Alle Verfahren können sowohl im subakuten als auch im chronischen Stadium eingesetzt werden.

1.5
Untere Extremität (UE), Stehen und Gehen

Die Leitlinie der DGNR zur Wiederherstellung von Stehen und Gehen nach Schlaganfall ist eben veröffentlicht [8, 9]. Wie in anderen Leitlinien und in neueren Reviews [19, 23] werden die Empfehlungen getrennt nach a) (noch) nicht gehfähig und b) (bedingt) gehfähig. Als weitere Komponente kommen noch Gleichgewicht und Koordination hinzu. Beim Gehen kommt es insbesondere auf freie Gehstrecke (ohne Pause) und Gehgeschwindigkeit an. Zur Teilhabe am Straßenverkehr, z. B. zum Überqueren einer Straße an einer Ampel, ist eine Gehgeschwindigkeit von >0,8 m/s (= 2,8 km/h) notwendig [15]. Obwohl die Leitlinien wie bei der OE nur für Schlaganfallbetroffene formuliert sind, werden die Vorgehensweisen auch bei anderen Krankheitsbildern analog angewandt.

a) (noch) nicht gehfähig

Physiotherapeutisches Steh-/Gehtraining und robotassistiertes Gangtraining (mit sog. Endeffektor-Geräten oder sog. Exoskeletten) stehen in dieser Phase im Vordergrund. Für Ersteres können Hilfsmittel (vorübergehend oder dauerhaft) angebracht sein: zum einen Stützen und Stöcke, zum anderen Sprunggelenk-stabilisierende und/oder Fußhebung-unterstützende Orthesen (englisch: ankle-foot-orthesis, AFO). Die Auswahl muss individuell unter (physio-)therapeutischen Gesichtspunkten erfolgen. Stützen und Stöcke sollten eine bereits vorhandene Tendenz zur einseitigen Belastung der nicht gelähmten Körperseite nicht fördern, wie es v. a. Vier-/Fünfpunktstöcke tun. AFOs sollten so konstruiert und angepasst sein, dass sie weder Schmerzen noch Spastik triggern, was Nebenwirkung der meisten einfachen Fußheber-Orthesen sein kann, die nur bei schlaffen

bzw. peripheren Lähmungen indiziert sind. Dies sind klinische Empfehlungen, Studien höherer Evidenzklassen gibt es dazu nicht. Es gibt Ansätze, die Auswirkung bestimmter AFOs auf Ganggeschwindigkeit und Schrittkadenz im direkten Vergleich (mit und ohne) durch instrumentelle Ganganalyse zu objektivieren. Weiterhin sinnvoll ist funktionelle Elektrostimulation (FES) (Mehrkanalgeräte) mit Erzeugung zyklischer gehähnlicher Beinbewegungen im Liegen [24].

Eine gewisse Überlegenheit der robotassistierten Therapie ergibt sich nur durch die damit i. d. R. höhere Zahl von Schritten pro Zeit. Allerdings konnten keine Unterschiede zwischen den verschiedenen auf dem Markt verfügbaren Geräten für robotassistiertes Gehen belegt werden. Sogenannte Endeffektor-Lösungen haben nach der aktuellen Studienlage und Leitlinie [9] einen gewissen Vorteil gegenüber den neuen Exoskelett-Lösungen. Diese haben bisher nur Vorteile bei Paraparesen/Querschnittsyndromen nachgewiesen.

b) (bedingt) gehfähig

Neben physiotherapeutischem Gehtraining ist hier Laufbandtherapie mit oder ohne Körpergewichtsentlastung eindeutig zu empfehlen. Entscheidend sind auch Frequenz und Intensität bei beiden Vorgehensweisen, nur wiederholtes, hochfrequentes, in den Anforderungen sich (langsam) steigerndes Training bringt relevante und stabile Verbesserungen. Bei Patienten mit anhaltender Fußheberlähmung können Systeme mit funktioneller Elektrostimulation (FES) eine zusätzliche Hilfe zur Verbesserung von Gehfähigkeit und Gehstrecke sein. Zu Stützen, Stöcken und mechanischen Fußheberorthesen sei auf die Ausführungen im vorherigen Abschnitt verwiesen. Eine frühzeitige orthopädische Schuhversorgung kann weiter zur Stabilität im Sprunggelenk beitragen und Gangparameter verbessern.

Bei proximal betonten Paraparesen (Querschittsyndrome, MS, Polyneuropathien) können kniestabilisierende Orthesen eine Hilfe für Steh- und Gehversuche sein. Interimsmäßig behilft man sich mit anwickelbaren Beinschienen aus Gips oder Leichtcast; für eine Langzeitversorgung werden dann komplexere mechanische oder elektronische Orthesen mit Knieverriegelung im Stand und -freigabe in der Spielbeinphase und im Sitzen benötigt.

Im Langzeitverlauf spielen gerätegestützte (Heim-)Trainingsmöglichkeiten mit Kraft-, Ausdauer- und koordinativen Anteilen (z.B. im Rahmen einer sog. medizinischen Trainingstherapie) eine zunehmend wichtige Rolle. Sie müssen zusammen mit i.d.R. betreuenden Physiotherapeuten ausgewählt und von diesen auch supervidiert werden, evtl. auch unter Nutzung moderner IT-Kommunikationsmethoden (sog. Teletherapie).

c) Gleichgewicht und Koordination

Wie schon seit Längerem bekannt ist [22], ist Laufbandtherapie effektiver, wenn bereits über klassische physiotherapeutische Herangehensweise basale Rumpf- und Körperstabilität bei Steh- und Gehversuchen wiederhergestellt sind. Dafür geeignet sind apparative Stehhilfen und kniestabilisierende Orthesen. Die robotassistierten Verfahren trainieren diesen Aspekt nicht. Andere gerätegestützte Trainingsmaßnahmen mit diesen Schwerpunkten (z.B. Posturographie/-metrie in Verbindung mit Wii-Konsolen, Biofeedback-Ansätzen, Videospielen) können von zusätzlichem Nutzen sein.

Motorgetriebene Bewegungstrainer zur Bewegung der Beine sind eine zusätzliche Möglichkeit sowohl bei noch hochgradig gelähmtem Bein als auch bei bereits wieder Gehfähigen, wobei im letzteren Fall das sog. Symmetrietraining im Vordergrund stehen soll. Ähnliche Effekte haben Mehrkanal-FES während Gangtraining.

Alle diese Maßnahmen müssen eher in Einzeltherapie bzw. Einzelbetreuung durchgeführt bzw. begonnen werden. Stehen mehrere gleichartige oder sich sinnvoll zu einem Parcour ergänzende Trainingsgeräte zur Verfügung, sind (Klein-)Gruppentherapien möglich. Wiederherstellen von Stehen und Gehen spielt in der Subakutphase nach akuten Schädigungen von zentralem und peripherem Nervensystem (ZNS, PNS) eine wichtige Rolle, weitere Verbesserungen von Gehstrecke, Gehtempo und Gangsicherheit sind auch in der Langzeitbetreuung von größter Wichtigkeit. Sport- und bewegungstherapeutische Angebote sollten hier die klassische Physiotherapie ergänzen. Ebenso können gerätegestützte häusliche Trainingsmöglichkeiten die Nachhaltigkeit der rehabilitativ erzielten Steh- und Gehfähigkeit verbessern [25].

1.6
Management von Spastik und Schmerz

Spastik

Gut 25% der Patienten mit erstmaligem Schlaganfall entwickeln im weiteren Verlauf ein spastisches Syndrom. Bei Hirninfarkt-Rezidiven steigt die Quote der sich entwickelnden spastischen Syndrome auf bis zu 50% [29]. Für SHT oder MS liegen solche Daten nicht vor. Spastik ist das Ergebnis einer neuronalen Fehlanpassung nach ZNS-Läsion [7]. Physiotherapie auf neurophysiologischer Grundlage und aufgabenspezifisches motorisches Training bilden die Grundlage jeder nicht medikamentösen Spastikbehandlung [18]. Aus klinischer Erfahrung ist auch Stehen in physiologisch aufrechter Position, evtl. auch gehalten in entsprechenden Stehgeräten oder mit kniestabilisierenden Orthesen, eine weitere wichtige tonusregulierende Maßnahme für die untere(n) Extremität(en). Gleiches gilt für passives Dehnen von Gelenken und Sehnen an der oberen Extremität. Letzteres kann durch entsprechende Orthesen unterstützt werden, die evtl. auch nur zur Nacht angelegt werden. Liegen, insbesondere Rückenlage, fördert spastischen Tonusaufbau, spastisch bedingte unwillkürliche Muskelbewegungen (Myoklonien) und/oder Fehlhaltungen. Hilfs- und Lagerungsmittel zur Einhaltung einer Bauch- oder Seitenlage können dem entgegenwirken.

Antispastisch wirken auch motorgetriebene Bewegungstrainer (siehe auch Abschnitt UE), robotassistiertes Gehtraining und bei gehfähigen Patienten Laufbandtherapie. Auch verschiedene Verfahren der Elektrostimulation (FES, Antagonistenstimulation, Stimulation Muskel-Sehnen-Ansatz, TENS) sind zu empfehlen.

Gemäß verschiedenen aktuellen Leitlinien und Konsensusempfehlungen [30] sind orale Medikamente bei fokaler oder halbseitiger Spastik nur noch eine ergänzende Therapie, indiziert vor allem bei immobilen Patienten. Wichtige Substanzen sind Baclofen, Tizanidin, Benzodiazepine und Tolperison. Bei lokaler Spastik, insbesondere an der oberen Extremität, spielt die Injektion von Botulinumtoxin A (BoNT A) die wichtigste Rolle. Kombinationen von BoNT A mit motorischer Übungsbehandlung und/oder entsprechende Hilfsmittel zur Tonusregulierung und Dehnung haben die besten Effekte. Implantierte intrathekale Pumpen, befüllt mit Baclofen oder Opiaten, haben nur eine Indikation bei generalisierten spastischen Syndromen (z.B. nach Mittelhirnschädigung), vor allem wenn verbunden mit Schmerz. Da Spastik und Schmerz nach erworbenen Hirnschädigungen eng gekoppelt sind, ist ein gutes Schmerzmanagement zusätzlich notwendig.

Schmerz

Unabhängig von der Tonuserhöhung ergeben sich auch andere Schmerzprobleme bei den meisten neurologischen Erkrankungen (nach Schlaganfall mind. 30 % der Patienten) [17].

Für ein effektives Management und eine erfolgreiche Therapie müssen die Schmerzprobleme klinisch differenziert werden nach den Kategorien myofaszial, nozizeptiv, neuropathisch und/oder reflexdystroph. Diese Einordung ist notwendig für eine leitliniengerechte Behandlung, wobei meist eine Kombination von pharmakologischen und physikalischen Maßnahmen zum Einsatz kommen sollte. Sehr gut evaluiert ist (funktionelle) Elektrostimulation der schulterumgebenden Muskulatur, v.a. Deltoideus, bei entsprechender (zentraler) Lähmung [6].

Zur Vermeidung des häufigen Schulterschmerzes an der gelähmten OE (oft in Verbindung mit Subluxation) sind stabilisierende Orthesen und entsprechendes Taping wichtige nicht medikamentöse Behandlungsstrategien [6].

Beim reflexdystrophen Schulter-Hand-Syndrom, das als komplexes regionales Schmerzsyndrom zu werten ist, ist eine Cortison-Stoßtherapie initial indiziert, bevor physiotherapeutisch und ergotherapeutisch wieder mit diesem Arm gearbeitet werden kann. Bei neuropathischen Schmerzsyndromen empfiehlt sich gemäß aktueller Leitlinien eine frühzeitige Kombination von zentral wirksamen Analgetika mit antineuropathisch wirksamen Antiepileptika und/oder Antidepressiva. Erst dann toleriert der Patient auch stützende oder dehnende Orthesen [6].

1.7
Alltagsaktivitäten

Arm-/Handfunktion und Mobilität mit Stehen, Gehen und (oft auch) Treppensteigen sind wichtige Voraussetzungen für selbstständiges Wohnen, Lebens- und Haushaltsführung. Vielfältige Hilfsmittel können fortbestehende Einschränkungen kompensieren helfen und die Selbstständigkeit im Alltag erleichtern und fördern. Handläufe und

Stützgriffe geben Halt beim (Auf-)Stehen und Gehen, vermindern die Sturzgefahr. Duschhocker und -sitze, Badewannenlifter oder Duschrollstühle erleichtern Duschen und Baden, Toilettensitzerhöhung und entsprechende Stützgriffe die Toilettenbenutzung. Toilettenstühle für den Schlafraum ersparen den nächtlichen Gang zur Toilette. Verschiedene Hilfsmittel wie Greifzangen, Strumpfanzieher helfen beim An-/Auskleiden. Klettverschlüsse ersparen das Zuknöpfen oder Schuhebinden. Bei gestörter Gebrauchsfunktion einer Hand gibt es viele Hilfsmittel für das Zubereiten und Einnehmen von Mahlzeiten und Getränken; allerdings sind viele davon nicht verordnungsfähig, da sie der Haushaltsführung zugerechnet werden. Vergleichbares gilt für andere Aspekte einer Haushaltsführung wie Geschirr spülen, Wäschewaschen und Bügeln, Einkaufen, Wohnung reinigen.

Ein sogenanntes Pflegebett, elektrisch in der Höhe und an Kopf- und Fußteil verstellbar, kann an den Rollstuhl Gebundenen oder pflegenden Angehörigen den Transfer ins Bett und die selbstständige Bewegung darin erleichtern oder erst ermöglichen. Auch Drehplattformen können wichtige Hilfsmittel zum Transfer sein. Bei schwer in ihrer Bewegung eingeschränkten Patienten benötigen Pflegepersonen meist Liftersysteme für den Transfer.

Die Dekubitusgefahr bei auf den Rollstuhl angewiesenen Personen kann durch spezielle Sitzkissen gemindert werden. Je nach Behinderung und noch nutzbarer Muskelkraft, Arm- und Beinfunktion sind verschiedene Antriebs- und Ausstattungsarten der Rollstühle zu wählen, auch Leichtlaufeigenschaften und Kippsicherheit müssen bedacht werden. Bei Schwerstbetroffenen sind elektrische Antriebsarten mit behinderungsangepasster Steuerung zu wählen. Elektrische Rollstühle mit eingebauter Aufsteh-/Aufrichtfunktion erleichtern Tonusregulierung, vergrößern den Greifraum und dienen der Dekubitus-, Pneumonie-, Kontraktur-, und Osteoporoseprophylaxe.

1.8
Kommunikation, Sprache und Sprechen

Eine gemeinsame Leitlinie zur Rehabilitation zentraler Sprachstörungen (= Aphasie) der DGN (Deutsche Gesellschaft für Neurologie) und GAB (Gesellschaft für Aphasieforschung und -behandlung) beschreibt linguistisch und kommunikativ orientierte Behandlungsansätze [31]. Ein früherer Beginn von Sprachtherapie ist effektiver. Signifikante Verbesserungen lassen sich nur erzielen bei 5–10 Stunden Therapie und Training pro Woche, Behandlungs- und Trainingszeiten von ≤ 2 Std. pro Woche sind ineffektiv. Mit Förderung des BMBF hat dies jüngst eine Multicenter-Studie zur Intensivtherapie bei chronischen Aphasikern eindrücklich belegt, die erzielten Erfolge waren über sechs Monate stabil [3, 4].

Eine Erhöhung von Therapieintensität und Trainingsfrequenz kann sich auch durch PC-gestützte Verfahren und telemedizinische Applikationen ergeben. Chronische Aphasiker und ihre Angehörigen können im Alltag auch von elektronischen Kommunikationshilfen profitieren.

Auch neurogene Sprech- und Stimmstörungen können eine Indikation für elektronische Kommunikationshilfen sein, gesteuert durch Blickbewegungen oder Hirnströme (sog. Brain-Computer-Interfaces). Elektronische Verfahren zur Erfassung von Parametern der Sprachverständlichkeit können Biofeedback-Ansätze für eigenes (therapeutisch supervidiertes) Sprechtraining ermöglichen.

1.9
Vorgehensweise bei der Verordnung von Hilfsmitteln

Die meisten Hilfsmittel sind über die gesetzliche (GKV) bzw. private Krankenversicherung

(PKV) und Beihilfe verordnungsfähig. Nach der Rechtsprechung des BSG beschränkt sich die Verordnungsfähigkeit nicht nur auf die im Hilfsmittelverzeichnis gelisteten Produkte. Um zulasten der GKV bzw. PKV und Beihilfe verordnet werden zu können, müssen Hilfsmittel im Einzelfall – d. h. nach den individuellen körperlichen und geistigen Verhältnissen des Versicherten – erforderlich sein, um

- den Erfolg der Krankenbehandlung zu sichern,
- eine Schwächung der Gesundheit, die in absehbarer Zeit voraussichtlich zu einer Krankheit führen würde, zu beseitigen,
- einer Gefährdung der gesundheitlichen Entwicklung eines Kindes entgegenzuwirken,
- eine Behinderung auszugleichen,
- einer drohenden Behinderung vorzubeugen oder
- dem Eintritt von Pflegebedürftigkeit vorzubeugen.

Hilfsmittel sollen beeinträchtigte Körperfunktionen eines behinderten Menschen ersetzen, ergänzen oder verbessern, die für die möglichst selbstständige Durchführung der Alltagsverrichtungen notwendig sind. Der behinderte Mensch soll durch das Hilfsmittel in seiner Teilhabe am privaten, beruflichen und/oder gemeinschaftlichen Leben gefördert werden, die umweltbezogenen Kontextfaktoren (nach ICF) sollen für die Erfordernisse der Teilhabe angepasst werden.

Menschen haben nach SGB I, SGB IX dann eine Behinderung, wenn ihre körperliche Funktion, geistige Fähigkeit oder seelische Gesundheit mit hoher Wahrscheinlichkeit länger als sechs Monate von dem für das Lebensalter typischen Zustand abweicht und daher ihre Teilhabe am Leben in der Gemeinschaft beeinträchtigt ist.

Hilfsmittel, die »nur« die häusliche Pflege erleichtern helfen, sind über die gesetzliche oder private Pflegeversicherung (PflV) zu verordnen.

Hilfsmittel für die (alleinige oder überwiegende) Nutzung am Arbeitsplatz und Förderung der Teilhabe am Arbeitsleben sind über die Deutsche Rentenversicherung (DRV) oder die Agentur für Arbeit (AA) zu finanzieren. Beruht die Ursache der Behinderung auf einem Arbeits- oder Arbeitswegeunfall, so ist Kostenträger einer umfassenden Hilfsmittelversorgung für die private, berufliche und soziale Teilhabe die Deutsche Gesetzliche Unfallversicherung (DGUV).

Wie bereits weiter oben erwähnt, soll die Auswahl und Anpassung eines Hilfsmittels mit der therapeutischen Berufsgruppe vorgenommen werden, die auch sonst rehabilitativ an diesem Behandlungsschwerpunkt arbeitet. Dies ist für die Akzeptanz, Gebrauchsschulung und Langzeitverwendung des Hilfsmittels unbedingt notwendig. Die Verordnung hat allerdings über den behandelnden Arzt zu erfolgen.

Der verordnende (Vertrags-)Arzt soll auf dem Verordnungsvordruck alle für die individuelle Versorgung oder Therapie erforderlichen Einzelangaben machen. Dazu gehören insbesondere:

- Datum
- Diagnose (ggf. mit ICD 10-Code) oder zu kompensierende Funktionsstörung,
- Anzahl/Monatsbedarf bei zum Verbrauch bestimmten Hilfsmitteln,
- Bezeichnung der Produktart (siebenstellige Hilfsmittel-Positionsnummer) nach Maßgabe dieser Richtlinien,
- Im Einzelfall erforderliche Verordnung eines Firmenerzeugnisses/Einzelproduktes (zehnstellige Positionsnummer) nur mit Begründung,
- Ggf. Anfertigung nach Maß oder Sonderanfertigung mit Begründung,
- Ggf. weitere Angaben gemäß den Regelungen in den Sonderabschnitten.

Änderungen und Ergänzungen der Verordnung von Hilfsmitteln bedürfen einer erneuten Arztunterschrift mit Datumsangabe.

Nach Auslieferung und Gebrauchsschulung eines Hilfsmittels hat der verordnende Arzt auch zu bestätigen, dass dies sachlich der Verordnung entspricht und fachlich vom Patienten für den gewünschten therapeutischen Zweck eingesetzt werden kann. Ansonsten sind vom Lieferanten des Hilfsmittels entsprechende Änderungen oder Austausch vorzunehmen. Organisatorische Vorgaben und verwaltungstechnische Abläufe, die oft erhebliche zeitliche Verzögerungen zwischen Verordnung, Bewilligung durch Kostenträger, Benennung eines Lieferanten, Auslieferung und Anpassung bedingen, erschweren diese Nachkontrolle durch den verordnenden Arzt oder machen sie oft unmöglich.

1.10
Daten zur Hilfsmittelversorgung in der Neurorehabilitation

2001 legt eine Berliner Arbeitsgruppe [5] Daten zur Hilfsmittelversorgung in der stationären Neurorehabilitation bei über 500 Patienten mit Schlaganfall, Schädel-Hirn-Trauma, Hirntumor oder Multipler Sklerose als Behandlungsdiagnose vor. Bei Aufnahme in Phase B oder C nutzten die Patienten im Median je zwei Hilfsmittel, v. a. für die Mobilität. Wenn sie die Klinik nach Phase B verließen, hatten sie im Median drei Hilfsmittel, v. a. für Mobilität und Pflege; wurden sie aus Phase C entlassen, so waren es im Median fünf Hilfsmittel, v. a. für Mobilität und Alltagsaktivitäten. Bei Entlassung aus Phase D benötigten sie im Median noch ein Hilfsmittel für Mobilität oder Alltagsaktivitäten, hatten aber keines mitgebracht.

In einem eigenen Klientel des Autors [16], das nach stationärer Rehabilitation Phase B und C wegen Schlaganfall längerfristig nachverfolgt wurde, nutzten >2,5 Jahre nach Entlassung 85 % der noch lebenden Patienten (n=47) mindestens ein Hilfsmittel, im Median drei, am häufigsten solche für Mobilität (Rollator, Gehwagen 24, Rollstuhl 21), als Zweites solche für Alltagsaktivitäten (Badewannenlifter 24, Nachttoilettenstuhl 11, verschiedene Duschhilfen 10) und auch Pflegehilfen (Pflegebett 10). Hilfsmittelnutzung und Heilmittelverordnung waren zu diesem Zeitpunkt signifikant negativ korreliert, d. h. je mehr Hilfsmittel genutzt wurden, desto niedriger war die Chance, dass der Patient noch Heilmittel wie Physiotherapie oder Ergotherapie verordnet bekommen hatte. Dies unterstreicht, dass Hilfsmittel als eine Dauerversorgung angesehen werden.

1.11
Nachsorge und Langzeitstrategien

Therapeutisch supervidierte, gerätegestützte körperliche Heimtrainingsprogramme verbessern auch im Langzeitverlauf nach Schlaganfall und SHT Gehfähigkeit und motorische Funktionen im Alltag und wirken sich auch günstig auf Psyche und Lebensqualität aus. Schulung und Edukation von Patienten und Angehörigen verbessern das Selbstmanagement und verstärken soziale und Freizeitaktivitäten [25].

Wie bereits erwähnt, reduzieren bei der MS körperliche Aktivitäten im Alltag und (moderate) sportliche Betätigungen muskuläres und kognitives Fatigue, Schmerzen und verbessern die Lebensqualität [12].

Auch bei Parkinsonkranken sind keine negativen Ereignisse durch Trainings beobachtet worden. Ein Training sollte aber erst im »On« erfolgen, dies muss mit der Medikamenteneinnahme abgestimmt sein [26]. Ob eine telemedizinische Betreuung und Supervision der Medikation und der Trainingsaktivitäten die Feinabstimmung zwischen Medikation und Training verbessert und das Training effizienter macht, ist Gegenstand laufender Studien.

Auch bei (sub-)akuten Polyneuropathien entzündlicher oder anderer Ursache sind bisher keine negativen Ereignisse durch Training berichtet worden. Muskelschwäche, Muskelermüdung und Schmerz sind eher günstig dadurch zu beeinflussen [22].

Abschließend muss in diesem Zusammenhang noch erwähnt und festgehalten werden, dass die neueren evidenzbasierten Verfahren in Physiotherapie, Ergotherapie und Logopädie und die Mitarbeit bei der Hilfsmittelversorgung noch nicht Eingang in die Heilmittel-Richtlinien gefunden haben. Auch die Fort- und Weiterbildung der Therapeuten auf diesem Gebiet ist noch defizitär.

1.12
Zusammenfassung und Ausblick

In der Neurorehabilitation haben die herkömmlichen, empirisch entwickelten Strategien noch immer ihren Platz und machen auch einen Großteil der im »Katalog therapeutischer Leistungen (KTL)« [10] und v. a. im Heilmittelkatalog (GKV-Spitzenverband) niedergelegten Interventionen aus. Sie werden aber zunehmend in allen Funktionsgebieten durch evidenzbasierte Interventionen ergänzt und abgelöst. Moderne und evaluierte Hilfsmittel haben dabei ihren Stellenwert bei Therapie und im Alltag der Betroffenen. Fort- und Weiterbildungsmöglichkeiten darüber sind für die entsprechenden therapeutischen Berufsgruppen möglichst rasch und flächendeckend zu implementieren.

Hochfrequentes, störungsspezifisches Üben über einen gewissen Zeitraum ist in fast allen Funktionsbereichen gemäß Studienlage notwendig, um Funktionen wiederherzustellen und/oder Kompensationen für Aktivitäten und Teilhabe einzutrainieren. Analoges gilt für die Hilfsmittelversorgung und deren Gebrauchsschulung. In den meisten Fällen ist jedoch noch völlig offen, über welchen Zeitraum ein solches Training durchgeführt werden muss, um ein spezifisches Ziel zu erreichen, mit welchen Mindestanforderungen bei bestimmten krankheitsbedingten Voraussetzungen an Frequenz, Dauer und spezifischen Therapieinhalten.

Wesentliche psychische Komorbiditäten sind bei allen neurologischen Erkrankungen Angst und Depression [22, 23], dies beeinflusst auch die (nachhaltige) Nutzung verordneter Hilfsmittel. Medikamentöse und psychologische Interventionen erwiesen sich hierbei als therapeutisch gleichwertig. Oft treten solche Störungen erst in der Nachsorgephase und im Langzeitverlauf auf und verschlechtern dann die Nachhaltigkeit bisheriger rehabilitativer Erfolge und die Lebensqualität. Hier fehlen v. a. in der ambulanten vertragsärztlichen Versorgung noch effiziente Konzepte, um damit umzugehen.

Literatur

1. Ackermann H, Schönle PW. Multiprofessionelle neurologische Rehabilitation. DGN-Leitlinie 2012. www.dgn.org/leitlinien. (Zugriff 30.03.2017).
2. BAR (Hrsg.). Empfehlungen für die Phase E der neurologischen Rehabilitation 2013. www.bar-frankfurt.de (Zugriff 30.03.2017).
3. Baumgärtner A, Breitenstein B. Verbundprojekt: intensivierte Sprachtherapie bei chronischen Aphasikern, 2013–2015. www.fcet2ec.aphasiegesellschaft.de (Zugriff 30.03.2017).
4. Baumgärtner A, Grewe T et al. FCET2EC: How effective is intensive integrative therapy for stroke-induced chronic aphasia under routine clinical conditions. Trial 2013; doi: 10.1186/1745-6215-14-308.
5. Bestmann A et al. Phasenspezifische Hilfsmittelverordnung in der neurologischen Rehabilitation. Rehabilitation 2001; 40: 346–351.
6. Conrad A, Hermann C. Schmerzhafte Schulter nach Schlaganfall. S2e-Leitlinie der DGNR (www.dgnr.de/Leitlinien). Neurol Rehabil 2009; 15: 107–138.
7. Dietz V. Klinik der Spastik – spastische Bewegungsstörung. Nervenarzt 2013; 84: 1508–1511.
8. Dohle Ch, Quintern J, Saal S et al. S2e-Leitlinie »Rehabilitation der Mobilität nach Schlaganfall« – Kurzfassung. Neurol Rehabil 2015; 21: 179–184.

9. Dohle Ch, Quintern J, Saal S et al. S2e-Leitlinie »Rehabilitation der Mobilität nach Schlaganfall« – Langfassung. Neurol Rehabil 2015; 21: 355–494.

10. DRV Bund (Hrsg.). Katalog therapeutischer Leistungen – KTL, Ausgabe 2015. www.deutsche-rentenversicherung.de/ktl2015 (Zugriff 30.03.2017).

11. DVfR (Hrsg.). Phase E der Neuro-Rehabilitation als Brücke zur Inklusion. Thesenpapier 2013; Positionspapier 2014. www.dvfr.de (Zugriff 30.03.2017).

12. Flachenecker P et al. Multiple sclerosis registries in Europe – results of a systematic survey. Mult Scler 2014; 20: 1523–1532.

13. GKV-Spitzenverband (Hrsg.). Heilmittelkatalog. https://heilmittel.gkv-spitzenverband.de (Zugriff 05.02.2016).

14. GKV-Spitzenverband (Hrsg.). Hilfsmittelverzeichnis. https://hilfsmittel.gkv-spitzenverband. de (Zugriff 05.02.2016).

15. Hesse S et. al. Technische Hilfsmittel. DGN-Leitlinie 2012. www.dgn.org/leitlinien (Zugriff 30.03.2017).

16. Hoess U, Schupp W, Schmidt R, Gräßel E. Versorgung von Schlaganfallpatienten mit ambulanten Heil- und Hilfsmitteln im Langzeitverlauf nach stationärer neurologischer Rehabilitation. Phys Med Rehab Kuror 2008; 18: 115–121.

17. Kendall R. Musculoskeletal problems in stroke survivors. Top Stroke Rehab 2010; 17: 173–178.

18. Liepert J et al. Therapie des spastischen Syndroms. DGN-Leitlinie 2012. www.dgn.org/leitlinien (Zugriff 30.03.2017).

19. Nelles G et al. Rehabilitation von sensomotorischen Störungen. DGN-Leitlinie 2012. www.dgn. org/leitlinien (Zugriff 30.03.2017).

20. Schupp W. Konzept einer zustands- und behinderungsangepaßten Behandlungs- und Rehabilitationskette in der neurologischen und neurochirurgischen Versorgung in Deutschland (»Phasenmodell«). Nervenarzt 1995; 66: 907–914.

21. Schupp W. Aktuelle Aspekte der neurologischen und neurochirurgischen Rehabilitation für die ambulante Medizin. Z ärztl Fortbild (ZaeF) 1996; 90: 501–509.

22. Schupp W. DGRW Update Neurologie: Von empirischen Strategien hin zu evidenzbasierten Interventionen. Rehabilitation 2011; 50: 354–362.

23. Schupp W. (Anschluss)Rehabilitation und Langzeitbetreuung von Schlaganfallpatienten – Wiederherstellung und Erhalt von Funktionen, Aktivitäten und Teilhabe (CME-Fortbildung). Rehabilitation 2014; 53: 408–421.

24. Schupp W. Rehabilitation und Langzeitbetreuung von Schlaganfallpatienten. Orthopädie Technik 2015; 66: 16–22.

25. Steib S, Schupp W. Therapiestrategien in der Schlaganfallnachsorge. Nervenarzt 2012; 83: 467–475.

26. Tomlinson CL et al. Physiotherapy for the treatment of Parkinson's disease. Cochrane Database of Systematic Reviews 2014; CD002815.

27. WHO (Hrsg.). Internationale Klassifikation der Funktionsfähigkeit, Behinderung und Gesundheit. Deutsche Übersetzung. WHO, Genf 2005.

28. WHO (2016). Model of priority assistive products (APL). www.who.int/phi/implementation/assistive_technology (Zugriff 30.03.2017).

29. Wissel J, Schelosky LD, Scott J et al. Early development of spasticity following stroke: a prospective observational trial. J Neurol 2010; 257: 1067–1072.

30. Wissel J, auf dem Brinke M, Hecht M et al. Botulinum-Neurotoxin in der Behandlung der Spastizität im Erwachsenenalter. Nervenarzt 2011; 82: 481–495.

31. Ziegler W, Ackermann H, Baumgärtner A, Breitenstein C et al. Rehabilitation aphasischer Störungen nach Schlaganfall. Leitlinie der DGN; 2012. www.dgn.org/leitlinien (Zugriff 30.03.2017).

2 Leitlinien und Behandlungspfade der neurologischen Rehabilitation

E. Wieduwild, B. Elsner

2.1 Einleitung

Dieser Beitrag hat zum Ziel, (1) in die Thematik von Leitlinien einzuführen, (2) einen Überblick über alle für die neurologische Reha in Deutschland relevanten Leitlinien und deren aktuelle Empfehlungen zu geben (Stand 2015) sowie (3) ergänzend dazu Behandlungspfade als eine konkrete Möglichkeit der Umsetzung von Leitlinien in die Praxis anhand konkreter erfolgreicher Beispiele aufzuzeigen.

2.2 Leitlinien

2.2.1 Einführung

Welchen Behandlungsansatz sollte ich bei diesem meinem Patienten verfolgen? Kann ich überhaupt davon ausgehen, dass das von mir ausgewählte Therapieverfahren auch wirksam ist? Welche Assessments sind am besten geeignet, um den Therapieverlauf zu überwachen? Wie sieht die optimale Hilfsmittelversorgung bei meinem Patienten aus?

Wer hat sich nicht schon einmal diese Fragen gestellt? Ganz gleich, ob es sich dabei um einen Therapeuten handelt, der soeben die Ausbildung beendet hat und nun vor seinem ersten Patienten steht, den er allein behandeln wird, oder ob es die Therapeutin mit langjähriger Berufserfahrung ist, die ihr Handeln kritisch reflektiert, weil der klinische Verlauf ihrer Patientin nicht besser wird. Zum Glück gibt es den Versuch einer Antwort auf diese Fragen: Die Leitlinie.

Leitlinien können in vielen Bereichen sehr hilfreich sein: Für den Berufseinsteiger oder für die erfahrene Praktikerin können Leitlinien z. B. in der Neurorehabilitation von Nutzen sein, um das Fachwissen zu ergänzen und um aktuelle Therapiestandards oder Veränderungen von Therapiestandards in Erfahrung zu bringen. Leitlinien sind zudem wichtig für die Qualitätssicherung im Sinne des Qualitätsmanagements. Therapieleitlinien könnten in den nächsten Jahren auch den Therapieberuf in Deutschland besser als Profession herausstellen und die Qualität der Behandlung verbessern. Man kann sie auch als Weiterbildung ohne Weiterbildung ansehen, in denen man nach Möglichkeit Ergebnisse internationaler Forschung (Evidenz) zu einer bestimmten Fragestellung zusammengefasst findet. Hier können Therapeuten ihr Wissen selbstständig und am internationalen Niveau orientiert erweitern, ohne eine teure und womöglich zeitaufwendige Fortbildung zu besuchen. Alles, was prinzipiell dazu benötigt wird, ist ein Computer mit Internetzugang und etwas Wissen (Letzteres möchte Ihnen dieser Beitrag näherbringen, und auch um Ersteres müssen Sie sich diesmal nicht kümmern – wir haben für Sie weiter unten bereits die Inhalte der Leitlinien zusammengefasst).

Wenn man nun gezielt nach Leitlinien sucht, stellt man sich womöglich zunächst die Fragen, wer solche Leitlinien überhaupt erstellt und wie man sich diese beschaffen kann. Als Therapeut fällt der erste Gedanke vielleicht auf den eigenen Berufsverband. Bisher existieren allerdings z. B. für die Physiotherapie lediglich drei Länder, welche physiotherapeutische Leitlinien herausgeben. Das sind unter anderem die Niederlande, Großbritannien und Australien [47]. Der Bundesverband selbstständiger Physiotherapeuten e. V. IFK hat sich bereits an Konsensuskonferenzen von Leitlinien beteiligt, unter anderem bei der Leitlinie Schlaganfall [47]. Der Deutsche Verband für Physiotherapie (ZVK) e. V. engagiert sich ebenfalls bei der Leitlinienarbeit und steht als Ansprechpartner für wissenschaftliche Fachgesellschaften zur Verfügung [60]. Unter anderem beteiligte sich der Berufsverband bei den Leitlinien zur Rehabilitation der Mobilität nach Schlaganfall (ReMoS), zu Demenz und bei der European Physiotherapy Guideline for Parkinson's Disease [59]. Ähnlich ist es bei anderen Therapieberufen. So haben sich der Deutsche Verband der Ergotherapeuten (DVE) e. V. und der Deutsche Bundesverband für Logopädie (dbl) e. V. ebenfalls an Konsensuskonferenzen beteiligt. Der DVE beteiligte sich bei den Leitlinien »Multiprofessionelle neurologische Rehabilitation«, »Rehabilitation bei Störungen der Raumkognition«, »Rehabilitation von sensomotorischen Störungen«, »Diagnostik und Therapie von Aufmerksamkeitsstörungen bei neurologischen Erkrankungen«, »Diagnostik und Therapie von exekutiven Dysfunktionen bei neurologischen Erkrankungen«, »Schlaganfall«, »Technische Hilfsmittel«, »Versorgung peripherer Nervenverletzun-

Kasten 2.1: Definition Leitlinien:
»Leitlinien sind systematisch entwickelte Aussagen, die den gegenwärtigen Erkenntnisstand wiedergeben, um die Entscheidungsfindung von Ärzten und Patienten für eine angemessene Versorgung bei spezifischen Gesundheitsproblemen zu unterstützen. Leitlinien sind wichtige und effektive Instrumente der Qualitätsentwicklung im Gesundheitswesen. Ihr vorrangiges Ziel ist die Verbesserung der medizinischen Versorgung durch die Vermittlung von aktuellem Wissen.

Leitlinien unterscheiden sich von anderen Quellen aufbereiteten Wissens (Evidenzberichte, Systematic Reviews, Health Technology Assessments mit oder ohne Metaanalysen) durch die Formulierung von klaren Handlungsempfehlungen, in die auch eine klinische Wertung der Aussagekraft und Anwendbarkeit von Studienergebnissen eingeht.

Leitlinien sind als ›Handlungs- und Entscheidungskorridore‹ zu verstehen, von denen in begründeten Fällen abgewichen werden kann oder sogar muss. Die Anwendbarkeit einer Leitlinie oder einzelner Leitlinienempfehlungen muss in der individuellen Situation geprüft werden nach dem Prinzip der Indikationsstellung, Beratung, Präferenzermittlung und partizipativen Entscheidungsfindung.« [3]

gen«. Der dbl und weitere Berufsverbände von Sprech- und Sprachtherapeuten beteiligten sich bei den Leitlinien Rehabilitation aphasischer Störungen nach Schlaganfall, Neurogene Sprech- und Stimmstörungen sowie Multiprofessionelle neurologische Rehabilitation.

In Deutschland werden Leitlinien durch die Arbeitsgemeinschaft der wissenschaftlichen medizinischen Fachgesellschaften e. V. (AWMF) herausgegeben. Die AWMF besteht als Dachorganisation der wissenschaftlichen medizinischen Fachgesellschaften seit 1962. Derzeit gehören ihr 163 Fachgesellschaften an (Stand 2012). Die erarbeiteten Empfehlungen und Resolutionen werden durch die AWMF im Sinne der Fachgesellschaften nach außen vertreten. Leitlinienarbeit ist dabei nur ein Tätigkeitschwerpunkt der AWMF. Seit 1995 koordiniert die AWMF die Entwicklung von Leitlinien für Diagnostik und Therapie [2]. Seit dem Beschluss der Leitlinienentwick-

Kasten 2.2: Definition Ziele von Leitlinien:
»Leitlinien dienen:
- der Sicherung und Verbesserung der gesundheitlichen Versorgung des Einzelnen und der Bevölkerung;
- der Berücksichtigung systematisch entwickelter Entscheidungshilfen in der ärztlichen Berufspraxis;
- der Motivation zu wissenschaftlich begründeter und ökonomisch angemessener ärztlicher Vorgehensweise unter Berücksichtigung der Bedürfnisse und Einstellungen der Patienten;
- der Vermeidung unnötiger und überholter medizinischer Maßnahmen und unnötiger Kosten …;
- der Verminderung unerwünschter Qualitätsschwankungen im Bereich der ärztlichen Versorgung (insbesondere auch der Vermeidung von Behandlungsfehlern);
- der Information der Öffentlichkeit (Patienten, Kostenträger, Verordnungsgeber, Fachöffentlichkeit usw.) über notwendige und allgemein übliche ärztliche Maßnahmen bei speziellen Gesundheitsrisiken und Gesundheitsstörungen …« [9]

lung werden die Leitlinien auch online unter www.awmf.org zur Verfügung gestellt.

Im AWMF-Regelwerk »Leitlinien« ist eine Leitlinie, wie in **Kasten 2.1** zu sehen, definiert [3]. Daraus ergibt sich, dass eine Leitlinie eine praktikable Form der Wissenspräsentation ist. Sie soll die Entscheidungsfindung im Versorgungsalltag unterstützen. Neben reinem Fachwissen stellt sie auch Handlungswissen bereit. Die Leitlinie stützt sich dabei auf wissenschaftliche Ergebnisse und auf den Konsens von erfahrenen Experten. Leitlinien werden ständig entsprechend dem wissenschaftlichen Fortschritt aktualisiert [2]. Ziele, welche bei der Entwicklung von Leitlinien verfolgt werden, sind in **Kasten 2.2** aufgeführt.

2.2.2
Klassifikation von Leitlinien

Leitlinien werden von den Fachgesellschaften erstellt. Dabei steht ihnen Hilfe in Form einer »Leitlinie zur Erstellung von Leitlinien« zur Verfügung [3]. Weitere Hilfestellung bietet die AWMF bei der Leitlinienentwicklung an und verweist auf das Deutsche Leitlinien Bewertungs Instrument (DELBI), anhand dessen die Qualität einer Leitlinie bewertet werden kann [4].

Bei der Entwicklung einer Leitlinie muss zu Beginn geplant werden, welche Klassifizierung die Leitlinie erhalten soll. Anhand der Entwicklungsmethodik lassen sich drei Klassen unterteilen. **Tabelle 2.1** zeigt die Klassifikation der Leitlinien auf. Dabei ist zu beachten, dass die Systematik von S1-Leitlinien bis zu S3-Leitlinien zunimmt.

Tab. 2.1: Stufenklassifikation des AWMF-Regelwerks (adaptiert nach [3])

Klassifikation	Art der Leitlinie	Entwicklungsmethodik
S1	Handlungsempfehlungen von Expertengruppen	Konsensfindung in einem informellen Verfahren
S2k	Konsensbasierte Leitlinie	Repräsentatives Gremium, strukturierte Konsensfindung
S2e	Evidenzbasierte Leitlinie	Systematische Recherche, Auswahl, Bewertung der Literatur
S3	Evidenz- und Konsensbasierte Leitlinie	Repräsentatives Gremium, Systematische Recherche, Auswahl, Bewertung der Literatur, Strukturierte Konsensfindung

2.2.3
Empfehlungen in Leitlinien

Im Gegensatz zu Forschungsarbeiten wie Studien oder systematischen Übersichtsarbeiten mit oder ohne Metaanalyse enthält eine Leitlinie bestenfalls eine Zusammenfassung der wissenschaftlichen Literatur und gibt abgeleitet aus dieser eine Handlungsempfeh-

Tab. 2.2: Einteilung von Evidenzklassen und Empfehlungsgraden (adaptiert nach [41])

Evidenzklassen (CEBM)	Evidenzklassen (SIGN)	Empfehlungsgrad (CEBM & SIGN)	Qualitätsstufen (GRADE-Schema)	Empfehlungsgrad
1a, 1b, 1c	1++, 1+	A	Hohe Qualität	A – starke Empfehlung (»soll«) (↑↑)
2a, 2b, 2c, 3a, 3b	2++	B	Mittlere Qualität	B – Empfehlung (»sollte«) (↑)
4	2+	C	Niedrige Qualität	0 – (»kann«) (↔)
5	3, 4	D	Sehr niedrige Qualität	Keine Empfehlung

Oxford Centre for Evidence-based Medicine (CEBM) [8]; Scottish Intercollegiate Guideline Network (SIGN) [55]; GRADE Working group (GRADE)

lung (siehe **Tab. 2.2**). Hierbei richtet sich die vergebene Empfehlung nach den ermittelten Evidenzgraden bzw. nach dem Vorliegen von Forschungsarbeiten in verschiedenen Evidenzklassen. Die Stärke der Empfehlung kann von der gefundenen Evidenz abweichen, da diese unter klinischen Gesichtspunkten betrachtet wird und weitere Kriterien berücksichtigt werden, wie z. B. die klinische Relevanz, das Nutzen Risiko Verhältnis, die Umsetzbarkeit in Alltag und Versorgung und die Anwendbarkeit innerhalb des deutschen Gesundheitssystems [3]. Das kann zu einer anderen Handlungsempfehlung führen als es aus den Evidenzklassen/-graden ersichtlich ist (**Tab. 2.2**).

2.2.4
Methodik

Um einen Überblick über relevante Leitlinien in der Neurorehabilitation zu erhalten, haben wir Mitte Dezember 2015 eine Leitliniensuche in der Onlinedatenbank von AWMF durchgeführt. Für die Suche wurden die Begriffe »Neurologie«, »Rehabilitation«, »Reha«, »Neuroreha« und »neurologische Reha« verwendet. Ziel unserer Suche war es, Leitlinien für die neurologische Rehabilitation zu finden, welche Empfehlungen für Therapeuten

(z. B. Physiotherapeuten, Ergotherapeuten, Logopäden, Motopäden) bereitstellen, die bei der Arbeit mit neurologischen Patienten angewendet werden können. Daher wurden aktuelle Leitlinien für neurologische Krankheitsbilder bzw. Patienten mit neurologischen Erkrankungen eingeschlossen. Leitlinien, deren Gültigkeit abgelaufen war, Leitlinienanmeldungen bzw. -protokolle und Leitlinien, die nur Therapieempfehlungen für Ärzte geben, wurden ausgeschlossen. Die Ergebnisse wurden anhand der Titel auf Relevanz geprüft und primär für die neurologische Rehabilitation irrelevante Leitlinien ausgeschlossen. Die verbliebenen Leitlinien wurden dann in der Langfassung gelesen und ggf. relevante Empfehlungen kurz zusammengefasst.

2.2.5
Ergebnisse

Bei der Datenbanksuche wurden insgesamt 33 Treffer erzielt. Dabei waren 13 Leitlinien, ausgehend vom Titel, für unsere Suche irrelevant und wurden bereits zu Beginn ausgeschlossen [6, 12–21, 25, 40]. Beim Lesen der Langfassung der Leitlinien wurden noch einmal drei Leitlinien ausgeschlossen. Eine Leitlinie war bereits 2014 von ihrer Gültigkeit abgelaufen [38] und die anderen beiden enthielten keine Therapieempfehlung für die neurologische Rehabilitation [24, 36]. **Tabelle 2.3** gibt eine Übersicht der eingeschlossenen Leitlinien mit Publikationsdatum inklusive ihrer festgelegten Gültigkeitsdauer und Klassifikation. Neben den 17 eingeschlossenen Leitlinien wurde zusätzlich noch eine S2e-Leitlinie durch die Handsuche gefunden, welche in den kommenden Wochen bei der AWMF veröffentlicht werden sollte. Da diese Leitlinie bereits anderweitig publiziert wurde, haben wir uns entschieden, sie mit aufzuführen [41]. Eine anteilige Auflistung der Leitlinien, ausgehend von der Systematik der Entwicklung und dem Alter, stellt **Tabelle 2.4** dar. Die Darstellung erfolgt ausgehend von den gefundenen 17 Leitlinien inklusive der zusätzlich identifizierten Leitlinie, also 18 Leitlinien.

Tab. 2.3: Eingeschlossene Leitlinien

Titel	Publikationsdatum	Gültig bis	Klassifikation
Schlaganfall	31.10.2012	29.02.2016	S3
Versorgung peripherer Nervenverletzungen	30.06.2013	30.06.2018	S3
Klinische Ernährung in der Neurologie	31.05.2013	31.05.2018	S3
Rehabilitation der Mobilität nach Schlaganfall (ReMoS)	12.10.2015	Voraussichtlich bis 2020	S2e
Diagnostik und Therapie der Multiplen Sklerose	12.04.2012	11.04.2017	S2e
Diagnostik und Therapie von Aufmerksamkeitsstörungen bei neurologischen Erkrankungen	01.10.2011	30.09.2016	S2e
Diagnostik und Therapie von exekutiven Dysfunktionen bei neurologischen Erkrankungen	30.11.2011	31.12.2016	S2e
Diagnostik und Therapie von Gedächtnisstörungen	30.09.2012	29.09.2017	S2e
Rehabilitation von sensomotorischen Störungen	30.09.2012	29.09.2017	S2k
Multiprofessionelle neurologische Rehabilitation	23.09.2012	31.12.2016	S1
Technische Hilfsmittel	30.09.2012	31.12.2016	S1
Therapie des spastischen Syndroms	30.09.2012	29.09.2017	S1
Rehabilitation aphasischer Störungen nach Schlaganfall	20.09.2012	29.09.2017	S1
Neurogene Sprech- und Stimmstörungen (Dysarthrie/Dysarthrophonie)	30.09.2012	29.09.2017	S1
Rehabilitation bei Störungen der Raumkognition	30.09.2012	31.12.2016	S1
Querschnittlähmung	01.10.2008	31.12.2016	S1
Amyotrophe Lateralsklerose (Motoneuronerkrankung)	01.06.2014	31.06.2019	S1
Vaskuläre Demenzen	30.09.2012	15.11.2016	S1

Tab. 2.4: Anteil der Leitlinien anhand der Systematik

Klassifikation der Leitlinien	Anzahl der Leitlinien	Anteil der Leitlinien an der Gesamtheit	Anzahl der Leitlinien älter als drei Jahre	Anteil der älteren Leitlinien an der Gesamtheit
S1	9	50 %	8	89 %
S2k	1	5 %	1	100 %
S2e	5	28 %	4	80 %
S3	3	17 %	1	33 %
gesamt	= 18	100 %	= 14	78 %

Die Angaben beziehen sich auf die eingeschlossenen Leitlinien (n=18). Die Werte wurden auf volle Prozentzahlen gerundet

2.2.6
Eingeschlossene Leitlinien

Im Folgenden werden die Empfehlungen der für die Neurorehabilitation relevanten Leitlinien und ihrer Empfehlungsgrade wiedergegeben. Leitlinien der Entwicklungsstufen S1 und S2k sprechen keine Empfehlungen entsprechend der Empfehlungsgrade aus, hier wird lediglich eine sprachliche Empfehlung gegeben. Leitlinien der Entwicklungsstufe S2e und S3 geben sprachliche Empfehlungen sowie Empfehlungsgrade nach dem A B 0 Prinzip oder nach dem A B C D Prinzip (siehe **Tab. 2.2**).

(1) Schlaganfall (DEGAM et al. 2012) [11]

Primäre und sekundäre Prävention:

- Depression:
  - Psychotherapie und/oder medikamentöse antidepressive Therapie ist bei depressiver Symptomatik wirksam
  - Bezogen auf das funktionelle Outcome oder Rezidivrisiko ist eine antidepressive Therapie nicht wirksam
- Körperliche Inaktivität:
  - Körperliche Aktivität und ein körperlich aktiver Lebensstil wird als Primär- und Sekundärprävention empfohlen (B)

Möglichkeiten der Rehabilitation in der hausärztlichen Versorgung:

- Es gibt Hinweise, dass eine ambulante ganzheitlich orientierte wohnortnahe Rehabilitation die Teilhabe und soziale Integration fördert
- Prognosebestimmende Faktoren, wie z.B. Harninkontinenz, Vorerkrankungen, Komorbidität, Dysarthrie und weibliches Geschlecht assoziieren einen niedrigeren Barthel Index und beeinflussen den Therapieerfolg, dabei wirken sich das Alter, Aphasie und motorische Defizite eher auf die Genesungsrate aus

Ziele der Rehabilitation:

- Zielvereinbarungen haben einen positiven Einfluss auf das Verhalten und die Leistungsfähigkeit der Patienten und stellen die Basis effektiver Rehabilitation dar
- Schlaganfallpatienten wollen an der Zielsetzung beteiligt sein
- Die Patienten sollten bei der Definition und Artikulation ihrer persönlichen Ziele unterstützt werden
- Ziele sollten sein:
  - Bedeutungsvoll und relevant
  - Herausfordernd aber erreichbar
  - Kurzfristige (Tage/Wochen) und langfristige Ziele (Wochen/Monate) enthalten
  - Alle an der Versorgung beteiligte Berufsgruppen einbeziehen, auch Familienangehörige
  - Mit messbaren Zielgrößen im Zeitverlauf dokumentiert werden
  - Auf Zielerreichung überprüft werden
  - Dazu dienen die Art und Weise der Behandlung festzulegen

Verlauf der Rehabilitation:

- Die Therapieplanung sollte verschiedene Berufsgruppen einbeziehen (B)
- Der frühzeitige Beginn der Therapie ist entscheidend für den Therapieerfolg
- Nach Entlassung aus der Reha sollte die Versorgung mit der erforderlichen Therapie sichergestellt werden und möglichst bald beginnen
- Intensive, individualisierte Therapie erzielt vor allem in den Alltagsaktivitäten bessere Erfolge (C)
- Jede erforderliche Therapie sollte mindestens 45 Minuten täglich stattfinden
- Ergänzung aus der Konsensuskonferenz der Deutschen Gesellschaft für Pflegewissenschaften:
  - Aktivierende therapeutische Pflege mit den Angehörigen kann zu besseren Erfolgen der Alltagsaktivität führen
  - Förderung der Eigenaktivität steigert die Intensität der Therapie
- Ergänzung des Deutschen Verbandes für Physiotherapie-Zentralverband der Physiotherapeuten/Krankengymnasten Physio-Deutschland (ZVK) e.V.:
  - Nach Heilmittelrichtlinien und Heilmittelkatalog kann mindestens einmal wöchentlich eine Behandlung angegeben werden
  - Sollte eine intensive, hochfrequente Therapie durchgeführt werden, wie es in der Subakutphase der Fall ist, dann sollte eine Verordnung außerhalb des Regelfalls ausgestellt werden

- Auch in der chronischen Phase kann Therapie zu Verbesserungen führen
- Die Dauer der Therapie sollte sich nach den realistischen fähigkeits- und teilhabeorientierten Zielen richten (B), dabei soll die Entscheidung auf Grundlage standardisierter Assessmentverfahren getroffen werden
- Die Therapie sollte nur dann fortgesetzt werden, wenn klare, erreichbare Ziele benannt werden können und Erfolge zu erwarten sind (C), um unrealistische Erwartungen und Verschwendung von Ressourcen zu vermeiden
- Therapiepausen können gezielt eingesetzt werden, um Eigenaktivität zu fördern, z.B. über ein Hausübungsprogramm
- Nach der Rehabilitation sollte sichergestellt werden, dass die erforderliche Unterstützung zum Erhalt des Gesundheitszustandes gegeben ist und der Patient sollte informiert werden, dass bei Veränderung der Situation eine Wiederbeurteilung erfolgen kann und ggf. die Wiederaufnahme der Therapie möglich ist. Es wird empfohlen, alle sechs Monate eine Beurteilung durchzuführen.
- Die Verlaufskontrolle wird mittels standardisierter Instrumente empfohlen (C), welche die Entscheidungsgrundlage für die Weiterverordnung verschiedener Therapien bilden
- Vereinbarte Therapieziele sollten im Verlauf überprüft, dokumentiert und bei Bedarf modifiziert werden

Sicherstellung der ambulanten Versorgung:

- In der postakuten Phase wird die Versorgung von Schlaganfallpatienten im Team empfohlen (C)
- Angehörige erleben Gespräche mit dem Praxisteam und anderen an der Behandlung beteiligten Berufsgruppen als Unterstützung
- bei Angehörigen soll auf die Entwicklung physischer und besonders psychischer oder psychosomatischer Beschwerden geachtet werden (B)
- die Beratung in der häuslichen Umgebung zur Versorgung mit Hilfsmitteln (Auswahl und Einsatz) ist empfehlenswert (C)

Rehabilitation sensomotorischer Störungen:

- Bei eingeschränkter Mobilität der oberen, unteren Extremität und/oder des Rumpfes sollte jeder Patient:
  - Ein Assessment und eine Therapieempfehlung von einem Spezialisten erhalten (C)
  - Therapiemaßnahmen zur Verbesserung der Alltagsfunktionen erhalten (A)
  - Mit Hilfsmitteln versorgt werden, die seine Mobilität erhöhen, sowie in deren Gebrauch geschult werden (C)
  - Ermutigt werden, sich so viel wie möglich im Rahmen seiner Möglichkeiten im schmerzfreien Bereich selber zu bewegen (C)
- Wenn der mehr betroffene Arm noch eine Restfunktion hat, sollte dieser über die spezifische Therapie hinaus im schmerzfreien Bereich so viel wie möglich im Alltag eingesetzt werden (A):
  - Bilaterales Training:
    - Effektiv bei allen Schweregraden
    - Als zusätzliche Therapie zum unilateralen Training bei schwerer betroffenen Patienten empfohlen
  - Constraint-induced movement therapy (CIMT):
    - Verbesserung der Handfunktion in der chronischen Phase
    - Geringe aktive Handgelenksstreckung und ausreichende Motivation wird vorausgesetzt
  - Therapieansätze, die auf Motor Learning basieren
  - Impairment oriented Training
    - Repetitives, aufgabenorientiertes Training:
  - Funktionelle Elektrostimulation (FES):
    - Evidenz bezogen auf Hand- und Armfunktion noch widersprüchlich
    - Positive Effekte bei Subluxation des Humeruskopfes
  - Roboterassistierte Therapie:
    - Therapieergänzung bei schweren Armparesen
    - Verbesserung von Schulter- und Ellenbogenfunktion
  - Spiegeltherapie:
    - Steigerung motorischer Funktionen mit Auswirkung auf die ADL
- Gehtraining:
  - Es ist wichtig, dass Patienten Hilfsmittel richtig einsetzen, nutzen und sich so viel wie möglich selber bewegen
  - Repetitives, aufgabenorientiertes Training, bei dem ADLs geübt werden, haben einen positiven Effekt auf Gehstrecke, Gangtempo, Lagewechsel und selbstständige Gehfähigkeit
  - Sitztraining in der frühen Phase verbessert die Sitzstabilität und hat positive Auswirkungen auf das Aufstehen
  - Laufbandtraining hat keine Effekte auf die Gehfähigkeit von nicht gehfähigen Patienten, aber bei gehfähigen Patienten in der chronischen Phase kann dadurch das Gehtempo erhöht werden
  - Elektromechanisch gestütztes Gehtraining kombiniert mit Physiotherapie verbessert die Chance, die selbstständige Gehfähigkeit wiederzuerlangen

- – Konsensuskonferenz – Ergänzung des Deutschen Verbandes der Ergotherapeuten:
  - - Verkehrstraining mit mehreren Therapieeinheiten kann die Mobilität außer Haus wirksam und dauerhaft verbessern
  - - Besondere Hemmschwelle scheint die Benutzung der öffentlichen Verkehrsmittel zu sein
- • Wenn Schlaganfallpatienten sich nicht selbst oder nur sehr eingeschränkt bewegen können, dann sollten sie schmerzfrei gelagert werden (B), dabei sollten an der Versorgung Beteiligte durch spezialisierte Fachkräfte (z. B. Physio- und Ergotherapeuten) in den Lagerungstechniken geschult werden
- • Sofern keine Kontraindikationen bestehen, sollten alle Schlaganfallpatienten aerobes Training erhalten (B)
- • Zur Verbesserung von Muskelkraft, Gangsicherheit, Gangtempo und Ausdauer sollte Krafttraining erwogen werden (B)
- • Künstlerische Therapien, z. B. Musiktherapie als einzelne Maßnahme oder als Ergänzung anderer Therapieverfahren zeigen positive Auswirkungen auf motorische Funktionen, die Qualität der Bewegungsfähigkeit, Sprache, Aufmerksamkeit und Stimmung

Beeinträchtigung in Aktivitäten des täglichen Lebens:

- • Standardisierte Assessments der erweiterten Aktivitäten des täglichen Lebens werden empfohlen
- • Bei Einschränkungen in den Alltagsfunktionen sollten spezifische Therapiemaßnahmen erfolgen (B)

Sturzgefahr und Gleichgewichtsstörungen:

- • Jeder Patient nach Schlaganfall sollte ein intensives Gleichgewichtstraining erhalten, unabhängig davon, ob eine Gleichgewichtsstörung vorliegt (A)
- • Dies verbessert das Gleichgewicht, die Mobilität und vermindert die Sturzgefahr

Sprach- und Sprechstörungen:

- • Nach einem Schlaganfall soll auf neu aufgetretene Sprach- oder Sprechstörungen geachtet werden (A)
- • Sollten neu aufgetretene Sprach- oder Sprechstörungen erkannt worden sein, dann sollte ein Assessment und eine zielorientierte, ggf. intensivierte Therapie durchgeführt werden (C)
- • Bei schweren Kommunikationsstörungen sollten kompensatorische Techniken erlernt werden und ggf. Hilfsmittel vorgehalten werden
- • Personen sollten geschult werden, die regelmäßig mit Patienten mit einer Sprach- oder Sprechstörung kommunizieren (B)
- • Ein Depressionsscreening sollte bei Patienten durchgeführt werden, bei denen eine Sprach- oder Sprechstörung länger besteht (B)
- • Sprach- und Sprechtherapie sollte mindestens zwei Stunden pro Woche stattfinden

Schluckstörungen, Ernährung und orale Gesundheit:

- • Bei Schluckstörungen besteht ein erhöhtes Risiko einer Aspirationspneumonie sowie längerfristig eine Mangel- oder Fehlernährung
- • Es sollte bei jedem Patienten ein Screening auf Dysphagie durchgeführt werden (A)
- • Bei Dysphagie kann nach intensiviertem Schlucktraining (z. B. durch Logopäden oder Ergotherapeuten) vermehrt gewohnte Nahrung zu sich genommen werden (A)
- • Um das Pneumonierisiko zu senken, sollte auf eine optimale Mundhygiene geachtet werden, insbesondere bei festsitzendem Zahnersatz (B)
- • Bei zahnprothetischer Versorgung sollte der passgenaue Sitz überprüft werden (B)

Inkontinenz und Konstipation:

- • Jeder Patient sollte zu Stuhl- und Harninkontinenz untersucht werden (B)

Schmerzen:

- • Bei motorischen Beeinträchtigungen sollte nach Schmerzen gefragt werden (C)
- • Durch individuell anzupassende Lagerung, Handling Techniken und Bewegungen können die Schmerzen gelindert werden
- • Bei funktionellen Beeinträchtigungen des Armes sollte auf eine Entwicklung einer schmerzhaften Schulter geachtet werden (B)
- • Die Lagerung und das traumavermeidende Handling sind präventiv wirksam
- • Bei Schmerzen nach Schlaganfall sollte an die Möglichkeit eines neuropathischen Schmerzes gedacht werden, bei anhaltenden Schmerzen sollten Schmerztherapeuten in die Behandlung einbezogen werden (C)
- • Lagerung und Handling sollten schmerzauslösende und passive Bewegungen vermeiden (keine aktive/passive Abduktion oder Flexion im Schultergelenk über 90°), um ein Schulter Hand Syndrom zu vermeiden, dabei sollten alle Beteiligten geschult werden und zusammenarbeiten
- • Taping verbessert nicht die Funktion, wird aber bei hochgradigen zentralen Armparesen zur Schmerzlinderung empfohlen (B)

Spastik:

- Sollte sich im Verlauf eine Spastik entwickeln, dann sollte diese gezielt therapiert werden
- Eine Abnahme der Spastik durch Botulinumtoxin A führt nicht zu einer Verbesserung der Funktion
- Physiotherapie als Basistherapie mit dem Ziel, die erhaltenen motorischen Funktionen zu trainieren und Kontrakturen zu vermeiden

Neuropsychologische Beeinträchtigungen:

- Im Rahmen eines Basis Assessments sollten auch kognitive Beeinträchtigungen erfasst werde (C), welche ggf. eine differenzierte Diagnostik, Therapie und Aufklärung des Umfeldes erfordern
- Aufmerksamkeits- und Konzentrationsstörungen:
  - Werden oft als Gedächtnisprobleme angegeben
  - Sollten differenziert untersucht werden (von z. B. Ergotherapeuten oder Neuropsychologen)
  - Bei Aufmerksamkeits- und Konzentrationsstörungen sollten die Rehabilitationsmaßnahmen angepasst werden (z. B. Kürzung der Behandlungseinheiten, Erholungspausen, Abbau der Ablenkung durch externe Reize und wiederholtes Üben)
- Innerhalb des ersten Monats nach Schlaganfall sollte ein standardisiertes Screening auf Depression durchgeführt werden (C)

(2) Versorgung peripherer Nervenverletzungen (DGH 2013) [22]

Medikamentöse und physikalische Behandlungsmaßnahmen:

- Elektrotherapie als Behandlungsoption bei einer Nervenläsion mit axonaler Schädigung (Axonotmesis oder Neurotmesis) kann durchgeführt werden, Elektrostimulation von Nerv und Muskel ist umstritten und nicht belegt (0)
- Eine weitere Behandlungsoption ist die (Laser-) Photostimulation bei inkompletten Nervenläsionen (0)

Nachbehandlung, Ergo-/Physio-(Hand-)therapeutische Verfahren:

- Ergo- und/oder Physiotherapie sollte so früh wie möglich nach einer Nervenverletzung bzw. nach einer Nervenrekonstruktion erfolgen (B)
- Ein Rehabilitationsplan sollte zu Beginn aufgestellt werden und eine Patientenanleitung erfolgen (B)
- Zur Verbesserung der funktionellen Sensibilität der Hand nach peripheren Nervenverletzungen, insbesondere Fingernervenläsionen, sollte eine gezielte sensorische Reedukation (Spiegeltherapie, Graded motor imagery program, Sensibilitätstraining) eingesetzt werden (B)
- Ergo- und physiotherapeutische Vor- und Nachbehandlung sollten bei einer motorischen Nervenersatzplastik durchgeführt werden (B)
- Eine Immobilisierung durch z. B. eine Gipsschiene sollte auf das Nötigste begrenzt werden
- Übertriebene/abrupte postoperative Mobilisierung des Nervs ist zu vermeiden
- Der Therapeut muss den Patienten über mögliche Risiken einer Nervenverletzung hinweisen (z. B. erhöhte Verbrennungsgefahr asensibler Hautareale, besonders von Hand und Finger)
- Unterstützung des Patienten durch entsprechende Schienen und Bewegungstherapie ist wichtig, um Sekundärschäden an Muskeln, Sehen und Gelenken zu vermeiden
- Sensible und sensomotorische Rehabilitation:
  - Graded Motor Imagery Programme (GMIP), inklusive Spiegeltherapie
  - Sensibilisierungstraining:
    - Lokalisationstraining
    - Diskriminationstraining
    - Anwendung einer anästhesierenden Salbe
    - Desensibilisierung
    - Thermische Anwendungen zur Desensibilisierung
  - Kognitiv-therapeutische Übungen (Perfetti)
  - Koordinationstraining
- Therapie neuromuskuloskeletaler Störungen, Funktionen und Aktivitäten:
  - Ödemprophylaxe (z. B. Manuelle Lymphdrainage)
  - Gelenkmobilisation (z. B. Manuelle Therapie)
  - Spiegeltherapie (Anbahnung von Bewegung)
  - Muskelfunktionstraining

- Koordinationstraining (z. B. Propriozeptive Neuromuskuläre Fazilitation, KG Gerät)
- Belastungstraining (z. B. Medizinische Trainingstherapie)
- Belastungstraining mit Realitäts- und Belastungsbezug
- An die Rehabilitationsphase angepasste kontrollierte Eigenübungsprogramme
- Schienenbehandlung:
  - Dient der Vermeidung von Deformitäten, von Gelenkkontrakturen und dem Ersetzen von fehlende Muskelmotoren bzw. um die Balance zwischen Agonisten und Antagonisten wiederherzustellen
  - Es kommen zum Einsatz:
    - Lagerungs-/Statische Schienen
    - Dynamische Schienen
    - Frühfunktionelle Schienen
    - Funktionsersatzschienen (dynamisch und/oder statisch)
- Begleitende Maßnahmen der Ergo-/Physiotherapie:
  - Narbenbehandlung:
    - Kompressionstherapie
    - Silikontherapie
    - Narbenmassage
    - Elektrotherapie
    - Thermische Anwendungen
  - Weitere Maßnahmen als Ergänzung und unterstützende Maßnahmen:
    - Ultraschall
    - Iontophorese
    - Transkutane elektrische Nervenstimulation (TENS)
    - Elektrostimulationen
- Training alltagspraktischer und berufsspezifischer Funktionen in den Bereichen Selbstversorgung/Produktivität/Freizeit und Erholung:
  - Training der Aktivitäten des täglichen Lebens/Selbstversorgung (z. B. Waschen, Anziehen, Essen)
  - Training sozialer Aktivitäten
  - Berufsspezifisches Training und medizinisch beruflich orientierte Rehabilitation bzw. tätigkeitsorientierte Rehabilitation
- Adaptationen der physischen Umwelt:
  - Hilfsmittelberatung/-versorgung
  - Umweltanpassung (Wohnraum, Schule, Arbeitsplatz)
  - Umfeldberatung
- Ergo- und Physiotherapie bei motorischen Ersatzplastiken nach Nervenläsion:
  - Bedarf gezielter therapeutischer Unterstützung, die in Phasen mit bestimmten Maßnahmen hinterlegt ist
  - Präoperative Phase:
    - Evaluation zu Beginn der Behandlung, um das Ausmaß der Läsion zu bestimmen
    - Schienenbehandlung
    - Muskelfunktionstraining
  - Postoperative Therapie in drei Abschnitten:
    - Immobilisation und Ödemprophylaxe
    - Erlernen neuer Muskelfunktion ohne Widerstand
    - Muskelkräftigung und Wiedererlangen einer normalen Handfunktion sowie Training alltagspraktischer und berufsspezifischer Funktionen in den Bereichen Selbstversorgung/Produktivität/Freizeit und Erholung

Prophylaxe und Behandlung von Neuromen und des neuropathischen Schmerzes:

- Beim Auftreten eines komplexen regionalen Schmerzsyndroms (CRPS) Typ II als Folge einer Nervenverletzung kann eine Spiegeltherapie erfolgen (o)

(3) Klinische Ernährung in der Neurologie (DGEM 2013) [57]

Schlaganfall:

- Standardisiertes Dysphagiescreening bei allen Patienten; starker Konsens (B)
- Bei pathologischem Screeningbefund sollte ein weiterführendes Assessment der Schluckfunktion durchgeführt werden; starker Konsens (B)

- Patienten ohne pathologischen Screeningbefund, aber anderen etablierten klinischen Prädiktoren für eine Dysphagie bzw. deren Komplikationen (schwere neurologische Defizite, Dysarthrie, Aphasie, ausgeprägte faziale Parese), sollten ein weiterführendes Assessment der Schluckfunktion erhalten; starker Konsens (B)
- Clinical Bedside Assessment (CBA) als Assessment; durchgeführt von ausgebildeten Fachkräften, z. B. Logopäden; starker Konsens (C)
- Ergänzend eine zeitnahe Durchführung eines apparativen Dysphagieassessments; Konsens (C)
- Dysphagieassessment so früh wie möglich; starker Konsens
- Häufigkeit des Dysphagieassessments:
  - In den ersten Krankheitstagen täglich
  - Bei bestehender Schluckstörung zweimal wöchentlich und vor der Entlassung
  - Bei Besserung/Verschlechterung der Schluckfähigkeit kann die apparative Zusatzuntersuchung eingesetzt werden; starker Konsens (C)
  - Bei bestehender Schluckstörung nach Entlassung, kann das Assessment einmal monatlich für sechs Monate nach dem Schlaganfall wiederholt werden; starker Konsens (C)
- Über das Vorhandensein einer Dysphagie hinaus, kann eine abgestufte Schweregradeinschätzung der Schluckstörung erfolgen, daraus ergeben sich protektive und rehabilitative Maßnahmen (z. B. Ernährungsform); starker Konsens (C)
- Bewusstseinsgetrübte und beatmete Patienten können frühzeitig mit Sondenernährung versorgt werden; starker Konsens (C)
- Patienten mit voraussichtlich länger als sieben Tage anhaltender schwerer Dysphagie sollten frühzeitig eine enterale Sondenernährung erhalten (innerhalb von 72 Stunden); starker Konsens
- Schlucktraining soll auch bei sondenernährten Patienten so früh wie möglich beginnen; starker Konsens (A)
- Treten Symptome einer ungeklärten Verschlechterung der Dysphagie auf sollte die Sondenlage endoskopisch überprüft werden; Konsens (A)
- Die Mehrheit wacher dysphagischer Schlaganfallpatienten mit Sondenernährung sollten zusätzlich orale Nahrung erhalten (je nach Art und Schwere der Dysphagie); starker Konsens (B)
- Wenn Schlaganfallpatienten das Risiko einer Mangelernährung, eine manifeste Mangelernährung oder ein erhöhtes Dekubitusrisiko aufzeigen, aber in der Lage sind zu essen, dann sollte ihnen Trinknahrung verabreicht werden; Konsens (B)
- Patienten sollten konsistenzadaptierte Nahrung oder angedickte Flüssigkeit einer sicheren Konsistenz erhalten (nach durchgeführten Assessments des Schluckaktes); starker Konsens
- Bei konsistenzadaptierter Ernährung neigen Patienten dazu, weniger Nahrung und Flüssigkeit aufzunehmen, daher sollte eine Ernährungsfachkraft konsultiert werden und bei dauerhafter geringer Nahrungszufuhr eine Ernährungstherapie initiieren; starker Konsens (C)

Parkinson:

- Erhöhtes Risiko für Mangelernährung und Gewichtsverlust im frühen Stadium nachweisbar, daher sollte der Ernährungsstatus regelmäßig geprüft werden; starker Konsens (C)
- Bei stabiler Erkrankung sollte das Körpergewicht alle drei Monate kontrolliert werden; starker Konsens (C)
- Bei Vigilanzveränderung, Fortschreiten der Krankheit und Gewichtsverlust sollten monatliche Kontrollen des Körpergewichtes durchgeführt werden; starker Konsens (C)
- Ernährungsmedizinische Maßnahmen (z. B. diätische Schulung) können im multidisziplinären Ansatz bei (Risiko der) Mangelernährung sinnvoll sein; starker Konsens (C)
- Dysphagie:
  - Dysphagieassessment ab Stadium III nach Hoehn & Yahr; alle zwölf Monate, wenn keine klinischen Anzeichen für eine Dysphagie vorhanden sind und die Erkrankung stabil ist, bei Verschlechterung sollte unverzüglich ein Dysphagieassessment durchgeführt werden; starker Konsens (C)
  - Dysphagiescreening und -assessment auch in Anfangsstadien, da möglicherweise Folgeprobleme und psychosozialer Stress durch physische Veränderungen des Schluckvorgangs verhindert oder verzögert werden; starker Konsens (C)
  - Bei Patienten mit Parkinsonkrankheit und Dysphagie sollten spezialisierten Sprach- und Schlucktherapeuten herangezogen werden, sowie ernährungsmedizinische Maßnahmen in Betracht gezogen werden; starker Konsens (B)
- Einfluss ernährungsmedizinischer Maßnahmen:
  - Bei motorischen Fluktuationen unter Levodopa, kann eine Umverteilung der täglichen Proteinzufuhr in Betracht gezogen werden, dabei wird der größte Teil der täglichen Eiweißzufuhr abends, währen des medikationsfreien Intervalls (»Protein Umverteilungsdiät«), eingenommen werden; wodurch die Lebensqualität verbessert werden kann; starker Konsens (B)
  - Konsistenzveränderte Nahrung und Andickungsmittel für eine sichere Flüssigkeits- und Energiezufuhr, bei Dysphagie (nach einem Dysphagieassessment, erhoben von einem Logopäden nach standardisierten Verfahren und/oder apparativer Beurteilung); starker Konsens (C)

- Ein multidisziplinärer Ansatz bei Dysphagie und Obstipation mit Diätadaption (entsprechend der Schluckfunktion, sowie eine ausgewogene ballaststoffreiche Diät mit ausreichend Flüssigkeitszufuhr), kann empfohlen werden, da dies zu einer Verbesserung der Lebensqualität beitragen kann; starker Konsens (C)
- Dysphagiescreening und -assessment bei Diagnosestellung, im Verlauf höchstens nach zwölf Monaten und bei Verschlechterung; Konsens

Huntingtonkrankheit:

- Bei Dysphagie sollten Huntingtonpatienten eine logopädische Schlucktherapie erhalten; starker Konsens (B)
- Zusätzliche Kalorien zur normalen Kost über orale Nahrungsergänzung bereitstellen, um den Ernährungsstatus und den funktionellen Status zu erhalten oder zu verbessern; starker Konsens (B)
- Klinische Schluckuntersuchung bereits mit der Diagnosestellung, d.h. so früh wie möglich; starker Konsens (C)
- Die Schluckuntersuchung sollte regelmäßig mindestens alle sechs Monate oder bei Verschlechterung durchgeführt werden; starker Konsens (C)

Multiple Sklerose:

- Es konnten keine therapierelevanten Empfehlungen gefunden werden

(4) Rehabilitation der Mobilität nach Schlaganfall (ReMoS, DGNR 2015) [41]

Konventionelles Gehtraining:

Gehfähigkeit:	• Bei initial nicht gehfähigen Patienten kann im akuten/frühen subakuten Stadium ein intensives Gehtraining durchgeführt werden (0) • Zu Durchführung (ausschließlich manuelle Hilfen oder Gangtrainer) wird keine differentielle Empfehlung gegeben, da personelle und technische Ressourcen der jeweiligen Institution und die manuellen Fertigkeiten der Therapeuten entscheidend sind • Eine sinnvolle Ergänzung des aufgabenbezogenen Trainings im subakuten Stadium sind Elemente der Bewegungsvorstellung (0) • Übungsprogrammen für gehfähige Patienten sollten eine kontinuierliche Steigerung des Schwierigkeitsgrades bzw. ein intensives Gehtraining (auf dem Laufband/Boden) beinhalten (B)
Gehgeschwindigkeit:	• Eine Intervention zur Verbesserung der Gehgeschwindigkeit bei gehfähigen Patienten nach Schlaganfall in der subakuten Phase, sollte Elemente der Kräftigung, Balance und Ausdauerschulung beinhalten, dabei ist der individuelle Fortschritt/Verlauf hervorzuheben (B). Dieses Training ist einem intensiven Gehtraining bzgl. der Gehgeschwindigkeit gleichwertig (keine differentielle Empfehlung) • Ein intensives aufgabenbezogenes Training und eine Kombination aus aufgabenbezogenem Training mit Bewegungsvorstellung kann im Hinblick auf die Gehgeschwindigkeit zielführend sein (0) • Ein aufgabenbezogenes Training mit der zusätzlichen Durchführung des Rückwärtsgehens kann in der chronischen Phase zum Einsatz kommen (0) • Ein Hindernistraining (real auf dem Boden oder virtuell auf dem Laufband) ist abhängig von den Ressourcen der Institution und es kann keine differentielle Empfehlung gegeben werden
Gehstrecke:	• Es sollte im subakuten Stadium ein Übungsprogramm mit individueller Steigerung des Schwierigkeitsgrades durchgeführt werden (B) • Im Vergleich zu einem intensiven Gehtraining kann in Bezug auf die Gehstrecke keine differentielle Empfehlung gegeben werden • Ein aufgabenbezogenes Training, auch in Kombination mit der Bewegungsvorstellung, kann durchgeführt werden (0) • Das aufgabenbezogene Training kann im subakuten und im chronischen Stadium durchgeführt werden (0)
Balance:	• Ein Übungsprogramm zur Verbesserung der Balance im subakuten Stadium sollte aus Kräftigung, Beweglichkeit, Balance- und Ausdauertraining mit Anpassung an den individuellen Fortschritt bestehen und durchgeführt werden (B), im Vergleich zu einem intensiven Gehtraining (auf dem Laufband oder auf dem Boden) • Im subakuten Stadium kann ein aufgabenbezogenes Training gegenüber einer unspezifischen Therapie durchgeführt werden (0)

- In Bezug auf die Intensität des aufgabenorientierten Trainings kann keine differentielle Empfehlung gegeben werden
- Es kann ebenfalls keine Empfehlung für das aufgabenspezifische Training gegenüber einer unspezifischen Therapie in der chronischen Phase nach Schlaganfall gegeben werden

Gangtraining mit Hilfen

Laufbandtraining bei subakuten Schlaganfallpatienten:	
Gehfähigkeit erlangen:	• Intensives und spezifisches Gehtraining sowohl mit als auch ohne Laufband kann bei initial nicht gehfähigen Patienten erfolgen (0 für eine differentielle Empfehlung) • Das Laufbandtraining kann dabei helfen, die Belastung der Therapeuten zu verringern bzw. ein möglichst intensives Gehtraining für schwer betroffene Patienten gewährleisten (0)
Gehfähigkeit verbessern:	• Für Patienten in der subakuten Phase, die bereits (mit Hilfe) einige Schritte gehen können, wird eine weitere Förderung der Gehfähigkeit durch ein intensives Gehtraining unter Einschluss des Laufbandes empfohlen (B) • Als Alternative kann ein mehrwöchiges Heimtraining durchgeführt werden, welches derselben Intensität eines intensiven stationären Trainings entspricht (0 für eine differentielle Empfehlung)
Gehgeschwindigkeit:	• In der subakuten Phase kann die Steigerung der Gehgeschwindigkeit durch ein intensives Gehtraining mit oder ohne Laufbandtraining erfolgen (0 für eine differentielle Empfehlung). Dies gilt für initial nicht selbstständig gehfähige und für bereits (mit Hilfe) gehfähige Patienten • Im subakuten Stadium bei bereits (mit Hilfe) gehfähigen Patienten sollte ein Trainingsprogramm zur Steigerung der Gehgeschwindigkeit ein intensiviertes aerobes Gehtraining bei schnellstmöglichem Tempo (z. B. ein aerobes Laufbandtraining) enthalten (A), sofern der Gesundheitszustand des Patienten (kardiopulmonal, orthopädisch) es zulässt
Gehstrecke:	• Um die Gehstrecke im subakuten Stadium zu steigern, kann ein Gehtraining mit oder ohne Laufbandtraining Teil des Therapieprogrammes sein (0 für eine differentielle Empfehlung) • Bei bereits (mit Hilfe) gehfähigen Patienten sollte das Trainingsprogramm zur Steigerung der Gehstrecke intensiv sein, z. B. in Form eines zusätzlichen intensiven Gehtrainings (B) oder eines aeroben Laufbandtrainings (B), sofern der Gesundheitszustand des Patienten dies zulässt
Balance/Reduktion der Stürze:	• Bei Patienten im subakuten Stadium nach Schlaganfall mit dem Ziel der Verbesserung der Balance kann ein Gehtraining mit oder ohne Laufbandtraining Teil des Therapieprogramms sein (0 für eine differentielle Empfehlung) • Ein Heimtrainingsprogramm mit spezifischen Elementen zum Balancetraining kann zur Verbesserung der Balance bei bereits (mit Hilfe) gehfähigen Patienten ebenso durchgeführt werden, wie ein Gehtraining mit Laufband (0) • Bei schwer betroffenen bereits (mit Hilfe) gehfähigen Patienten sollte ein Gehtraining mit Laufbandeinsatz ohne ein intensives Balancetraining erfolgen, um die Anzahl von multiplen Stürzen oder um Stürze mit Verletzung zu vermeiden (0)
Methodische Unterstützung zum Laufbandtraining mit und ohne partielle Gewichtsentlastung:	
Gehgeschwindigkeit:	• Laufbandtraining mit partieller Gewichtsentlastung kann bei Patienten in der subakuten Phase eingesetzt werden, um die Gehgeschwindigkeit zu verbessern (0)
Balance:	• Das Gehtraining mit partieller Gewichtsentlastung kann durchgeführt werden, um die Balance in der subakuten Phase zu verbessern (0)
Laufbandtraining bei chronischen Schlaganfallpatienten:	
Gehfähigkeit:	• Ein bevorzugter Einsatz des Laufbandtrainings gegenüber der konventionellen Therapie kann nicht empfohlen werden (0)
Gehgeschwindigkeit:	• Im chronischen Stadium kann Laufbandtraining mit einem Gehtraining auf dem Boden kombiniert werden (0) • Im chronischen Stadium kann das progressive aerobe Laufbandtraining zur Verbesserung der Gehgeschwindigkeit eingesetzt werden (0) • Zur Verbesserung der Gehgeschwindigkeit kann ein progressives Gehtraining durchgeführt werden, das sowohl auf dem Laufband als auch auf dem Boden stattfindet (0)

Gehstrecke:	• Eine Kombination aus Laufbandtraining und Gehen auf dem Boden kann im chronischen Stadium eingesetzt werden, um die Gehstrecke zu verbessern (0) • Es sollte ein progressives aerobes Laufbandtraining durchgeführt werden, um die Gehstrecke im chronischen Stadium zu verbessern (B) • Das Gehtraining sollte im Verlauf kontinuierlich gesteigert werden, je nach Möglichkeit der Einrichtung kann es sowohl auf dem Laufband als auch auf dem Boden durchgeführt werden (0)
Balance:	• Zur Verbesserung der Balance im chronischen Stadium kann das progressive Laufbandtraining durchgeführt werden (0)

Endeffektor-basierte Geräte (z. B. Gangtrainer):

Gehfähigkeit erlangen/verbessern:	• Bei initial nicht gehfähigen Patienten im subakuten Stadium sollte zur Verbesserung der Gehfähigkeit ein möglichst intensives Gangtraining mit oder ohne Einsatz eines Endeffektor-Gerätes (Gangtrainer) Teil des Therapieprogramms sein (B) • Sofern der initial nicht gehfähige Patient im subakuten Stadium das Training mit dem Gangtrainer toleriert und ein solches Gerät vorhanden ist, sollte der Einsatz erfolgen (B); dadurch lässt sich bei neurologisch schwer betroffenen Patienten die Belastung der Therapeuten vermindern bzw. kann dem Patienten trotz schwerer Funktionsdefizite ein möglichst intensives Gehtraining gewährleistet werden • Mit Hilfsmitteln gehfähige Patienten im chronischen Stadium kann keine Empfehlung zugunsten eines Trainings mit einem Endeffektor-Gerät (Gangtrainer) in Bezug auf die Gehfähigkeit ausgesprochen werden
Gehgeschwindigkeit:	• In der subakuten und der chronischen Phase sollte zur Steigerung der Gehgeschwindigkeit ein intensives Gehtraining Teil des Therapieprogramms sein (B) • Im Trainingsprogramm zur Steigerung der Gehgeschwindigkeit im subakuten Stadium bei neurologisch schwer betroffenen Patienten kann ein Gehtraining mit dem Gangtrainer beinhalten (0)
Gehstrecke:	• Im subakuten und chronischem Stadium sollte ein intensives Gehtraining Teil des Therapieprogramms sein, um die Gehstrecke zu steigern (B) • Bei neurologisch schwer betroffenen Patienten kann ein Gehtraining mit dem Gangtrainer in das Trainingsprogramm zur Steigerung der Gehstrecke eingeschlossen werden (0)
Balance/Reduktion der Zahl der Stürze:	• Um die Balance im subakuten Stadium bei nicht gehfähigen Patienten zu verbessern kann ein Gehtraining mit oder ohne Gangtrainereinsatz Teil des Therapieprogramms sein (0) • Insbesondere bei neurologisch schwer betroffenen Patienten kann der Gangtrainer für das Gehtraining im subakutem Stadium bevorzugt eingesetzt werden (0) • Bei gehfähigen Patienten im chronischen Stadium kann dieses Training ebenso zur Förderung der Balance eingesetzt werden (0), ohne dass eine stärkere Verbesserung zu erwarten werden sollte, als bei einem Gangtraining auf dem Boden

Exoskelett-gestützte Geräte (z. B. Lokomat, AutoAmbulator):

Gehfähigkeit erlangen oder verbessern:	• Sofern der Patient es toleriert und ein solches Gerät vorhanden ist, kann zur Verbesserung der Gehfähigkeit der Einsatz eines Exoskelett gestützten Gerätes bei initial nicht gehfähigen Patienten innerhalb der ersten Wochen erfolgen (0) • Insbesondere bei neurologisch schwer betroffenen Patienten kann die Belastung der Therapeuten vermindert werden, bzw. können Patienten ein möglichst intensives Gehtraining erhalten trotz des Ausmaßes des Funktionsdefizits
Gehgeschwindigkeit:	• Bei initial nicht gehfähigen Patienten im subakutem Stadium kann zur Steigerung der Gehgeschwindigkeit ein Gehtraining mit einem Exoskelett gestützten Gerät Teil des Therapieprogramms sein (0), dies gilt insbesondere bei neurologisch schwer betroffenen Patienten und kann hier bevorzugt eingesetzt werden (0) • Bei mit Hilfe gehfähigen Patienten im subakuten Stadium kann das Trainingsprogramm zur Steigerung der Gehgeschwindigkeit ein Gehtraining mit einem Exoskelett gestützten Gerät mit einschließen (0), insbesondere bei neurologisch schwer betroffenen Patienten • Bei bereits gehfähigen Patienten im subakuten und im chronischen Stadium sollte kein isoliertes Trainingsprogramm mit einem Exoskelett gestützten Gerät zur Steigerung der Gehgeschwindigkeit durchgeführt werden (B)

Gehstrecke:	• Bei bereits mit Hilfe gehfähigen Patienten im subakutem Stadium kann das Trainingsprogramm zur Steigerung der Gehstrecke ein Gehtraining mit einem Exoskelett gestützten Gerät einschließen (0), insbesondere zur Minderung der Belastung der Therapeuten bzw. um für den Patienten ein möglichst intensives Gehtraining zu gewährleisten, bei neurologisch schwer betroffenen Patienten
Gehstrecke:	• Aufgrund des logistischen Mehraufwandes für den Lokomat kann für gehfähige Patienten im chronischen Stadium keine positive Empfehlung für den Einsatz des Lokomat gegeben werden
Balance/Reduktion der Zahl der Stürze:	• Im subakuten Stadium kann zur Verbesserung der Balance das Gehtraining auch mit Hilfe eines Exoskelett gestützten Gerätes bei nicht gehfähigen oder nur mit Hilfe gehfähigen Patienten durchgeführt werden (0), insbesondere bei schwer betroffenen Patienten • Bei gehfähigen Patienten im subakuten und im chronischen Stadium kann ein Exoskelett gestütztes Gerät in das Gehtraining einbezogen werden (0), dabei sollte die zusätzlich logistische Leistung kritisch gegen den potentiellen Nutzen abgewogen werden

Training zur Förderung von Kraft und Ausdauer

Ausdauertraining:

Gehfähigkeit:	• In der subakuten Phase kann aufgabenbezogenes Ausdauertraining eingesetzt werden, um die Gehfähigkeit zu verbessern (0) • Zur Unterstützung dieser Trainingsform hat sich das Laufbandtraining als geeignete Intervention erwiesen • Für Ausdauertraining ohne direkten Aufgabenbezug (z. B. Ergometertraining) kann zur Verbesserung der Gehfähigkeit in der subakuten Phase keine Empfehlung ausgesprochen werden • Für Ausdauertraining auf dem Laufband kann in der chronischen Phase keine Empfehlung ausgesprochen werden
Gehgeschwindigkeit:	• In der subakuten Phase soll ein aufgabenbezogenes Ausdauertraining eingesetzt werden (A) • In der chronischen Phase kann ein aufgabenbezogenes Ausdauertraining eingesetzt werden (0) • Laufbandtraining und ein progressives aufgabenbezogenes Zirkeltraining haben sich als geeignete Trainingsmethode zur Umsetzung eines aufgabenbezogenen Ausdauertrainings als geeignet erwiesen • Für Ausdauertraining ohne direkten Aufgabenbezug zur Verbesserung der Gehgeschwindigkeit kann keine Empfehlung als bevorzugte oder zusätzliche Therapiemaßnahme ausgesprochen werden
Gehstrecke:	• Wenn in der subakuten Phase eine Verbesserung der Gehstrecke angestrebt wird, dann sollte ein aufgabenbezogenes Ausdauertraining durchgeführt werden (A) • Als geeignete Trainingsmethode für die Umsetzung eines aufgabenbezogenen Ausdauertrainings haben sich Laufbandtraining und ein progressives aufgabenbezogenes Zirkeltraining erwiesen • Wenn in der chronischen Phase eine Verbesserung der Gehstrecke angestrebt wird, dann sollte ein aufgabenbezogenes Ausdauertraining durchgeführt werden (B) • Für ein Ausdauertraining ohne direkten Aufgabenbezug in der subakuten und der chronischen Phase kann keine Empfehlung ausgesprochen werden
Balance:	• Derzeit kann für ein Ausdauertraining (aufgabenbezogen oder ohne direkten Aufgabenbezug) in der subakuten Phase keine Empfehlung gegeben werden • Ein Ausdauertraining (ohne direkten Aufgabenbezug) kann in der chronischen Phase durchgeführt werden (0)

Krafttraining:

Gehfähigkeit:	• Für ein Krafttraining in der subakuten und chronischen Phase kann keine Empfehlung ausgesprochen werden
Gehgeschwindigkeit:	• Um die Gehgeschwindigkeit in der subakuten Phase zu verbessern, kann ein isokinetisches Krafttraining am Gerät oder konventionelle Physiotherapie eingesetzt werden (0), dies kann von den Ressourcen der Einrichtung abhängig gemacht werden • Zur Verbesserung der Gehgeschwindigkeit in der subakuten Phase kann für ein aufgabenbezogenes Krafttraining zusätzlich zum regulären Therapieprogramm keine Empfehlung ausgesprochen werden • Zur Verbesserung der Gehgeschwindigkeit kann ein aufgabenbezogenes Krafttraining in der chronischen Phase eingesetzte werden (0) • Für ein Krafttraining an Geräten in der chronischen Phase kann allerdings keine Empfehlung gegeben werden

Gehstrecke:	• Für ein Krafttraining zur Verbesserung der Gehstrecke in der subakuten Phase kann keine Empfehlung ausgesprochen werden • Zur Verbesserung der Gehstrecke in der chronischen Phase kann ein aufgabenbezogenes Krafttraining eingesetzt werden (o) • Für Krafttraining an Geräten in der chronischen Phase kann keine Empfehlung gegeben werden
Balance:	• Um die Balance zu verbessern, kann in der chronischen Phase ein aufgabenbezogenes Krafttraining eingesetzt werden (0), ob dieses der gegenüber konventionellen Therapie gleichwertig ist, kann nicht beantwortet werden; daher kann keine spezifische Empfehlung zum Krafttraining zur Verbesserung der Balance gegeben werden • Es kann keine Empfehlung für oder gegen ein Krafttraining in der chronischen Phase gegeben werden

Kraft-Ausdauertraining:

Gehfähigkeit:	• Zur Verbesserung der Gehfähigkeit in der chronischen Phase kann derzeit keine Empfehlung gegeben werden • Es gibt keine Daten in der subakuten Phase in Bezug auf die Gehfähigkeit
Gehgeschwindigkeit:	• Kann in der subakuten Phase eingesetzt werden (0) • In der chronischen Phase derzeit keine Empfehlung
Gehstrecke:	• Kann in der subakuten und chronischen Phase eingesetzt werden (0) • Kann auch als zusätzliche Therapie in der subakuten Phase durchgeführt werden (0)
Balance:	• Kann in der subakuten Phase durchgeführt werden (0) • Als zusätzliche Therapie zur regulären Versorgung kann derzeit keine Empfehlung gegeben werden • Kann in der chronischen Phase nicht empfohlen werden

Ergometertraining:

Gehfähigkeit:	• Zum zusätzlichen Ergometertraining in der subakuten Phase kann keine Empfehlung gegeben werden
Gehgeschwindigkeit:	• Keine Empfehlung von zusätzlichem Ergometertraining in der subakuten Phase • Ein Widerstandstraining am Ergometer sollte einer spezifischen Therapie (Laufbandtraining) in der chronischen Phase nicht vorgezogen werden (B)
Gehstrecke:	• Keine Empfehlung für ein zusätzliches Ergometertraining in der subakuten Phase • Von den Ressourcen der Einrichtung und den jeweiligen Therapiepräferenzen des Patienten anhängig kann in der chronischen Phase sowohl ein Ergometertraining oder eine Laufbandtherapie eingesetzt werden (0)
Balance	• Zusätzliches Ergometertraining in der subakuten Phase kann bei bestehenden zeitlichen und strukturellen Ressourcen in Erwägung gezogen werden (0) • Es kann keine Empfehlung für ein Ergometertraining in der chronischen Phase gegeben werden

Spezifisches Balancetraining:

Gehfähigkeit	• Es kann keine Empfehlung gegeben werden
Gehgeschwindigkeit:	• Es kann keine Empfehlung für multifaktorielles, individualisiertes Sturzpräventionsprogramm oder Übungsprogramm ohne optische Kontrolle im chronischen Stadium gegeben werden • Ein progressives aufgabenbezogenes Training (Balance, Kräftigung, Gehen, Treppensteigen) in Form eines Zirkeltrainings, welches durch ein Hausübungsprogramm ergänzt wird, kann im chronischen Stadium durchgeführt werden (0)
Gehstrecke:	• Progressives aufgabenorientiertes Training kann im chronischen Stadium durchgeführt werden (0)
Balance:	• Im subakuten Stadium kann ein Rumpftraining auf einer instabilen Unterstützungsfläche empfohlen werden (0) • Training von Rumpfaktivitäten kann im subakuten Stadium durchgeführt werden (0) • Für ein individuell adaptiertes Sturzpräventionsprogramm kann keine Empfehlung gegeben werdenEine systematische Verringerung der Unterstützungsfläche kombiniert mit Pertubation kann im chronischen Stadium durchgeführt werden (0) • Für ein multisensorischen Therapieansatz oder einem zusätzlichen Sit-to-stand Training kann keine Empfehlung gegeben werden

- Die Nutzung einer instabilen Unterstützungsfläche kann im chronischen Stadium empfohlen werden (0)
- Ein individualisiertes Übungsprogramm (bestehend aus Balance im Stehen, Gewichtsverlagerungen und Koordination der vier Extremitäten) kann durchgeführt werden (0)
- Für ein aufgabenbezogenes Training kann keine Empfehlung gegeben werden
- Es kann keine Empfehlung gegeben werden, Tai Chi im chronischen Stadium anderen Therapien vorzuziehen
- Ai Chi [Anmerkung der Autoren: Ai Chi ist eine auf Tai Chi und Qi Gong basierende Wassergymnastik] kann durchgeführt werden (0)

Sensorische Feedforward-Stimulation ohne Feedback (außer Elektrostimulation)

Vibration:	
Gehfähigkeit	• Für die Ganzkörpervibration kann in der subakuten Phase keine Empfehlung gegeben werden
Gehgeschwindigkeit:	• Für die segmentale Muskelvibration im chronischen Stadium kann keine Empfehlung gegeben werden
Balance:	• Für die Ganzkörpervibration im subakuten Stadium kann keine Empfehlung gegeben werden
Thermische Stimulation:	
Gehfähigkeit:	• Aufgrund des hohen Zeitaufwands kann hierfür im subakuten Stadium keine Empfehlung ausgesprochen werden
Balance:	• Es kann keine Empfehlung für die thermische Stimulation im subakuten Stadium gegeben werden
Akustische Stimulation (Feedforward):	
Gehgeschwindigkeit:	• Rhythmisch akustische Stimulation kann im subakuten Stadium empfohlen werden (0) • Bilaterales Beintraining mit rhythmisch akustischer Stimulation im chronischen Stadium kann keine Empfehlung erhalten
Nadelakupunktur:	
Gehfähigkeit:	• Weder in der subakuten noch in der chronischen Phase kann eine Empfehlung für den Einsatz der Nadelakupunktur ausgesprochen werden
Gehgeschwindigkeit:	• Für den Einsatz von Qi bei Nadelakupunktur [Anmerkung der Autoren: Qi ist eine besondere Form der Akupunkturanwendung, bei der die Akupunkturnadeln verdreht werden, bis der Patient ein Gefühl von Taubheit, Schwellung oder ein Schweregefühl verspürt, während der Akupunkteur einen Widerstand spürt.] in der chronischen Phase kann keine Empfehlung gegeben werden
Gehstrecke:	• Für die in der chronischen Phase durchgeführte Nadelakupunktur kann keine Empfehlung ausgesprochen werden
Balance:	• Für den Einsatz der Nadelakupunktur in der subakuten Phase kann keine Empfehlung ausgesprochen werden • Ebenso kann für den zusätzlichen Einsatz von Qi bei Nadelakupunktur in der chronischen Phase keine Empfehlung gegeben werden

Feedback, Virtual Reality

Feedback/Reinforcement:	
Gehfähigkeit:	• Für die tägliche Zeitmessung im subakuten Stadium kann keine Empfehlung gegeben werden
Gehgeschwindigkeit:	• Eine tägliche Geschwindigkeitsmessung beim Gehen mit verstärktem Feedback (Zeitmessung) kann im subakuten Stadium empfohlen werden (0)
Gehstrecke:	• Die tägliche Zeitmessung beim Gehen mit verstärktem Feedback einer Geschwindigkeitsmessung kann keine Empfehlung erhalten
Biofeedback: Feedback (Plattform):	
Gehfähigkeit:	• Es kann hierfür keine valide Empfehlung im chronischen Stadium gegeben werden

Gehgeschwindigkeit:	• Für das subakute Stadium kann keine Empfehlung gegeben werden • Im chronischen Stadium kann der zusätzliche Einsatz eines Balancetrainers empfohlen werden (0)
Balance:	• Für den zusätzlichen Einsatz einer Balanceplattform mit visuellem Feedback im subakuten Stadium kann keine Empfehlung gegeben werden • Der Einsatz von Plattformen mit visuellem und akustischen Biofeedback in Kombination mit repetitiven Sit-to-stand Training und Aktivitäten der oberen Extremität kann im subakuten Stadium empfohlen werden (0) • Biofeedback im Zusammenhang mit Plattformen mit zusätzlichen (vertikalen) Bewegungskomponenten bzw. instabiler Unterstützungsfläche kann als Therapieform im chronischen Stadium empfohlen werden (0)

Akustisches Feedback:

Gehgeschwindigkeit:	• Gehtraining mit akustischem Feedback kann im subakuten Stadium empfohlen werden (0)
Balance:	• Gehtraining mit akustischem Feedback kann im subakuten Stadium empfohlen werden

Feedback (EMG-, Kraft-Feedback):

Gehfähigkeit und Gehgeschwindigkeit bei EMG-Biofeedback:	• Es kann keine Empfehlung für EMG-Feedback gegeben werden
Gehgeschwindigkeit, Gehstrecke und Balance bei Force-Biofeedback	• Krafttraining mit Feedback kann im chronischen Stadium durchgeführt werden, um die Gehgeschwindigkeit und die Gehstrecke zu verbessern (0) • In Bezug auf Kraft-Feedback im chronischen Stadium zur Verbesserung der Balance kann keine Empfehlung gegeben werden

Virtuelle Realität:

Gehfähigkeit:	• Virtuelle Realität auf dem Laufband kann angewendet werden, trotz niedriger Evidenz, scheint jedoch aufgrund höhere Motivation und visuellen Stimulationen als klinisch plausibel (0)
Gehgeschwindigkeit:	• Virtuelle Realität basiertes Training kann durchgeführt werden (0) • Bei gleicher Therapiezeit kann für die zusätzliche Anwendung von virtueller Realität innerhalb dieser Therapien keine Empfehlung gegeben werden
Balance:	• Ein Virtuelle Realität basiertes Training kann zusätzlich durchgeführt werden (0)

Kognitive Therapiestrategien

Mentales Training:

Gehfähigkeit:	• Für Bewegungsvorstellungsaufgaben im subakuten Stadium kann keine Empfehlung ausgesprochen werden aufgrund geringer Evidenz und geringer Compliance bei der Umsetzung des Programms • Beim mentalen Training sollte auf die Umsetzbarkeit und Compliance von Therapeuten und Patienten geachtet werden • Aufgrund der niedrigen Evidenz kann für Bewegungsvorstellung in der chronischen Phase keine Empfehlung ausgesprochen werden
Gehgeschwindigkeit:	• Keine Empfehlung für Bewegungsvorstellung im chronischen Stadium
Balance:	• Es gibt keine Empfehlung für Bewegungsvorstellungsaufgaben in der subakuten und der chronischen Phase

Spiegeltherapie:

Gehfähigkeit:	• Es gibt keine Empfehlung für Spiegeltherapie im subakuten Stadium
Balance:	• Für Spiegeltherapie im subakuten Stadium kann keine Empfehlung ausgesprochen werden

Bewegungsbeobachtung:

Gehfähigkeit:	• Es kann keine Empfehlung für ein Übungsprogramm mit einer zusätzlichen Bewegungsbeobachtung während eines Gehtraining im chronischen Stadium gegeben werden

Gehgeschwindigkeit:	• Als Teil eines Gehtrainings bzw. als zusätzliche Maßnahme vor dem Gehtraining kann Bewegungs-beobachtung in der chronischen Phase eingesetzt werden
Gehstrecke:	• Bewegungsbeobachtung kann als Teil eines Gehtraining in der chronischen Phase eingesetzt werden
Balance:	• Als Teil eines systematischen Übungsprogramms kann die Bewegungsbeobachtung in der chronischen Phase eingesetzt werden

Dual-task-basierte Übungsprogramme:

Gehgeschwindigkeit:	• Bei chronischen Patienten kann ein dual-task basiertes Übungsprogramm (verschiedene Ball-übungen: Gehen und Ball prellen, Gehen mit zwei Bällen in der Hand etc.) durchgeführt werden (0)
Balance:	• Ein kombiniertes dual-task basiertes Übungsprogramm (mit motorisch und kognitiver Zusatzaufga-be) kann in der chronischen Phase durchgeführt werden (0)

Neglect-Training:

Gehfähigkeit:	• Parallel zur Physiotherapie kann ein Neglect-Training durchgeführt werden (o)

Übergreifende physiotherapeutische Behandlungskonzepte

Bobath:

Gehfähigkeit:	• Gegenüber spezifischer Therapie kann keine Empfehlung für Bobath gegeben werden, um die Gehfähigkeit zu verbessern
Gehgeschwindigkeit:	• Gegenüber spezifischer Therapie, sowohl in der subakuten Phase, als auch in der chronischen Phase nach Schlaganfall, kann keine Empfehlung für Bobath gegeben werden, um die Gehgeschwindig-keit zu verbessern
Gehstrecke:	• Gegenüber orthopädischer Therapie im subakuten Stadium kann für Bobath keine Empfehlung gegeben werden, um die Gehstrecke zu verbessern (Anmerkung der Autoren: orthopädische Therapie ist in der Leitlinie nicht näher beschrieben, aber es ist davon auszugehen, dass es sich dabei um eine Intervention durch Physio- oder Ergotherapeuten handelt; in der Studie, auf die Bezug genommen wurde, ist die orthopädische Therapie als passive bis progressiv-resistive Übung der Gelenkbewegungen beschrieben, mit funktionellen Aktivitäten, wie Rollen, Aufstehen, Transfer und Gehen) • Gegenüber spezifischer Therapie in der chronischen Phase kann Bobath keine Empfehlung gegeben werden, um die Gehstrecke zu verbessern
Balance:	• Es kann keine Empfehlung gegeben werden, Bobath gegenüber einer spezifischen Therapie (ortho-pädischen Therapie) bei subakuten Patienten mit Spastik vorzuziehen, auch nicht für subakute Patienten in »relative recovery« • Ebenso kann keine Empfehlung gegeben werden, Bobath gegenüber einer spezifischen Therapie (strukturiertes aufgabenorientiertes Training) bei chronischen Patienten vorzuziehen, um die Balance zu verbessern

Motor Relearning: (Es handelt sich hierbei um einen aufgabenorientierten Ansatz zur Verbesserung der motorischen Funktionen, wobei das Erlernen von Tätigkeiten des täglichen Lebens im Vordergrund steht.)

Gehstrecke:	• Es gibt keine Empfehlung, Motor Relearning gegenüber Bobath in der subakuten Phase vorzuziehen
Balance:	• Bei subakuten Patienten sollte Motor Relearning zur Verbesserung der Balance eingesetzt werden (B)

Elektrostimulation: Funktionelle Elektrostimulation (FES) mit Oberflächenelektroden während des Gehens

Gangtraining mit Stimulation des Nervus peronaeus:

Gehfähigkeit und Gehstrecke:	• Für die Stimulation des Nervus peronaeus in der subakuten Phase kann keine Empfehlung gegeben werden, gegenüber einer Sprunggelenkorthese, um Gehfähigkeit oder Gehstrecke zu verbessern
Gehgeschwindigkeit:	• Gegenüber einer Sprunggelenkorthese kann für die Stimulation in der subakuten Phase keine Empfeh-lung gegeben werden • Für die Stimulation in der chronischen Phase kann keine Empfehlung gegeben werden

Gangtraining mit schrittsynchroner Stimulation von Flexorreflex-Afferenzen:

Gehfähigkeit:	• Für die Durchführung von Gangtraining mit schrittsynchroner Stimulation von Flexorreflex-Afferenzen in der subakuten Phase kann keine Empfehlung gegeben werden
Gehgeschwindigkeit:	• Bei initial nicht gehfähigen Patienten in der subakuten Phase sollte ein Gangtraining mit schrittsynchroner elektrischer Stimulation von Flexorreflex-Afferenzen durchgeführt werden (B)

Gangtraining mit FES mit Mehrkanal-Systemen:

Gehgeschwindigkeit:	• Weder in der subakuten noch in der chronischen Phase kann für die funktionelle elektrische Mehrkanalstimulation eine Empfehlung gegeben werden
Gehstrecke:	• Als Ergänzung zum täglichen Gangtraining kann eine funktionelle elektrische Mehrkanalstimulation in der chronischen Phase eingesetzt werden (0)

Elektrostimulation des Nervus peronaeus während des Gehens mit implantiertem System:

Gehgeschwindigkeit:	• Die Implantation eines N. peronaeus Stimulators bei chronischen Patienten kann nicht als Therapie empfohlen werden (– 0)

Funktionelle elektrische Mehrkanalstimulation mit perkutanen Drahtelektroden:

Gehstrecke:	• Außerhalb kontrollierter Studien sollte eine funktionelle Elektrostimulation mit perkutanen Drahtelektroden nicht zur Verbesserung der Gehstrecke angewendet werden (– B)
Balance/Stürze:	• Außerhalb kontrollierter Studien sollte eine funktionelle Elektrostimulation mit perkutanen Drahtelektroden nicht zur Verbesserung der Balance angewendet werden (– B)

Funktionelle Elektrostimulation kombiniert mit elektromechanischem Gangtrainer:

Gehfähigkeit:	• Kombination aus Gangtrainer mit funktioneller Elektrostimulation (FES) kann bei subakuten, initial nicht gehfähigen Patienten angewendet werden (0) • Es kann aber keine Empfehlung gegeben werden, die kombinierte Therapie mit Gangtraining und FES der alleinigen Gangtrainer Therapie vorzuziehen
Gehgeschwindigkeit:	• In der subakuten Phase bei initial nicht gehfähigen Patienten kann die Kombination aus Gangtrainer und FES angewendet werden (0) • Es kann aber keine Empfehlung gegeben werden, die kombinierte Therapie mit Gangtraining und FES der alleinigen Gangtrainer Therapie vorzuziehen
Balance/Stürze:	• Für die Kombination von elektromechanischem Gangtrainer und FES kann keine Empfehlung gegeben werden

Zyklische neuromuskuläre Elektrostimulation (nicht während des Gehens):

Gehfähigkeit:	• Bei subakuten, nicht gehfähigen Patienten kann eine zyklische Mehrkanalstimulation zur Erzeugung gehähnlicher Beinbewegungen des paretischen Beins im Liegen angewendet werden (0)
Gehgeschwindigkeit:	• Für eine zusätzliche zyklische Elektrostimulation des M. tibialis anterior im subakuten Stadium kann keine Empfehlung gegeben werden

Extern getriggerte neuromuskuläre Elektrostimulation (nicht während des Gehens):

Gehfähigkeit:	• Für extern getriggerte neuromuskuläre Stimulation der Dorsalflexoren des Fußes als Add-on-Therapie im chronischen Stadium kann keine Empfehlung gegeben werden

Gemischte Elektrostimulations-Programme untere Extremität (auch während des Gehens):

Gehfähigkeit:	• Für ein gemischtes Programm mit zyklischer Elektrostimulation des N. peronaeus und FES-assistierten funktionellen Bewegungsübungen kann keine Empfehlung gegenüber einem Übungsprogramm ohne FES gegeben werden

Fahrradtraining (Cycling) mit Funktioneller Elektrostimulation (FES):

Gehgeschwindigkeit:	• Für FES gestütztes Fahrradtraining in der subakuten Phase kann keine Empfehlung gegeben werden

Transkutane elektrische Nervenstimulation (TENS), sensorische Stimulation (ohne Elektroakupunktur):

Gehgeschwindigkeit:	• TENS am Sehnenübergang des spastischen M. gastrocnemius bei gehfähigen Patienten in der chronischen Phase kann angewendet werden (0) • Für TENS des N. peronaeus in der subakuten Phase kann keine Empfehlung gegeben werden

Elektroakupunktur und Elektrostimulation an Akupunkturpunkten:

Gehfähigkeit:	• Während eines intensiven Rehabilitationsprogramms kann die Nadelakupunktur inklusive Elektro-stimulation im subakuten Stadium als zusätzliche Therapie angewendet werden (0) • Die Nadelakupunktur inklusive Elektroakupunktur gegenüber einer TENS mit Oberflächenelekt-roden an Akupunkturpunkten in der subakuten Phase vorzuziehen, dafür kann keine Empfehlung gegeben werden
Gehgeschwindigkeit:	• Für die Nadelakupunktur inklusive Elektroakupunktur im subakuten Stadium kann keine Empfeh-lung gegeben werden • TENS an Akupunkturpunkten als alleinstehende Therapie im chronischen Stadium kann keine Empfehlung erhalten • Um den Effekt von nachfolgendem aufgabenorientiertem Training auf die Gehgeschwindigkeit zu verbessern, kann im chronischen Stadium TENS an Akupunkturpunkten durchgeführt werden (0)
Balance:	• Zusätzliche Nadelakupunktur inklusive Elektroakupunktur während eines intensiven motorischen Trainings in der subakuten Phase kann angewendet werden (0)

Hilfsmittel: Orthesen

Sprunggelenkorthesen:

Gehfähigkeit:	• Für Sprunggelenkorthesen bei chronischen Patienten kann keine Empfehlung gegeben werden
Gehgeschwindigkeit:	• Eine statische Sprunggelenkorthese kann bei chronischen Patienten eingesetzt werden (0) • Bei subakuten Patienten kann eine Sprunggelenkorthese eingesetzt werden (0) • Über einen Zeitraum von zwölf Wochen kann eine statische Sprunggelenkorthese bei chronischen Patienten eingesetzt werden (0) • Zwischen der dynamischen oder Standorthese bei chronischen Patienten kann keine differentielle Empfehlung gegeben werden
Balance:	• Für Sprunggelenkorthesen bei subakuten oder chronischen Patienten kann keine Empfehlung gegeben werden • Für Sprunggelenkorthesen bei chronischen Patienten über einen Zeitraum von zwölf Wochen kann keine Empfehlung gegeben werden

Orthesen mit Elektrostimulation:

Gehfähigkeit:	• Für den bevorzugten Einsatz einer Orthese mit Elektrostimulation (mit Training) gegenüber einer Sprunggelenkorthese bei subakuten Patienten kann keine Empfehlung gegeben werden
Gehgeschwindigkeit:	• Für eine verbesserte Gehgeschwindigkeit auf nicht glatten Untergrund kann eine Orthese mit Elektrostimulation von chronischen Patienten mit Fußheberparese getragen werden (0) • Von chronischen Patienten mit Fußheberparese sollte eine Orthese mit Elektrostimulation in Therapie und Alltag getragen werden, um ihren neuroprothetischen Effekt zur Verbesserung der Gehgeschwindigkeit weiter zu verbessern (B) • Für die Bevorzugung einer Orthese mit Elektrostimulation (ohne Training) kann gegenüber einer Sprunggelenkorthese bei chronischen Patienten keine Empfehlung gegeben werden • Für die Bevorzugung einer implantierten Orthese mit Elektrostimulation (mit Training) kann gegen-über einer Sprunggelenkorthese bei chronischen Patienten keine Empfehlung gegeben werden
Gehstrecke:	• Bei chronischen Patienten kann eine Orthese mit Elektrostimulation (ohne Training) eingesetzt werden (0) • Von chronischen Patienten mit Fußheberparese sollte eine Orthese mit Elektrostimulation in Therapie und Alltag getragen werden, um ihren neuroprothetischen Effekt zur Verbesserung der Gehgeschwindigkeit weiter zu verbessern (B) • Für die Bevorzugung einer Orthese mit Elektrostimulation (mit Training) gegenüber einer Sprungge-lenkorthese bei subakuten und chronischen Patienten kann keine Empfehlung gegeben werden

	• Für die Bevorzugung einer implantierten Orthese mit Elektrostimulation (mit Training) gegenüber einer Sprunggelenkorthese bei chronischen Patienten kann keine Empfehlung gegeben werden
Orthopädischer Schuh:	
Gehgeschwindigkeit:	• In der subakuten Phase können orthopädische Schuhe eingesetzt werden (0)
Balance:	• Temporär können orthopädische Schuhe eingesetzt werden (0)
Andere Hilfsmittel:	
Gehfähigkeit:	• In der subakuten Phase können Gehhilfen eingesetzt werden (0)
Gehgeschwindigkeit:	• Das Tragen von Gewichtsmanschetten bei chronischen Patienten kann nicht empfohlen werden • Das Tragen einer Armschlinge auf der betroffenen Seite beim Gehtraining von subakuten Patienten kann empfohlen werden (0) • Ein Zehenspreizer (mit und ohne Schuh) auf der betroffenen Seite von chronischen Patienten kann empfohlen werden (0) • Während der Rehabilitation von subakuten Patienten kann für die Anwendung von Taping oder Thera Togs am Hüftabduktor keine Empfehlung gegeben werden
Balance:	• Für das Tragen von Gewichtsmanschetten bei chronischen Patienten kann keine Empfehlung ausgesprochen werden

Zentrale Stimulation

Repetitive Magnetstimulation (rTMS):	
Gehgeschwindigkeit:	• Die repetitive Magnetstimulation kann im chronischen Stadium in Kombination mit einem aufgabenorientierten Training eingesetzt werden (0), dies sollte vorzugsweise im Rahmen klinischer Studien erfolgen
Transkranielle Gleichstromstimulation (tDCS):	
Gehgeschwindigkeit:	• Es kann keine Empfehlung für oder gegen den Gebrauch der transkraniellen Gleichstromstimulation im chronischen Stadium gegeben werden. Diese Technik sollte im Rahmen von kontrollierten Studien oder zur Untersuchung genutzt werden
Gehstrecke:	• Es kann keine Empfehlung für oder gegen den Gebrauch der transkraniellen Gleichstromstimulation im chronischen Stadium gegeben werden. Diese Technik sollte im Rahmen von kontrollierten Studien oder zur Untersuchung genutzt werden
Balance:	• Es kann keine Empfehlung für oder gegen den Gebrauch der transkraniellen Gleichstromstimulation im subakuten Stadium gegeben werden. Diese Technik sollte im Rahmen von kontrollierten Studien oder zur Untersuchung genutzt werden
Lagerungsschulung:	
Gehfähigkeit:	• Es kann keine Empfehlung für zusätzliche Schulung von Pflegekräften zur Lagerung gegeben werden
Gehgeschwindigkeit:	• Es kann keine Empfehlung für zusätzliche Schulung von Pflegekräften zur Lagerung gegeben werden

Organisation der Therapieeinheiten

Trainingsintensität, zusätzliche Physiotherapie:	
Gehfähigkeit:	• Wenn ein zusätzliches Training bei subakuten Patienten durchgeführt wird, dann sollte dieses ein spezifisches Beinfunktionstraining bzw. Gehtraining sein (B), wenn dies angestrebt wird, dann mindestens 30 Minuten zusätzlich am Tag werktags über sechs Wochen • Ein zusätzliches unspezifisches Funktionstraining kann nicht empfohlen werden (0)
Gehgeschwindigkeit:	• Wenn ein zusätzliches Training bei subakuten Patienten durchgeführt wird, dann sollte dieses ein spezifisches Beinfunktionstraining bzw. Gehtraining sein (B), wenn dies angestrebt wird, dann mindestens 30 Minuten zusätzlich am Tag werktags über sechs Wochen. Ein zusätzliches unspezifisches Funktionstraining kann nicht empfohlen werden (0) • Ein zusätzliches spezifisches Beinfunktionstraining kann bei chronischen Patienten durchgeführt werden (0), wenn dies angestrebt wird, dann mindestens 60 Minuten mehr pro Woche

Gehstrecke:	• Bei subakuten Patienten kann ein zusätzliches Gehtraining mit angelernten Laien von mehr als 60 Minuten mehr pro Woche durchgeführt werden (0) • Bei chronischen Patienten kann ein zusätzliches spezifisches Beinfunktionstraining von mehr als 60 Minuten mehr pro Woche durchgeführt werden (0)
Balance:	• Für zusätzliches unspezifisches Funktionstraining von mehr als 60 Minuten mehr pro Woche bei subakuten oder chronischen Patienten kann keine Empfehlung ausgesprochen werden (0)

Trainingsorganisation:

Gehfähigkeit:	• Kontinuierliches Training ist dem Intensivtraining im Block gleichwertig, daher kann keine spezifische Empfehlung gegeben werden. Rückschlüsse zur stationären Intervallrehabilitation können nicht gezogen werden, da hier die Intensitäten wesentlich höher sind
Gehgeschwindigkeit:	• Für gehfähige Patienten sind intensive supervidierte und die selbstinitiierte Physiotherapie gleichwertig, weshalb keine spezifische Empfehlung gegeben werden kann
Balance	• Für gehfähige Patienten sind intensive supervidierte und die selbstinitiierte Physiotherapie gleichwertig, weshalb keine spezifische Empfehlung gegeben werden kann

Zirkeltraining:

In den Untersuchungen geht es nicht um die Trainingsform, sondern um verschiedene Trainingsschwerpunkte, welche in einem Zirkeltraining durchgeführt werden. Daher werden diese Ergebnisse in den verschiedenen Rubriken besprochen. Hier ist keine Aufschlüsselung von Empfehlungen vorhanden

Übergreifende Organisationskonzepte

Early supported Discharge (frühzeitige, unterstützte Entlassung) mit anschließender multidisziplinärer Rehabilitation im häuslichen Umfeld:

Gehgeschwindigkeit:	• Für early supported discharge für subakute Schlaganfallpatienten kann keine Empfehlung gegenüber einer anderen Rehabilitationsform ausgesprochen werden
Balance:	• Für early supported discharge für subakute Schlaganfallpatienten kann keine Empfehlung gegenüber einer anderen Rehabilitationsform ausgesprochen werden

Organisationskonzepte im häuslichen Umfeld:

Gehfähigkeit:	• Für ein hochfrequentes Übungsprogramm im häuslichen Umfeld bei subakuten Patienten kann keine Empfehlung ausgesprochen werden • Für niederfrequente problemorientierte Physiotherapie mit beratendem Schwerpunkt im häuslichen Umfeld von chronischen Patienten kann keine Empfehlung gegeben werden
Gehgeschwindigkeit:	• Für subakute Schlaganfallpatienten soll ein hochfrequentes Übungsprogramm im häuslichen Umfeld eingesetzt werden (B) • Eine niederfrequente problemorientierte Physiotherapie mit beratendem Schwerpunkt im häuslichen Umfeld von chronischen Patienten kann keine Empfehlung erhalten (0) • Für ein unsupervised exercise program oder ein supervised exercise program bei chronischen Patienten kann keine Empfehlung ausgesprochen werden. Es gibt allerdings Hinweise für geschlechtsspezifische Unterschiede (Männer profitieren vom unsupervised exercise program, Frauen profitieren vom supervised exercise program) (0)
Gehstrecke:	• Für subakute Schlaganfallpatienten sollte ein hochfrequentes Übungsprogramm eingesetzt werden (B) • Im häuslichen Umfeld kann ein hochfrequentes Übungsprogramm oder ein spezifisches Training eingesetzt werden (0)
Balance:	• Für ein hochfrequentes Übungsprogramm im häuslichen Umfeld bei subakuten Patienten kann keine Empfehlung gegeben werden

Am Ende dieser Leitlinie findet man eine zusammenfassende Bewertung aller Interventionen aufgeschlüsselt nach Gehfähigkeit, Gehgeschwindigkeit, Gehstrecke und Balance. Hier sind jeweils unterteilt die Phase (subakut, chronisch) sowie die verschiedenen Empfehlungsgrade zu finden, in welchem tabellarisch die jeweils empfohlenen Interventionen eingeordnet sind.

Zusammenfassung der wichtigsten Empfehlungen (A und B) dieser Leitlinie

- Gehfähigkeit:
    - Erlangung der Gehfähigkeit bei nicht gehfähigen Patienten (subakut):
        - Intensives Gehtraining, falls umsetzbar mit Hilfe des Gangtrainers (B)
    - Verbesserung der Gehfähigkeit bei (eingeschränkt) gehfähigen Patienten (subakut):
        - Intensives Gehtraining, konventionell oder mit Hilfe eines Laufbands (möglichst progressiv) (B)
    - Verbesserung der Gehfähigkeit bei (eingeschränkt) gehfähigen Patienten (chronisch):
        - Injektion von Botulinumtoxin, um den Hilfsmittelgebrauch bei Patienten mit spastischer Equinovarus-Deformität zu reduzieren (B)

- Gehgeschwindigkeit:
    - Verbesserung der Gehgeschwindigkeit bei (eingeschränkt) gehfähigen Patienten (subakut):
        - Aufgabenbezogenes Ausdauertraining über progressives Laufband- oder Zirkeltraining (A)
        - Intensives Gehtraining mit oder ohne Laufband oder intensives supervidiertes progressives Heimübungsprogramm (Krafttraining, Ausdauer, Balance) (B)
        - Gangtraining mit Stimulation von Flexorreflex-Afferenzen (B)
        - Zusätzliches Beinfunktionstraining (B)
    - Verbesserung der Gehgeschwindigkeit bei (eingeschränkt) gehfähigen Patienten (chronisch):
        - Orthese mit oder ohne Elektrostimulation (B)

- Gehstrecke:
    - Verbesserung der Gehstrecke bei (eingeschränkt) gehfähigen Patienten (subakut):
        - Aufgabenbezogenes Ausdauertraining (A)
        - Intensives supervidiertes progressives Heimübungsprogramm (Krafttraining, Ausdauer, Balance) (B)
        - Intensives Gehtraining mit Hilfe eines Laufbandes, vor allem progressives aerobes Laufbandtraining (B)
    - Verbesserung der Gehstrecke bei (eingeschränkt) gehfähigen Patienten (chronisch):
        - Aufgabenbezogenes Ausdauertraining, z. B. als progressives aerobes Laufbandtraining (B)
        - Orthese mit Elektrostimulation des N. peronäus

- Balance:
    - Verbesserung der Balance (statisch, dynamisch, Stürze) (subakut):
        - Intensives Gehtraining mit oder ohne Laufband oder intensives supervidiertes progressives Heimübungsprogramm (Krafttraining, Ausdauer, Balance) (B)
        - Motor Relearning Programme (B)

(5) Diagnostik und Therapie der Multiplen Sklerose (DGN 2015) [28]

Nicht-medikamentöse Maßnahmen sind wichtiger Bestandteil der symptomatischen Therapie (z. B. Physiotherapie, Ergotherapie, Logopädie, psychologische Therapie)

Multimodale stationäre Rehabilitation:

- Zugewinn im Bereich der Aktivitäten und Partizipation
- Intensive ambulante/häusliche Rehabilitationsprogramme führen kurzfristig zur Verringerung von Symptomen und funktionellen Beeinträchtigungen mit resultierender Verbesserung der Partizipation und Lebensqualität
- Rehabilitationsprogramme mit niedriger Intensität, aber längerer Dauer bewirken Zugewinn an Lebensqualität
- Ausdauertraining niedriger bis mäßiger Intensität wird gut vertragen und bewirkt Verbesserung der aeroben Kapazität, der gesundheitsbezogenen Lebensqualität, der Stimmung bei Depression, aber nicht der Ganggeschwindigkeit
- Krafttraining wird gut vertragen und bewirkt Verbesserung der Muskelkraft, und wahrscheinlich funktioneller Fähigkeiten, wie Aufstehen, Gehen und Treppensteigen
- Kombination aus Ausdauer- und Krafttraining noch nicht ausreichend untersucht

Spastik:

- Ausschaltung, Reduktion oder Vermeidung Spastik auslösender Faktoren wie urogenitale Infekte, Störungen der Magen-Darm-Funktion, Schmerzen, Dekubitalulzera, unbequeme Kleidung/Schuhe oder nicht ausreichend angepasste Hilfsmittel
- Erlernen eines Spastik vermeidenden Verhaltens bei Körperhaltung, Lagerung, Bewegungen und Transfer
- Physiotherapie:
  - Nicht apparative (z. B. nach Bobath) und apparative Behandlungsmethoden (u.a. Laufbandtraining mit Körpergewichtsentlastung, motorgetriebene Bewegungstrainer) als grundlegendes Element (wenige aussagekräftige Studien, aber Wert und Wirksamkeit der Physiotherapie seit langem unbestritten)
  - Motorgetriebene stationäre Fahrräder zur Durchführung von Bewegungen der Beine oder der Arme ohne Widerstand oder Laufbandtraining mit partieller Körpergewichtsentlastung führen zur Reduktion der Spastik (aktive Therapie)
  - Applikation von Kälte, Einsatz dynamischer oder statischer Schienen, Benutzung von Airsplints (passive Therapie)

Ataxie und Tremor:

- Physikalische Therapie, Physiotherapie und Ergotherapie
- Durch Kühlung eines betroffenen Armes über 15 Minuten werden Amplitude und Frequenz des Tremors für 30 Minuten oder länger verringert, dadurch können feinmotorische Tätigkeiten leichter durchgeführt werden
- Physiotherapie und Ergotherapie zur besseren Bewältigung alltagspraktischer Tätigkeiten

Fatigue:

- Aerobes Ausdauertraining auf dem Ergometer oder Laufband
- Widerstandstraining
- Energie Managementprogramme mit Prioritätensetzung, Tagesstrukturierung und regelmäßige Pausen
- Kühlung (durch Klimaanalage, kaltes Duschen, Kühlweste) bei wärmeempfindlichen Patienten
- Yoga und Entspannungstraining können aufgrund der inkonsistenten Studienlage nicht empfohlen werden
- Unterstützend psychologische Interventionen:
  - Kognitive Verhaltenstherapie
  - Gruppenangebote
  - Selbstmanagementprogramme
- Diätische Maßnahmen sind nicht wirksam
- Die Wirksamkeit von elektromagnetischen Wellen konnte nicht reproduziert werden

Kognitive Störungen:

- Störungsspezifisches kognitives Training (intensives spezifisches Aufmerksamkeitstraining)
- Vermittlung von Kompensationsstrategien
- Begleitende Psychotherapie mit Angehörigenberatung und medikamentöser Therapie

Neurogene Blasenstörungen :

- Nicht medikamentöse Therapie:
  - Verhaltenstherapie als Grundlage:
    - Führen von Miktionstagebüchern
    - Evaluation und Berücksichtigung der richtigen Trink-menge in Abhängigkeit vom Störungsmuster
    - Beckenbodentraining
    - Biofeedbackverfahren
  - Miktionstagebücher zur Verlängerung von zu kurzen Miktionsintervallen und zur Anpassung des Entleerungs-rhythmus an die individuelle Blasenkapazität
  - Bei überaktiver Blase kann eine Reduzierung der Trink-menge um 25 % die Miktionsfrequenz, die Drangsympto-matik und die Nykturie bedeutsam reduzieren und damit die Lebensqualität steigern
  - Beckenbodentraining mit und ohne Elektrostimulation, EMG-Biofeedback erzielen die besten Effekte in kombi-nierter Anwendung
  - Intermittierender Selbstkatheterismus bei neurogenen Blasenentleerungsstörungen mit Restharnbildung (dazu existieren gesondert Leitlinien)

- Medikamentöse Therapie:
  - Anticholinergika gelten als die medikamentöse Stan-dardtherapie für die überaktive Blase
  - Die Wirksamkeit und Verbesserung der Lebensqualität ist gut belegt (siehe auch die Leitlinie »Therapie der überaktiven Blase«)
  - Bei Belastungsinkontinenz der Frau ist Duolexitin als Urologikum zugelassen (Therapiekontrolle und Dosiseskalationsstrategie sollte in Absprache mit einem Facharzt für Urologie oder durch ein spezialisiertes neurologisches Zentrum stattfinden) (Anmerkung der Autoren: Duloxetin kann auch bei Männern im »off lable use« eingesetzt werden, insbesondere in Verbin-dung mit gleichzeitig bestehender Depression und/oder neuropathischen Schmerzen)
  - Harnansäuerung durch Methionin oder Cranberry-Prä-perate können die Häufigkeit von Harnwegsinfektionen bei neurogenen Blasenstörungen reduzieren
  - Desmopressin als nasales Spray kann die Miktionsfre-quenz bei Pollakisurie verringern
  - Die intravesikale Injektion von Botulinum-Toxin A zählt als vielversprechende Therapieoption bei Patienten mit neurogener, überaktiver Blase; die Ergebnisse der Langzeitbeobachtung von MS-Patienten steht noch aus; aktuell ist diese Therapie noch nicht zugelassen

Sexuelle Dysfunktion:

- Kognitive Verhaltenstherapie

(6) Diagnostik und Therapie von Aufmerksamkeitsstörungen bei neurologischen Erkrankungen (GNP et al. 2011) [45]

Neuropsychologische, prozessorientierte Therapieansätze (B):

Aufmerksamkeitstraining:

- Bei Schädel-Hirn-Trauma, Schlaganfall, Multiple Sklerose, Epilepsie
- Durch Computertraining (Attention Process Training; deutschsprachige AIXTENT/CogniPlus; Modul »Geteilte Aufmerksam-keit« aus RehaCom in Kombination mit einem Training exekutiver Funktionen) (A)
- Verbesserung von Aufmerksamkeit und anderen kognitiven Funktionen über gesteigerte Arbeitsgedächtnisleistung
- Positive Auswirkungen auf Alltagsleistungen, bei Aphasiepatienten eine Verbesserung der Leseleistung und gesteigertes auditives Sprachverständnis
- Verbesserung exekutiver Aufmerksamkeitsfunktionen oder sprachlicher Arbeitsgedächtnisleistung nach Arbeitsgedächtnis-training (nach Schädel- Hirn-Trauma)
- Therapie muss spezifisch auf das jeweilige Defizit zugeschnitten sein, dabei ist eine sorgfältige Diagnostik wichtig (vor allem bei Beeinträchtigung von Alertness und Vigilanz) (A)
- Training sollte verschiedene sensorische Modalitäten und verschiedene Komplexitätsstufen umfassen (A)
- Einbeziehung des Therapeuten zur Überwachung des Therapiefortschrittes mit Feedback an den Patienten und zum Einüben bestimmter Strategien (A)
- Hohe Anzahl und Dichte der Therapiesitzungen (14mal ca. eine Stunde, fünfmal pro Woche) (A)
- Ergänzung durch andere Verfahren (z. B. lerntheoretisch fundierte Methoden, Organisationshilfe des Alltags, Einbeziehung und Neuorganisation des Umfelds) (A)

(7) Diagnostik und Therapie von exekutiven Dysfunktionen bei neurologischen Erkrankungen (DGN & GNP 2011) [32]

- Diagnostik ist unerlässlich für die Therapie (A)
- Art der Intervention wird durch spezifische Symptome bestimmt (0)
- Bei kognitiven Defiziten, sollten kognitiv übende Verfahren eingesetzt werden, repetitiv unter Einsatz von Strategien und in Einzel- oder Gruppentherapie (B)
  - Ziele:
    - Verbesserung der Problemlösefähigkeit
    - Verbesserung der kognitiven Flüssigkeit
    - Verbesserung der Flexibilität
    - Verbesserung der Arbeitsgedächtnisleistung
  - Dual-Task-Aufgaben, Arbeitsgedächtnistraining, Problemlösetraining, kognitive Therapieprogramme mit mehreren Funktionsbereichen (bei Schädel-Hirn-Trauma, Aneurysma, zerebrovaskulären Erkrankungen, entzündliche Erkrankungen, Tumoren, Parkinson)
- Lösungsstrategien begleitend erarbeiten (0)
- Notwendigkeit einer therapeutischen Supervision, um strukturierend und motivierend einzugreifen (A)
- Bei vordergründigen Verhaltensauffälligkeiten, haben sich Verhaltensmanagementansätze als wirkungsvoll erwiesen (insbesondere die Methode des Zielmanagements), diese sind durch individuell notwendige Anpassung an die Symptome als Einzeltherapie durchzuführen, für stabile Effekte sind Alltagsnähe und ausreichende zeitliche Dauer notwendig
    Einsatz von:
    - Selbstinstruktionstechniken (geeignet bei Verhaltensauffälligkeiten)
    - Selbstbeobachtungstechniken (Self-monitoring) (geeignet bei Verhaltensauffälligkeiten)
    - Zielmanagementtechniken (geeignet bei kognitiven Defiziten und Verhaltensdefiziten)
  - Wirksamkeit nachgewiesen bei Schädel-Hirn-Trauma
  - Wirksamkeit in einzelnen Studien nachgewiesen nach Schlaganfall, entzündlichen Erkrankungen, Subarachnoidalblutung oder intrazerebralen Blutungen
- Modifikation und Manipulation der Umwelt sind gut evaluiert
  - Für schwer beeinträchtigte Patienten, bei denen weder kognitive Verbesserungen noch Verhaltensänderungen erwartet werden, sondern eine bessere Bewältigung des Alltags und eine gewisse Selbstständigkeit im Vordergrund steht (bei Schädel-Hirn-Trauma, Subarachnoidalblutung und Hirninfarkt)
  - Positiver Einfluss von Physiotherapie auf die Leistung der Exekutivfunktionen (bei älteren Parkinson Patienten)
- Kombination von kognitiv übenden Verfahren und Methoden des Verhaltensmanagements (A)
- Einbeziehung der Angehörigen
  - Gut strukturierte, ablenkungsarme Umgebung führt zur Entlastung
  - Regelmäßiger, strukturierter Tagesablauf mit sich wiederholenden Routinen und Ritualen
  - Hilfreich sind Checklisten und Handlungsabläufe
  - Übende Verfahren ergänzen durch:
    - Adaptierte verhaltenstherapeutische Methoden
    - Organisationshilfen im Alltag
    - Einbeziehung und Neuorganisation des Patientenumfelds
    - Angehörige und Kollegen (als Ko-Therapeuten) mit einbeziehen
    - Diese sollten über kognitive Einschränkungen und Verhaltensauffälligkeiten ausführlich informiert werden
    - Unterstützung durch: Regeln bei der Kommunikation, klar strukturierte Aufgabengestaltung, strikte Pausenzeiten

(8) Diagnostik und Therapie von Gedächtnisstörungen (DGNKN et al. 2012) [37]

Vermittlung von Lernstrategien:

- Schwer Betroffene haben keine oder kaum eine Behaltensleistung, die Wirksamkeit von Lernstrategien ist nicht belegt und daher nicht zu empfehlen
- Leichte bis mittelschwere Gedächtnisstörungen (z. B. bei Schädel-Hirn-Trauma, Schlaganfall, Multipler Sklerose) sollen ein Training von Lernstrategien erhalten, z. B.: bildhafte Vorstellungen (mental imagery), semantische Kategorisierungsstrategien, Elaborationsstrategien

- Es werden mindestens zehn Sitzungen, zwei- bis fünfmal pro Woche empfohlen
- Strategietraining soll gedächtnisspezifisch sein
- Bislang keine Unterschiede zwischen Einzel-, Gruppen- und computergestützter Therapie

Nutzen von externen Gedächtnishilfen vermitteln:

- Anpassung und Training der externen Gedächtnishilfen ist ein wichtiger Bestandteil der Therapie
- Bei schweren Beeinträchtigungen Angehörige in die Therapie mit einbeziehen
- Keine klare Empfehlung hinsichtlich der Art der Gedächtnishilfe (klassisches Gedächtnisbuch oder Smartphone), da es individuell vom Patienten abhängig ist

Vermittlung domänenspezifischen Wissens mit fehlerfreiem Lernen (Errorless Learning):

- Wirksamkeit bei schwer amnestischen Patienten; dabei ist ein Transfer auf andere Aufgaben nicht zu erwarten; Wirksamkeit bei leicht betroffenen Patienten ist unklar
- Bei schweren Störungen der Exekutivfunktionen ist die Wirksamkeit eingeschränkt

(9) Rehabilitation von sensomotorischen Störungen (DGN 2012) [26]

Plastizität des sensomotorischen Systems:

- Für die Rehabilitation sind die Anpassungsvorgänge nach Ereignis wichtig (läsionsinduzierte Plastizität) und die Anpassungsvorgänge durch Therapie und Training (trainingsinduzierte Plastizität)
- Durch den vermehrten Einsatz einer Extremität oder Muskelgruppe erfolgt eine Vergrößerung der kortikalen Repräsentation, welche mit einer Funktionsverbesserung assoziiert ist
- Verminderter Gebrauch führt zu einer Abnahme der Repräsentation

Rückbildung von sensomotorischen Ausfällen:

- Die meisten Patienten zeigen in den Wochen und Monaten nach akutem Ereignis eine Besserung der neurologischen Ausfälle
- Die Rückbildung ist sehr variabel und hängt von vielen Faktoren ab
- Nur selten wird eine vollständige funktionelle Restitution erreicht
- Die wichtigsten Prädiktoren für die Funktionswiederherstellung sind Größe und Lokalisation der Hirnschädigung
- Ein prognostischer Wert für klinische Rückbildungszeichen wird der aktiven Extension der Hand und der Finger sowie der Abduktion der paretischen Schulter zugeschrieben
- Trotz schwerer Hemiparese in der Akutphase haben Patienten mit rein motorischen Ausfällen, intakter Propriozeption und guter kognitiver Funktion gute Besserungschancen
- Begleitende neurologische Ausfälle, wie Tiefensensibilitätsstörungen, Aphasie und Neglect, sind prognostisch ungünstig
- Wichtige Komplikationen im Verlauf nach Schlaganfall sind rezidivierende depressive Episoden, sie können die funktionelle Rückbildung negativ beeinflussen
- Den größten Teil der Rückbildung von neurologischen Defiziten kann man innerhalb der ersten acht bis zwölf Wochen nach der Schädigung beobachten, bevor die Rückbildungskurve abflacht
- Der Rückbildungsverlauf kann bei schweren Erkrankungen individuell sehr verschieden sein, so dass erste funktionelle Verbesserungen erst nach mehreren Monaten erkennbar werden
- Sensible Störungen können zu sehr geringen bis zu schweren funktionellen Beeinträchtigungen führen

Assessments in der Rehabilitation sensomotorischer Störungen:

- Im Rahmen der rehabilitationsspezifischen Diagnostik sollen die Folgen von Erkrankungen und Symptomen gemessen werden und im Verlauf dokumentiert werden (Grundlage hierfür ist die ICF)
(Anmerkung der Autoren: In der Leitlinie werden verschiedene Assessments den ICF Ebenen zugeordnet und für bestimmte Bereiche bereitgestellt [z. B. Parese, Spastik, Posturale Kontrolle, Motorische Funktionstests] ; einige Tests enthalten eine Empfehlung zur Häufigkeit der Anwendung; die Abbildung der Assessments wird hier nicht dargestellt)

Prinzipien neurologischer Rehabilitationsmethoden:

- Eine Überlegenheit von in Deutschland eingesetzten neurophysiologischen Behandlungskonzepten (Bobath, propriozeptive neuromuskuläre Fazilitation) konnte wissenschaftlich nicht bestätigt werden

- Zentrales Kernelement eines modernen Therapieansatzes bildet das aktive, repetitive Üben einer zu erlernenden Fähigkeit (Aktivität) oder einer Bewegung (Anmerkung der Autoren: mit Anpassung der jeweiligen Übungsinhalte an den funktionellen Fortschritt (= shaping))
- Unter diesen Therapieansatz fallen das isolierte sensomotorische Üben, aufgabenorientiertes Üben, Üben unter rhythmisch akustischer Stimulation, bilaterales Üben und die Anwendung von Bewegungsvorstellung und Bewegungsbeobachtung

Rehabilitation der oberen Extremität:

- Zeitpunkt, Intensität und Dauer der Behandlung:
  - Eine spezifische Armrehabilitation in den ersten Wochen und Monaten zeigt eine beschleunigte Erholung der Armaktivität
  - Zum Erreichen einer beschleunigten Wiederherstellung der Armmotorik werden werktags 30 Minuten zusätzliche spezifische Armrehabilitation empfohlen
  - Für eine kontinuierliche Behandlung sollten funktionelle Defizite bestehen und funktionelle Verbesserungen/Verschlechterungen dokumentierbar sein
- Traditionelle Behandlungsmethoden:
  - Da diese Behandlungsmethoden im Vergleich zu anderen gleich wirksam oder unterlegen sind, kann keine differentielle Empfehlung für eine bestimmte Behandlungsmethode gegeben werden
- Spezifischere neuere Therapieansätze:
  - Die verschiedenen Methoden können alternativ oder parallel in verschiedenen Phasen zur Anwendung kommen
  - Constraint Induced Movement Therapy (CIMT, Bewegungsinduktionstherapie):
    - Führt zu deutlich mehr Bewegung des paretischen Armes und der Arm wird in Alltagssituationen massiv trainiert und eingesetzt
    - Die Wirksamkeit des forcierten Gebrauches (»forced use«) ist gut belegt für Patienten, die teilweise erhaltene Handfunktion haben und den Arm kaum im Alltag einsetzen
    - Wirksam in allen Phasen nach Schlaganfall
    - Ursprüngliche Form (sechs Stunden aktive Therapie und Immobilisierung für 90 % der Wachzeit, jeden Tag, für zwei Wochen) und modifizierte Formen (z. B. zwei Stunden Therapie und Immobilisierung für fünf bis sechs Stunden jeden Tag, für bis zu zehn Wochen) fördern die Armfunktion und den Einsatz des Armes im Alltag
    - Die modifizierte Form kann parallel zu anderen Therapieangeboten durchgeführt werden und ist leichter umsetzbar
    - Wenn diese Therapie angeboten werden kann und der Patient die Voraussetzungen dafür hat, dann soll diese Behandlungsmethode angewendet werden
  - Bilaterales Training:
    - Zur Funktions- und Aktivitätsverbesserung soll die Armrehabilitation aktives Trainieren beinhalten, welches auch mit bilateralen Übungen gestaltet werden kann
  - Schädigungsorientiertes Training (»impairment oriented training«):
    - Bestehend aus Arm Basis Training (bei schweren Paresen) und Arm Fähigkeits Training (bei leichten Paresen), sind wirksam und wirksamer im Vergleich zu traditioneller Ergo- bzw. Physiotherapie
  - Aufgabenorientiertes Training:
    - Ist eine Therapieoption, in der ein Bezug zu Alltagssituationen und -objekten in der Therapie genutzt wird
    - Eine differentielle Empfehlung kann nicht gegeben werden
  - Spiegeltherapie:
    - 30 Minuten täglich für mehrere Wochen kann die Erholung des paretischen Armes fördern (insbesondere bei distaler Plegie) und Schmerzen bei CRPS mindern
    - Sollte ergänzend zu einer üblichen Therapie durchgeführt werden
  - Mentales Training (Vorstellung von Bewegungen):
    - Ist die Vorstellung, den paretischen Arm bei Alltagsverrichtungen zu benutzen; kann die motorische Erholung fördern
    - Restfunktion der Hand sollte vorhanden sein
    - Täglich zehn bis 30 Minuten, über mehrere Wochen, zusätzlich zur sonstigen motorischen Therapie

Teilhabe-orientierte Rehabilitation:

- Assessment und Evaluation:
  - Der Patient sollte bei der Durchführung von Alltagsaktivitäten beobachtet werden, um daraus Rückschlüsse auf mögliche Beeinträchtigungen von motorischen und mentalen Fertigkeiten im Alltag zu ziehen
  - Das individuelle Übungsprogramm sollte gezielt auf diese Fertigkeiten zugeschnitten werden (z. B. mithilfe des Assessment of Motor and Process Skills)

- Zielsetzung:
  - Therapieziele sollten auf Teilhabe Ebene in Form konkreter Alltagsanforderungen bestimmt werden, welche der Patient in seiner Umwelt (zu Hause) bewältigen muss
  - Die ICF eignet sich zur interdisziplinären Zielformulierung auf allen Ebenen
  - Alltagsziele sollten für den Patienten bedeutsam sein und gemeinsam mit ihm festgelegt werden
  - Die Ziele sollten die Umweltbedingungen zu Hause berücksichtigen und regelmäßig evaluiert werden
  - Der Canadian Occupational Performance Measure (COPM) ist zur Formulierung und Evaluation von Alltagszielen geeignet
- Therapiemethoden:
  - Wenn die Aktivitäten des täglichen Lebens (»activities of daily living«, ADL) verbessert werden sollen, dann sollte zum motorischen Training zusätzlich eine ADL bezogene Ergotherapie durchgeführt werden
  - Ergo- und Physiotherapeuten sollten bei Patienten nach Schlaganfall zu gleichen Anteilen zum Einsatz kommen, eng zusammenarbeiten und ihre jeweiligen Therapiemaßnahmen auf Alltagsziele ausrichten
  - Ergotherapeutisches Verkehrstraining wird zur Verbesserung der Mobilität im außerhäuslichen Alltag empfohlen
  - Schwierigkeiten bei der Benutzung von öffentlichen Verkehrsmitteln können eine Hemmschwelle für die außerhäusliche Mobilität sein
  - Wenn das Verkehrstraining mehrere Therapieeinheiten umfasst, kann das die Mobilität außer Haus wirksam und dauerhaft verbessern
  - Interdisziplinäre alltagsorientierte Therapie (AOT) hat Ähnlichkeit zum ergotherapeutischen Verkehrstraining
- Einbezug von Angehörigen:
  - Angehörige, welche den Patienten nach dem Krankenhaus-/Rehabilitationsaufenthalt zu Hause pflegen wollen, sollten in mehreren Therapieeinheiten intensiv geschult werden (Unterstützung beim Transfer, beim Gehen und bei weiterer ADL), das verbessert die Lebensqualität von Patienten und ihren Angehörigen und verringert Folgekosten bei der häuslichen Versorgung

Rehabilitation der Gehfähigkeit:

- Gehfähige Patienten:
  - Für bereits gehfähige Patienten (d.h. gehfähig mit Hilfsperson) werden folgende Trainings- und Behandlungsmaßnahmen empfohlen, da diese überlegen wirksam sind:
    - Hohe Trainingsintensität
    - Aufgabenspezifisches Training, d.h. die wieder zu erlernende motorische Aufgabe muss wiederholt geübt werden (z.B. Üben des Gehens auf ebenen Boden, Üben des Aufstehens vom Sitz zum Stand)
    - Kontextspezifisches Training (Üben des Gehens außerhalb der Therapieräume)
    - Training mit Standstabilität auf Kraftmessplatten
    - Funktionelles Krafttraining paretischer Muskeln
    - Laufbandtraining (mit und ohne Gewichtsentlastung)
  - Funktionelles Krafttraining führt zu verbesserter Ganggeschwindigkeit ohne Steigerung der Spastik
  - Früher Einsatz von Hilfsmitteln (Stock, Sprunggelenkorthesen) zur Förderung der Gangrehabilitation, um Gleichgewichtsleistung zu verbessern und Sturzhäufigkeit zu vermindern
  - Patienten mit funktioneller Elektrostimulation des N. peronaeus sind bezüglich Anstrengung, Gangstabilität, Gangqualität, Komfort und äußerer Erscheinung zufriedener als mit Sprunggelenkorthese, aber funktionelle Parameter (Gehgeschwindigkeit, Schrittzahl) zeigen keinen Unterschied
- Nicht gehfähige Patienten:
  - Möglichst früh mobilisieren und das Bett verlassen; Patienten welche in den ersten 24 Stunden mobilisiert werden, erreichen doppelt so schnell ihre unabhängige Gehfähigkeit wieder als konventionell behandelte Patienten
  - Das aufgabenspezifische repetitive Konzept gilt auch hier
  - Gangtrainer nach dem Exoskeleton- oder Endeffektorprinzip sind Alternativen, die den Arbeitseinsatz des Therapeuten reduzieren
  - Elektromechanisches Gangtraining in Kombination mit Physiotherapie ist alleiniger Physiotherapie bei der Wiederherstellung der Gehfähigkeit bei nicht gehfähigen Patienten in der Akutphase nach Schlaganfall überlegen
  - Für bereits gehfähige Patienten zeigte sich Gangtraining mit diesen Geräten nicht als überlegen

Pharmakotherapie in der motorischen Rehabilitation:

- Um den günstigen Einfluss eines Medikamentes auf die motorische Funktionserholung tatsächlich zu erreichen, muss eine ausreichende motorische Aktivität, z.B. durch intensive Physio- und Ergotherapie stattfinden

Akupunktur:

- Derzeit besteht kein ausreichender Nachweis der Wirksamkeit von Akupunktur in der motorischen Schlaganfallrehabilitation

Sport- und Bewegungstherapie in der Rehabilitation von sensomotorischen Störungen:

- Herz-Kreislauf-Training nach Schlaganfall:
  - Kardiorespiratorisches Training verbessert die Gehfunktion (Gehfähigkeit, Gehstrecke, Gehgeschwindigkeit)
- Krafttraining nach Schlaganfall:
  - Krafttraining kann die Kraft- und Alltagsfunktionen verbessern, ohne die Spastik zu steigern
- Herz-Kreislauf-Training bei Multipler Sklerose:
  - Ausdauertraining kann positive Wirkung auf die aerobe Kapazität haben, sowie auf Lungenfunktion, Fatigue, Lebensqualität, Depression und Mobilität
- Krafttraining bei Multipler Sklerose:
  - Zeigt positive Effekte auf die Muskelkraft der oberen und unteren Extremität
  - Kann zusätzlich eine Wirkung auf Mobilität und Fatigue erzielen

(10) Multiprofessionelle neurologische Rehabilitation (DGN et al. 2012) [29]

Therapie: allgemeine Empfehlungen

Behandlungsgrundsätze:

- Ganzheitlichkeit:
  - Vorausschauend anhand der ICF (International Classification of Functioning, Disability and Health) auch die Teilhabe am beruflichen und sozialen Leben berücksichtigen (SGB IX: Teilhabe am Arbeitsleben und am Leben in der Gemeinschaft)
  - Für den bestmöglichen Rehabilitationserfolg Kontext- und Risikofaktoren erfassen
- Finalität (Anmerkungen der Autoren: Der Begriff der »Finalität« weist darauf hin, dass alle Maßnahmen ergriffen werden müssen, die zum Erreichen und zum Sichern des festgelegten Rehabilitationsziels führen):
  - Therapiemaßnahmen müssen dem Ziel der Verbesserung der beruflichen und sozialen Partizipation dienen
  - Nachweis des Erfolges auf Ebene der Teilhabemöglichkeiten
- Selbstbestimmung, Teilhabe und Ressourcenorientierung:
  - Betroffene dazu befähigen ihre Teilhabe an allen gesellschaftlichen Bereichen selbst zu gestalten
  - Dazu zählen:
    - Verantwortung für die eigene Person und die eigene Gesundheit zu übernehmen
    - Die eigenen Ressourcen zu nutzen
    - Ggf. das eigene gesundheitsbezogene Verhalten zu verändern
- Komplexität, Individualität und Interdisziplinarität:
  - Zielsetzungen der therapeutischen Interventionen sind im Verlauf der Rehabilitation anzupassen und durch objektivierbare und (falls möglich) standardisierte Verfahren zu überprüfen und anzupassen
  - Es bedarf der interdisziplinären Zusammenarbeit mehrerer Berufsgruppen
  - Behandlungsziele in der neurologischen Rehabilitation:
    - Restitution
    - Kompensation
    - Adaptation
    - Akzeptanz

Struktur des neurologischen Reha-Teams:

- Der Behandlungsablauf muss von einem multiprofessionellen therapeutischen Team geplant und durchgeführt werden
- Durchführung einer institutionalisierten Besprechung und Fallkonferenz ein- bis zweimal pro Woche (Inhalte: Entwicklung der Defizite; Entwicklung der Fähigkeitsstörungen; Evaluierung der Ressourcen; Rehabilitationsprognose und -ziele anpassen; alle Inhalte dokumentieren)
- Verwendung der ICF-Begriffe zeigen Erleichterung der Arbeit des Reha Teams, effizientere Organisation der Behandlungsabläufe und Zeitersparnis
- Kernmitglieder eines neurologisch rehabilitativen Teams:
  - Arzt
  - Physiotherapie
  - Ergotherapie
  - Sprachtherapie

- Neuropsychologie
- Pflege
- Sozialarbeit
• Erweiterte Mitglieder bei entsprechender Fragestellung:
- Diätassistenten
- Orthopädietechniker
- niedergelassene Ärzte (Konsil)
- externer Pflegedienst

Qualitätssicherung:

• Hinweis: Es existieren Therapiestandards zur Rehabilitation von Patienten mit zerebrovaskulären Erkrankungen zu Lasten der Deutschen Rentenversicherung (www.deutsche-rentenversicherung.de)

(11) Technische Hilfsmittel (DGNR et al. 2012) [39]

Allgemeine Empfehlungen:

• Am häufigsten verordnete Hilfsmittel für hemiparetische Patienten dienen der Mobilität (z. B. Rollstühle, Stöcke, Orthesen), der Kompetenz im Bad (z. B. Haltegriffe), in der Toilette (z. B. Toilettensitzerhöhung) und im Haushalt (z. B. Nagelbrett)
• Man sollte rechtzeitig an die Hilfsmittelversorgung denken und den Patienten bereits in der Klinik das Hilfsmittel ausprobieren lassen
• Hilfsmittel dienen nicht nur der Kompensation von Defiziten, sondern sollen den Patienten ein frühes selbstständiges aktives Üben ermöglichen

Spezielle Versorgungsleitlinien

Rollstühle:

• Der Rollstuhl ist ein Fortbewegungsmittel, keine Sitzgelegenheit für den ganzen Tag
• Ein nicht angepasster Rollstuhl behindert den Patienten zusätzlich
• Angehörige und das soziale Umfeld müssen in die individuelle Versorgung mit einbezogen werden
• Besondere Engpässe in der Wohnung sind zu beachten
• Rollstuhlmaße:
- Der Rollstuhl darf weder zu groß noch zu klein sein
- Sitzbreite:
- So wählen, das es dem Patienten ermöglicht wird, bequem zu sitzen, ohne das die Seitenteile drücken
- Die geringstmögliche Sitzbreite wird empfohlen
- Je größer der Abstand zwischen benötigter Sitzfläche und Greifreifen, desto mehr müssen die Arme abgespreizt werden und umso schwerer fällt den Patienten der Antrieb
- Sitztiefe:
- Es wird eine Sitztiefe empfohlen, die eine gute Oberschenkelauflage und einen guten Bodenkontakt der gesamten Fußsohle bei angelehnten Oberkörper ermöglicht, so dass der Patient mit dem nicht betroffenen Bein die Fortbewegung unterstützen kann
- Sitzhöhe:
- Die Sitzhöhe muss so gewählt werden, dass der Patient mit dem nicht betroffenen Bein die Fortbewegung unterstützen kann; dabei sind die Sitzkissenhöhe und das normalerweise vom Patienten getragene Schuhwerk zu berücksichtigen
- Rückenhöhe:
- Für die notwendige Bewegungsfreiheit der Arme zum Antreiben des Greifreifens wird eine Rückenbespannung empfohlen, die unter den Schulterblättern endet
- Seitenteilhöhe:
- Eine falsche Seitenteilhöhe kann Beschwerden im Schulterbereich, Rumpf und in den Armen verursachen
- Zu hohe Seitenteile erschweren den Antrieb und führen zu unphysiologischen Haltungen durch Verdrehen und Schrägneigen des Oberkörpers
- Zu niedrige Seitenteile ermöglichen keine entspannte Lagerung des paretischen Armes

- Mindestausstattung:
  - Der Rahmen muss einen senkrechten vorderen Abschluss haben, um die Unterstützung der Fortbewegung mit dem nichtbetroffenen Bein sowie einen sicheren Transfer zu ermöglichen
  - Schiebegriffe und Ankippbügel für Begleitperson
  - Beinstützen mit zwei getrennten Fußteilen, möglichst mit getrenntem Wadenband
  - Beinstützen müssen zur Seite schwenkbar und komplett abnehmbar sein, zur Vermeidung von Verletzungs- und Sturzgefahr für Patient und Hilfsperson
  - Das Entriegeln, Abnehmen und Wiederanbringen der Beinstützen sollte der Patient mit der nicht betroffenen Hand durchführen können
  - Die Beinstütze des nicht betroffenen Beines sollte nur am Rollstuhl befestigt sein, wenn der Patient längere Strecken geschoben wird
  - Seitenteile müssen abnehmbar bzw. nach hinten schwenkbar sein, um einen sicheren seitlichen Transfer zu gewährleisten
  - Um eine großflächige Druckverteilung zu erzielen und um Scheuerstellen am Oberschenkel durch die Vorderkante der Sitzbespannung zu vermeiden, ist ein Sitzkissen erforderlich
- Sinnvolle Ausstattungsvarianten:
  - Leichtmetallrollstühle sind leichter, beweglicher und bieten Transportvorteile
  - Zum leichteren Verladen ist es günstig, wenn die Hinterräder mittels Steckachse abnehmbar sind
  - Zum ermüdungs- und schmerzfreien Sitzen kann mittels mehrerer Klettverschlüsse die anpassbare Rückenbespannung variieren, wenn der Patient in verschiedenen Bereichen der Wirbelsäule unterschiedlich starke Unterstützung benötigt
  - Höhenverstellbare Schiebegriffe sind insbesondere bei Größenunterschied zwischen Patient und Begleitperson vorteilhaft
  - Ein Therapietisch zur Lagerung des Armes ist wichtig bei Subluxation, Schulter-Arm-Syndrom und Neglect
  - Sollte ein Therapietisch angebracht sein, sollten die Bremshebel verlängert sein, damit die Patienten diese selbstständig bedienen können
  - Eine Bremshebelverlängerung muss während des seitlichen Transfers abnehmbar oder einklappbar sein
  - Speichenschutz für die paretische Hand (z. B. bei Neglect) empfehlenswert
  - Eine Stockhalterung am Rollstuhl empfiehlt sich, im Falle der Patient legt kurze Strecken mit dem Handstock zurück
  - Beim Transport des Patienten im Rollstuhl ist ein Sicherheitsgurt erforderlich
- Meist unnötige Ausstattungsvarianten:
  - Einhandantrieb nur sinnvoll, wenn der Patient das nicht betroffene Bein nicht einsetzen kann (z. B. bei einer Amputation, hier wäre evtl. ein elektrischer Zusatzantrieb oder E-Rollstuhl geeigneter)
  - Einhandbremse bietet das Risiko des erlernten Nichtgebrauchs des betroffenen Armes und fördert nicht die Wahrnehmung der betroffenen Seite
  - Trommelbremsen sind nur bei sehr bergigem Gelände erforderlich
  - Höhenverstellbare Beinstützen zur Beinhochlagerung sind wenig effektiv, besser ist das Hochlagern der Beine in liegender Position oder eine Lagerung der Beine auf der Sitzfläche eines Stuhls
  - Verstellung der Rückenlehne nach hinten ermöglicht keine ausreichende Entlastung des Oberkörpers bzw. Entspannung, besser wäre ein Transfer ins Bett bei benötigter Ruhephase
  - Sicherheitsrad als Kippschutz kann das Umkippen des Rollstuhls (z. B. beim Fallenlassen) verhindern, allerdings kann dieses auch an Bodenunebenheiten oder niedrigen Kanten aufsetzen und hängen bleiben
- Ungeeignete Ausstattungsvariante:
  - Hemiplegiker Armlehne ist ungeeignet, da die betroffene Hand nicht in Handlungen einbezogen werden kann bzw. bei spastischen Paresen der Arm nicht in/auf der Armlehne verbleibt; die Vernachlässigung des Armes bei Neglect wird somit ebenfalls verstärkt

Gehhilfen:

- Die Gangsymmetrie und die Rumpfkinematik werden durch Gehhilfen nicht wesentlich verändert
- Es haben sich bei älteren Patienten mit zusätzlichen Gangstörungen (z. B. Polyneuropathie, Ataxien) Rollatoren und Delta-Gehräder bewährt, dabei kann das Greifen mit der paretischen Hand ggf. durch eine Griffverdickung erleichtert werden
- Gehhilfen (Stöcke) bei chronischen Schlaganfall; Handlungsempfehlung: »kann«
- Schulterorthesen bei subakuten Schlaganfall; Handlungsempfehlung: »sollte«
- Orthesen der oberen Extremität bei tetra- und hemiparetischen Patienten; Handlungsempfehlung: »kann«
- Orthesen der unteren Extremität bei subakuten Schlaganfall; Handlungsempfehlung: »soll«
- Orthesen der unteren Extremität bei chronischen Schlaganfall; Handlungsempfehlung: »soll«
- Orthesen der unteren Extremität bei Paraparetikern; Handlungsempfehlung: »soll«

- Kommunikation bei subakuten und chronischen Schlaganfall; Handlungsempfehlung: »kann« bis »sollte«
- Protektoren bei geriatrischen Patienten; Handlungsempfehlung: »kann«

Orthesen für die obere Extremität:

- Bei Schulter-Hand-Syndrom werden Orthesen mit einer Schulterkappe, einer Oberarmmanschette und einer Unterarmmanschette empfohlen, welche durch Zügel miteinander verbunden sind; diese zielen auf die Repositionierung des Humeruskopfes ab und können die Gangstabilität sichern
- Bei längerem Gebrauch sollte auf die mögliche Entstehung einer Beugespastik geachtet werden; neuere Modelle versuchen, den Unterarm in Extensions- und Supinationsstellung zu führen
- Beim Halten von Besteck: Eine Alternative zur Handschlaufe (welche die Patienten als wenig ästhetisch empfinden) sind kleine Magnete, um ferromagnetisches Besteck zu halten

Orthesen für die untere Extremität:

- Sprunggelenkorthesen:
  - Hängenbleiben mit dem Fuß in der Schwungbeinphase, unkontrollierte Vorverlagerung der Tibia in der Standbeinphase und eine Inversionsfehlstellung des Fußes sind die Hauptindikationen
  - Es gelten folgende Überlegungen für eine geeignete Versorgung:
    - Größe des Plantarflexionsstopp
    - Größe des Dorsalextensionsstopp
    - Inwieweit wird eine Supination bzw. Pronation im unteren Sprunggelenk durch die Orthese verhindert
    - Weitere Aspekte wie Kosmetik, Gewicht, selbstständiges an- und ablegen der Orthese
  - Für die zwei in Deutschland gängigen Orthesenmodelle (Heidelberger Winkel, Valenser Schiene) werden feste Rahmenhalbschuhe mit Ledersohle und Gummiabsätzen empfohlen
  - Bei Zehenverkrampfung bietet sich eine retrokapitale Abstützung im Fußbett an
  - Ganganalytische Untersuchungen zeigen folgende Effekte durch Orthesen:
    - Schnelleres Gangtempo
    - Bessere Gangsicherheit
    - Verbesserte Gangeffizienz und Verminderung des Sturzrisikos sowie der aufgewendeten Energie
    - Bei Inversionsfehlstellungen ist der Gang symmetrischer, das paretische Bein wird mehr belastet, die Patienten treten besser auf und rollen besser ab
    - Es erfolgt keine Tonuszunahme der Spastik
    - Die Orthese kann eine Inaktivitätsathrophie des M. tibialis anterior begünstigen
    - Mehr Gewichtsübernahme des paretischen Beines in der Standbeinphase, da der M. quadrizeps femoris geschwindigkeitsunabhängig fazilitiert wird
- Knie- und mehrgelenkige Beinorthesen:
  - Knieorthesen bei Knieinstabilität:
    - Bei paresebedingtem Kollaps oder einer Kniehyperextension im Mittstand
  - Bei querschnittgelähmten Patienten kommen Schienenschellenapparate, zur Wiederherstellung der Stehfähigkeit und des Gehens im Durchschwunggang, zum Einsatz
  - Vor der Verordnung sollte ein Test durchgeführt werden (mit dorsalen Gipsschalen), um den funktionellen Gewinn und die Bereitschaft des Patienten zu testen
  - Alternativ dazu gibt es Gangorthesen (RGO, Sohle, Hülse mit Beckengurt), die ein reziprokes Gehen ermöglichen

Adaptationshilfen:

- Transferhilfen:
  - Rutschbretter für einen sicheren tiefen Transfer vom Rollstuhl ins Bett und umgekehrt
  - Drehkissen/-plattformen für besseren Transfer in das und aus dem Auto
- Hilfen zum Anziehen:
  - Strumpfanzieher oder ggf. Strumpfhosen für Patienten mit geringer Rumpfstabilität
  - Möglichkeiten zum Festhalten/Anlehnen an Ankleideorten in der Wohnung des Patienten
- Hilfen im Bad:
  - Badewannenlifter (ggf. mit Drehscheibe und Rückenlehne) zum Ein- und Ausstieg der Badewanne
  - Bei weniger schwer betroffenen Patienten hilft ein Badebrett mit Griff auf der nicht betroffenen Seite
  - Antirutschmatte oder mehrere Haltegriffe (ca. 30 cm lang) an der Wand
  - Duschschemel mit oder ohne Hygieneausschnitt

- Hilfen in der Toilette:
  - Toilettensitzerhöhung ohne Armlehne für gehfähige hemiparetische Patienten innerhalb der Wohnung
  - Schwenkstützgriff (ggf. mit zusätzlichem Griff an der Wand) für paraparetische Patienten oder für hemiparetische Patienten, die beim Toilettengang auf den Rollstuhl angewiesen sind
- Hilfen im Haushalt:
  - Einhänder-Frühstücksbrett und Antirutschfolie zur Lagerung des hemiparetischen Armes
  - Für eine funktionelle Einhändigkeit gibt es zahlreiche Hilfsmittel (z. B. Kartoffelschäler, elektrische Dosenöffner, Flaschenöffner, Bügelschere), die von den Krankenkassen nicht oder nur anteilig bezahlt werden
  - Schnabeltassen, Tellerranderhöhungen, Griffadaptionen (Verdickung, Schienung) haben sich für den Essbereich bewährt
  - Greifzangen für Personen, die Probleme beim Bücken haben
  - Großtasten- oder Einhänder-Tastaturen sind für den Computer geeignet
- Erhöhung der Sicherheit im Haushalt:
  - Verringerung der Sturzgefahr durch Entfernen von Türschwellen und Teppichläufern sowie Lichtschalter auf erreichbarer Höhe
  - Fenster und Heizungskörper sollten ggf. nach Modifikation vom Patienten bedient werden können
  - Möbel umstellen, so dass Platz für den Rollstuhl ist
  - Bei sturzgefährdeten Patienten Möbel eher eng stellen
  - Sitzerhöhung des Lieblingssessels (z. B. durch ein Kissen), um die Sicherheit des Transfers zu gewährleisten
  - Die Betthöhe sollte an die Rollstuhlhöhe angepasst werden und die Matratze sollte nicht zu weich sein
  - Bei sicherem Transfer sind Griffe oder »Bettgalgen« zu vermeiden
  - Telefon, Lichtquelle und Kleidung sollten in erreichbarer Nähe sein
  - Für den nächtlichen Toilettengang sind Toilettenstühle ohne Rollen oder eine Urinflasche mit Halterung geeignet

Kommunikationshilfen:

- Bei Dysarthrie, Sprechapraxie und Aphasie können Kommunikationshilfen mit schrift- oder bildgestützter Eingabe und Sprachausgabe die alltägliche Kommunikation unterstützen
- Nichttechnische und technische Hilfen, behinderungsgerechte Software für Kommunikationsgeräte und Signalanlagen für Gehörlose gehören zu den Kommunikationshilfen
- Bei der Auswahl und Anpassung sind der klinische Verlauf und neuropsychologische Begleitsymptome zu berücksichtigen
- Technische Hilfen mit Schrifteingabe und Sprachausgabe werden empfohlen, wenn keine Störungen der Schriftsprache vorliegen (z. B. bei Dysarthrien oder schweren Sprechapraxien)
- Motorische Beeinträchtigungen bedingen Anpassungen (z. B. in Form von Fingerführrastern oder Scanning), um das Hilfsmittel zu bedienen
- Geräte mit reiner Schriftspracheingabe sind bei Beeinträchtigungen der Schriftsprache (z. B. bei Aphasie) nicht geeignet, hierfür sind Kommunikationshilfen mit kombinierter Symbol- und Schrifteingabe geeignet
- Zur Unterstützung des Sprachverständnisses ist eine Schriftausgabefunktion sinnvoll, dabei ist der einhändige Gebrauch bei Hemiparese zu beachten
- Bei z. B. deutlicher Beeinträchtigung des Visus oder bei neuropsychologischen Beeinträchtigungen sollten Kommunikationstafeln oder -bücher mit Sprachausgabegeräten benutzt werden
- Eine Kombination von Schrifteingabe und Sprachausgabe oder im Einzelfall der Einsatz von Anlauthilfen zur Stimulation von Lautsprache ist bei Sprechapraxie indiziert
- Zur optimalen Partizipation an den ADL sollte die individuelle Anpassung der Kommunikationshilfe an die Bedürfnisse und Fähigkeiten des Patienten im Rahmen der sprachtherapeutischen Behandlung und in einem Kommunikationstraining erfolgen und bei der Angehörigenberatung integriert werden
- Adaptation für die Kommunikation:
  - Zur Unterstützung der Kommunikation dienen Schreibhilfen (z. B. Führungsschablonen für Tastaturen, spezielle Tastaturadaptionen), Lesehilfen (z. B. Blattwendegeräte, Bedienungssensoren)
  - Schreibhilfen sollten in der Ergotherapie erprobt werden

Weitere Hilfsmittel:

- Pflegebett:
  - Erleichtert die Pflege schwer betroffener Patienten zu Hause (ggf. mit Anti Dekubitus Matratze und Inkontinenzunterlage)
- Lagerungshilfen:
  - Zur antispastischen und/oder Anti Dekubitus Lagerung im Bett oder Rollstuhl dienen verschiedene Kissenmodelle, Felle und Schaumstoffkeile bzw. -rollen

- Kipptisch, Stehpult und Stehrollstuhl zwecks Vertikalisierung:
  - Für nicht selbstständig stehfähige Patienten
  - Dienen der Kontraktur-, Dekubitus-, Thrombose- und Pneumonieprophylaxe, dem Kreislauftraining, der Anregung vegetativer Funktionen und psychologischen Gründen
  - Eine stabile Kreislaufsituation muss vorher geprüft werden und kann auch mit diesen Hilfsmitteln in Kombination mit regelmäßiger Therapie trainiert werden
- Inkontinenzhilfen:
  - In Absprache mit der Pflege können Einlagen, Windeln, Katheter (transurethral als Verweil- oder Einmalkatheter, suprapubisch), Beutel und Kondomurinale verordnet werden
  - Für bettpflichtige Patienten, die nicht in den Sitz mobilisiert werden (können), eignen sich Fäkalkollektoren
  - Analtampons müssen bei im Sitz mobilisierten Patienten dringend nach zwei bis drei Stunden entfernt werden
  - Angehörige sollten entsprechend eingewiesen werden
- Hüftprotektoren:
  - Liegt trotz Einsatz von Hilfsmitteln (Orthesen und Gehhilfen) eine erhöhte Sturzgefahr vor, so können Hüftprotektoren das Risiko der Schenkelhalsfraktur senken
  - Dabei ist allerdings die Compliance im Alltag ein Problem
- Gewichte bei Ataxie:
  - Es wird der Versuch von Gewichtsmannschetten (50–200 g für die obere Extremität und 100–500 g für die untere Extremität) bei Extremitätenataxie empfohlen
  - Für die Rumpfataxie können hohe Gehwagen, Rollatoren (ggf. möglichst bodennah mit Sandsäcken bepackt) oder Gewichtswesten getestet werden

Versorgungskoordination

- Medizinisch ausreichende, zweckmäßige und wirtschaftliche Versorgung mit Hilfsmitteln (Gebot der Wirtschaftlichkeit)
- Soviel Unterstützung wie nötig, aber so wenig wie möglich; verbliebene Fähigkeiten sind beim Ausgleich von Funktionseinschränkungen zu berücksichtigen
- Versorgung rechtzeitig vor der Entlassung
- Vor Verordnung sollte der Patient das Hilfsmittel ausprobieren und er sowie betreuende Angehörige damit üben
- Betreuende Angehörige in die Hilfsmittelversorgung mit einbeziehen
- Im Zweifelsfall hilft eine Hausbegehung mit standardisiertem Protokoll [Anmerkung der Autoren: dafür ist am Ende der Leitlinie eine Checkliste hinterlegt]
- Es ist zu berücksichtigen, ob der Patient das Hilfsmittel im Alltag tatsächlich nutzen wird und warum ein teureres anstatt eines preiswerteren Hilfsmittels benötigt wird (Kostenbewusstsein signalisieren)
  [Anmerkung der Autoren: Die Kosten für Hilfsmittel können durch verschiedene Träger von Sozialleistungen übernommen werden. Hilfsmittel die zur Förderung der Selbstständigkeit und Teilhabe beitragen, werden in der Regel von der gesetzlichen Krankenversicherung übernommen. Von der Pflegeversicherung können für Maßnahmen zur Verbesserung des Wohnumfeldes (§ 40 Abs. 4 SGB XI) ein Zuschuss von bis zu 4.000 € gefördert werden. Zudem trägt die Pflegeversicherung die Kosten für Pflegehilfsmittel und auch die Kosten für Verbrauchsprodukte werden bis zu 40 € pro Monat von der Pflegeversicherung erstattet. Für privat Krankenversicherte gelten die Regelungen des SGB zur Finanzierung von Hilfsmitteln nicht, hier muss sich an die individuell vertraglich festgelegten Vereinbarungen gehalten werden. Weitere Kostenträger können die Unfallversicherung (SGB VI) oder die Sozialhilfe (SGB XII) sein.]

(12) Therapie des spastischen Syndroms (DGN et al. 2012) [33]

- Kombination verschiedener Therapien (sowohl Medikamente, Hilfsmittel und auch therapeutisch übende Verfahren) ist einer isolierten Therapieform vorzuziehen
- Durch die Irreversibilität des spastischen Syndroms sollte eine Physiotherapie als Basisbehandlung lebenslang durchgeführt werden
- Durch Funktionsverbesserung und Selbstständigkeit sollten die Anzahl der physiotherapeutischen Behandlungen reduziert werden und Angehörige in ein häusliches Übungsprogramm einbezogen werden

Physiotherapie und andere nicht invasive Verfahren:

- Schmerzreduktion (Schmerzen infolge von Muskeldysbalancen und biomechanischen Veränderungen der Gelenke) spielt eine wichtige Rolle in der physiotherapeutischen Behandlung

- »Konventionelle« Physiotherapie, einschließlich etablierter Konzepte:
  - Positiver Effekt der Physiotherapie auf den Muskeltonus mit den Zielen motorische Funktionen und willkürliche Bewegungen anzubahnen und zu fördern
  - Überlegen gegenüber der medikamentösen Therapie in Bezug auf Nebenwirkungen
  - Eine große Rolle spielen das Positionieren und das »therapeutische Stehen« (auch mit Therapiehilfsmitteln)
- Krafttraining:
  - Eine Erhöhung des Muskeltonus durch Krafttraining ist nicht zu erwarten
- Systematisch repetitives funktionell-motorisches Training:
  - Explizit repetitives Training kann allein und in Kombination mit einer Botulinumtoxin Therapie den erhöhten Muskeltonus senken
- Gerätegestütze, robotergestützte Therapie, Laufband:
  - Diese drei Therapieformen mit dem Ziel der Verbesserung motorischer Funktionen wirken sich positiv auf die Spastikreduktion und das passive Bewegungsausmaß aus und haben keine negative Auswirkung auf den Muskeltonus
- Weitere Verfahren:
  - Spiegeltherapie und Ultraschall zeigen bisher keine Wirkung
  - (Bio-)Feedback basierte Therapie zeigt inkonsistente Effekte
  - Passives Dehnen/Bewegen zeigt keine positiven Effekte und es muss ein nicht unerhebliches Verletzungsrisiko in Betracht gezogen werden
- Orthesen:
  - Schienen und Orthesen sind häufig eingesetzte Hilfsmittel zur Tonusreduktion
  - Bei Spastik mit bereits bestehender Kontraktur (z.B. im Sprunggelenk) wird die serielle Anlage von Gipsverbänden eingesetzt
  - Positive Effekte auf die Spastikreduzierung durch diverse starre, dynamische oder Lycra Splints im Bereich von Ellenbogen, Handgelenk, Sprunggelenk und Fuß
  - Reduzierung des spastischen Muskeltonus mit verbesserter motorischer Funktion der oberen Extremität wird mit Trainingsorthesen erzielt
- Transkutane Elektro- und Magnetstimulation:
  - Transkutane funktionelle Elektrostimulation des Muskels (FES) zeigt positive Effekte bei motorischer Funktion und beim Muskeltonus, auch bei der häuslichen Anwendung
  - Es gibt Hinweise auf Schmerzreduktion und Reduktion der Subluxation sowie Verbesserung der Mobilität im Bereich des Schultergelenkes
  - Es wird eine Reduktion der Spastik bei einer Kombination aus Orthese oder Tape Verbänden in Kombination mit FES beschrieben
  - Die transkutane elektrische Stimulation der Nervenwurzeln im Bereich Th12 und L1 über fünf Tage reduziert die Spastik im Bereich der Wadenmuskulatur
  - Funktionell motorische Verbesserung der oberen Extremität (jedoch nicht der Schmerzen und der Spastik) durch die transkutane elektrische Nervenstimulation (TENS) in Kombination mit Physiotherapie
- Vibration, Akupunktur, Ultraschall etc.:
  - Teilweise anhaltende Spastikreduktion und Funktionsverbesserung bei peripherer Muskelvibration
  - Spastikreduzierung und Verbesserung motorischer Funktion der oberen Extremität durch die Kombination von Elektroakupunktur und Krafttraining
- Transkranielle Stimulation:
  - Repetitive transkranielle Magnetstimulation (über den primär motorischen Arealen der ipsiläsionalen oder kontralateralen Hemisphäre) isoliert oder in Kombination mit anderer Therapie (aktive Muskelspannung oder gezieltes motorisches Training) konnten eine kurzfristige Reduktion des spastischen Muskeltonus zeigen
- Bewegungstherapie im Wasser:
  - Aktives Training im Wasser kann sich positiv auf die Spastikreduktion und alltagsrelevante Gehfunktion auswirken

(13) Rehabilitation aphasischer Störungen nach Schlaganfall (DGN et al. 2012) [31]

Wirksamkeitsstudien:

Sprachtherapie:

- Effektivität spezifischer Therapieansätze:
  - Die Wirksamkeit der Constraint Induced Aphasie Therapy (Every et al.) konnte nachgewiesen werden

- Spezifischer Therapieansatz:
  - – Semantischer bzw. phonologischer Therapieansatz verbessert die semantische bzw. phonologische Verarbeitungsleistung
  - – Ein sprachsystematischer (semantische und/oder phonologische Therapie) Behandlungsansatz in der Subakutphase zeigt verbesserte semantische und phonologische Verarbeitungsleistung im Vergleich zu einem kommunikativen Behandlungs-ansatz
  - – Behandlung von Wortabrufstörungen zeigen positive Wirkung für die Aphasietherapie auch in der chronischen Phase
- Gruppentherapie:
  - – Im Gruppen-Setting werden positive Effekte auf Kommunikationsfähigkeit und Befindlichkeit beschrieben
- Computergestützte Therapie:
  - – In der häuslichen Selbsttherapie können elektronische Therapiehilfen und computergestützte Therapieprogramme einge-setzt werden
  - – Durch elektronische Lernhilfen im Rahmen einer supervidierten häuslichen Therapie können sich linguistische und kom-munikative Fähigkeiten verbessern
- Aphasietherapie bei bilingualen Patienten:
  - – Es gibt Hinweise auf die Wirksamkeit der Aphasietherapie in der Zweitsprache und auf einen Transfer auf die nicht behan-delte Sprache
- Faktoren, die die Wirksamkeit der Sprachtherapie beeinflussen:
  - – Wesentlicher Faktor ist die Therapieintensität:
    - - Kein Wirksamkeitsnachweis, wenn die Intensität sehr gering ist, bei zwei Stunden oder weniger pro Woche
    - - Positiver Wirkungsnachweis bei Therapiefrequenz von mehr als acht Stunden pro Woche
  - – Frühzeitige (in der Akutphase) intensive Therapie kann die zu erwartenden Effekte durch die Spontanremisson verdoppeln, bei einem späteren Therapiebeginn gibt es geringere Verbesserungen

Pharmakologische Therapie:

- Sprachtherapie in Verbindung mit Medikamenten (Piracetam, Donepezil, Memantin, Amphetamin) zeigt bessere Effekte, als Sprachtherapie ohne diese Medikamente

Stimulation:

- Repetitive transkranielle Magnetstimulation (rTMS):
  - – Eine rTMS, hemmend über der zum Broca Areal homologen Region der rechten Hemisphäre, zeigt eine anhaltende Verbes-serung der Benennleistung bei chronischer Aphasie (Ergebnisse sind nur vorläufig zu werten)
  - – Die rTMS vor der Therapiesitzung zeigt größere Verbesserungen im Gesamtscore des Aachener Aphasie Tests
- Transkranielle Gleichstromstimulation (tDCS):
  - – Anodale transkranielle Gleichstromstimulation (atDCS) über strukturell erhaltenen Kortexarealen der linken Hemisphäre während eines computergestützten Benenntrainings bei chronischer Aphasie haben stärkere Übungseffekte als mit Scheinstimulation
  - – atDCS über dem rechten temporoparietalen Kortex zu Beginn einer einstündigen Benenntherapie zeigen stärkere Effekte als Scheinstimulation
  - – In beiden Fällen gehen die Effekte über das Therapieende hinaus, sind aber relativ gering

Computergestützte alternative Kommunikationsmittel:

- Elektronische Hilfen sind indiziert für Patienten mit schweren expressiven Störungen
- Der Umgang mit alternativen elektronischen Kommunikationsmitteln ist nur bei ausreichenden exekutiven Fähigkeiten und ausreichenden semantischen Wissen möglich

Alternative Therapien:

- Alternative Therapiemethoden, wie Akupunktur, Hypnose, Entspannung, sind nicht in der Wirksamkeit belegt

Versorgungskoordination:

Infrastruktur:

- Zur Aphasiebehandlung benötigt der Therapeut eine logopädische, klinisch linguistische oder sprachheilpädagogische Berufsqualifikation
- Diagnostik und Therapieplanung sollten im Kontext eines neuropsychologischen Gesamtkonzeptes der Rehabilitation gese-hen werden

Verlauf und Intensität der Behandlung:

- Um die Rückbildung zu unterstützen, Automatismen und Fehlkompensationen zu hemmen, den Leidensdruck zu mildern und Adaptionsprozesse zu steuern, sollte eine intensive Sprachtherapie in den ersten Wochen nach Schlaganfall beginnen
- Frühzeitige sprachliche Aktivierung, wenn der Allgemeinzustand der Patienten es zulässt und ausreichende Aufmerksamkeit gegeben ist
- Bei schweren bis mittelgradigen Störungen sollte ambulant mindestens dreimal wöchentlich 60 Minuten Aphasiebehandlung erfolgen ggf. unterstützt durch Materialien zum häuslichen Eigentraining (bis sechs Monate nach Schlaganfall)
- Stationär sollte jeder Patient werktäglich 60 Minuten Einzeltherapie erhalten und möglichst zusätzlich Gruppentherapie
- Eine Erhöhung der Therapieintensität und Trainingsfrequenz lässt sich durch computergestützte Verfahren und telemedizinische Angebote erzielen
- Die individuellen Zielsetzungen und das Lernpotenzial entscheiden über den weiteren Behandlungsbedarf und -umfang

Beratung und Angehörigenarbeit:

- Angehörigenarbeit gehört zum Gesamtkonzept der Sprachtherapie

Selbsthilfe:

- Angehörige und Patienten sollten auf Selbsthilfegruppen und Selbsthilfeverbände hingewiesen werden und ggf. bei der Integration unterstützt werden
- Weiteres Üben mit computergestützten Therapieprogrammen und/oder in der Selbsthilfegruppe sind sinnvoll

(14) Neurogene Sprech- und Stimmstörungen (Dysarthrie/-arthrophonie) (DGN et al. 2012) [30]

Diagnostik:

- Als wichtigste Voraussetzung für therapeutische Maßnahmen bei Dysarthrie gelten:
  - Individuelles Profil
  - Schweregrad der Sprech-/Stimmstörung
  - Ausmaß der Behandlungsbedürftigkeit/-fähigkeit

Übungsbehandlungen:

- Im Vordergrund stehen logopädische Übungsbehandlungen, ergänzt durch prothetische Hilfen oder Biofeedback Techniken
- Zwei Zielsetzungen:
  - Durch intensives motorisches Üben sollen Sprech- und Stimmstörungen verbessert bzw. die Rückbildung von sprechmotorischen Defiziten unterstützt werden
  - Mit dem Ziel, eine erhöhte Verständlichkeit lautsprachlicher Äußerungen zu erreichen oder die Sprechökonomie zu steigern, werden Kompensationsstrategien vermittelt (z. B. durch Verringerung des Sprechtempos oder die bewusste Kontrolle der Artikulation)

Kommunikationshilfen:

- Tastbrett oder Sprachverzögerer zur Verlangsamung des Sprachtempos
- Einsatz von »weißem Rauschen« über Kopfhörer oder der Einsatz von elektronischen Verstärkern zur Erhöhung der Sprechlautstärke
- Bei Kieferdystonie oder ataktischen bzw. zentral paretischen sprechmotorischen Koordinationsstörungen einen Beißblock verwenden
- Auskleidung des Gaumens mit einer Gaumenprothese, um die linguale Artikulationsamplitude zu verringern
- Bei Einschränkungen der Gaumensegelmotilität (Veluminsuffizienz) kommt der Einsatz von Gaumensegelprothesen in Frage
- Alternative Kommunikationssysteme z. B. portable elektronische Schreibmaschinen

Spezielle Therapieempfehlungen:

- Zerebrovaskuläre Erkrankungen und Schädel-Hirn-Traumata:
  - Bei respiratorisch/phonatorischen Problemen wird der Einsatz von Biofeedback Verfahren empfohlen
  - Bei Veluminsuffizienz mit daraus folgender Einschränkung der Verständlichkeit sollte eine Gaumensegelprothese angepasst werden

- Die Anpassung einer Gaumensegelprothese sollte so früh wie möglich in Erwägung gezogen werden, da ein ausreichender velopharyngealer Abschluss eine wesentliche Voraussetzung für die Therapie sprechmotorischer Fähigkeiten darstellt
- Morbus Parkinson:
  - Zunächst respiratorische/phonatorische Defizite (Stimmstörungen, prosodische Auffälligkeiten) im Vordergrund, später artikulatorische Leistungseinschränkungen
  - Verhaltensbasierte Therapie der Parkinson Stimmstörung durch das Lee Silverman Voice Treatment (LSVT)
  - Verlangsamung des Sprechtempos und Erhöhung der Sprechlautstärke durch Kommunikationshilfen
  - Umsetzung dieser Maßnahmen außerhalb der Therapiesitzungen sollte nur erfolgen, wenn gleichzeitig eine hochfrequente und alltagsrelevante Übungsbehandlung in Zusammenarbeit mit Angehörigen und dem Pflegepersonal stattfindet
- Spasmodische Dysphonie:
  - Es wird keine logopädische Übungsbehandlung empfohlen
- Andere neurologische Störungsbilder:
  - Keine evidenzbasierten Therapieempfehlungen zur Rehabilitation der Dysarthrie bei Kleinhirnerkrankungen bzw. Ataxie Syndromen, Morbus Huntington, Multipler Sklerose und anderen neurologischen Erkrankungen
  - Demnach Orientierung an vorhandenen Einzelfallstudien und an den Prinzipen von Empfehlungen anderer Ätiologie, welche ein ähnliches Profil der Sprech- und Stimmstörungen aufzeigen

(15) Rehabilitation bei Störungen der Raumkognition (DGN et al. 2012) [35]

Störung der Raumwahrnehmung und visuokonstruktiven Leistungen:

- Übungen zur visuellen Lokalisation von Reizen, zur Distanzschätzung, zur Einstellung der visuellen vertikalen und horizontalen Raumachsen, zur Linienorientierung, zur Halbierung von Linien und zur Konstruktion von Mustern aus Einzelteilen (z. B. Würfel beim Mosaiktest, Tangrambausteine)
- Diese Übungen führen zu aufgabenspezifischen, alltagsrelevanten Verbesserungen (z. B. beim Ablesen der Uhrzeit, bei der räumlichen Anordnung beim Schreiben) und in Leistungen des täglichen Lebens
- Alltagstransfer kann bei Patienten mit bilateralen parietalen Läsionen eingeschränkt sein
- Visuokonstruktive Defizite und damit verbundene Alltagsprobleme lassen sich durch systematische perzeptive und konstruktive Übungen reduzieren
- Man sollte sicherstellen, dass das Training visuoperzeptiver und visuokonstruktiver Fertigkeiten auf den Alltag abgestimmt ist (z. B. Navigieren im Raum, Greifen nach Gegenständen, Hantieren von Gegenständen, Zeichnen, Schreiben)
- Aufgabenorientiertes ergotherapeutisches und/oder neuropsychologisches Training sollte durchgeführt werden
- Selbsthilfetraining für schwer betroffene Patienten bereits in der Frühphase

Balint-Syndrom:

- Intensive verbale Hilfen mit systematischer Vermittlung geeigneter Verarbeitungsstrategien können zur Milderung der Symptome führen
- Bei ausgeprägten Balint-Syndrom ist ein sehr intensives Training der visuell gesteuerten okulomotorischen und handmotorischen Aktivitäten wichtig; diese tragen implizit zur Vergrößerung des Aufmerksamkeits- und damit des Wahrnehmungsfeldes bei
- Idealer Rahmen zum Trainieren ist eine ambulante wohnortnahe Rehabilitation, da sich die Verbesserungen vor allem auf die vertrauten Alltagsbedingungen und auf die gewohnte Umgebung auswirken
- Komplexe visuell kognitive Leistung scheint sich nicht oder nur gering in neuen oder sehr komplexen Umgebungen zu verbessern
- Frühzeitig Aktivitäten festlegen, welche der Patient im individuellen Alltag und unter Umweltbedingungen benötigt
- Es ist eine aufgabenorientierte neuropsychologische und/oder ergotherapeutische Befundaufnahme und Behandlung in der häuslichen Umgebung erforderlich

Neglect:

- Aktives Explorieren und Orientieren zur kontralateralen Seite:
  - Vermehrtes und aktives Hinwenden zur vernachlässigten kontraläsionalen Seite verlängern, dabei werden visuelles und taktiles Explorieren verbessert und kompensatorische Suchstrategien eingeübt
  - Physio- und Ergotherapie sollten bei der Behandlung der kontralateralen Parese darauf abzielen, den Patienten wiederholt aufzufordern sich der gelähmten Seite zuzuwenden und diese zu bewegen

- Nackenmuskelvibration:
  - Eine 25%ige bessere Leistung des Explorationstrainings kann erzielt werden, bei gleichzeitiger zusätzlicher Vibration auf die hintere, linksseitige Nackenmuskulatur
  - Auch alleinige Nackenvibration kann die kontralaterale Vernachlässigung verbessern
  - Bereits in frühen Phasen durchführbar, da nicht auf die Kooperationsfähigkeit des Patienten angewiesen
- Langsame Folgebewegungen zur kontralateralen Seite:
  - Vermehrte Hinwendung zur kontraläsionalen Seite durch Darbietung großflächiger visueller Muster, die sich langsam zur vernachlässigten Seite bewegen
- In der Erprobung befindliche Maßnahmen:
  - Prismenadaptation: Einsatz von Prismengläsern
  - Ergänzung der Autoren:
    - Videogestützte Induktion von sakkadischen Augenbewegungen auf der betroffenen Seite
    - Transkutane Gleichstromstimulation über dem Mastoid hinter dem Ohr der betroffenen Seite

Pusher-Syndrom:

- Training sollte in vertikaler Position stattfinden (im Sitzen, Stehen, Gehen)
- Das visuelle Feedback Training (VFT) sollte bereits in der Frühphase stattfinden

(16) Querschnittlähmung (DGN et al. 2012) [34]

Generelle Akutbehandlung:

- Regelmäßiges Umlagern und eine funktionell angepasste Lagerung des Körpers und der Extremitäten zur Vermeidung von Kontrakturen der Gelenke und Druckulzera der Haut
- En-bloc-Drehung des Körpers Tag und Nacht alle zwei bis drei Stunden

Spezifische Akutbehandlung:

- Akute traumatische Rückenmarkschädigung mit Para-/Tetraparese:
  - Bei Instabilität oder Verdacht auf Instabilität der Wirbelsäule sollte die Lagerung und Mobilisation nur mit Fachpersonal durchgeführt werden
  - Sollte eine operative Stabilisierung wegen vitaler Kontraindikationen aufgeschoben worden sein, so sollte eine sorgfältige konservative Lagerungsbehandlung (z. B. Extensionsbehandlung) erfolgen

Komplikationen:

- Schmerzhaften Gelenkkontrakturen muss frühzeitig vorgebeugt werden, durch Lagerung, passives und aktiv assistives Durchbewegen, da eine spätere konservative Behandlung kaum Erfolge erzielt
- Die Zeit zwischen Trauma und Kontrakturausbildung kann wenige Wochen bis Monate betragen
- Die Kontrakturausbildung korreliert nur bedingt mit der Tonuserhöhung

Frührehabilitative Maßnahmen:

- Maßnahmen zur Rehabilitation bereits auf Intensivstation bzw. in der Frühphase, zur Vermeidung von Sekundärkomplikationen
- Die Prävention bei in-/kompletter Querschnittlähmung umfasst die Vermeidung von Fehlhaltung und Fehlbelastung durch einseitige Überbeanspruchung von zum Teil erhaltenen Muskelfunktionen
- Kontrollierte Mobilisation an der Bettkante und in den Rollstuhl zur Anpassung des Kreislaufes
- Physio-/ergotherapeutische passive und aktive Übungsbehandlungen und funktionelles Training (z. B. spezielle Handlagerungen für eine aktive Funktionshand, evtl. in Kombination mit funktioneller Elektrostimulation) zur Erhaltung und Stärkung von verbliebenen motorischen Fähigkeiten und zur Vermeidung von Komplikationen wie Kontraktur
- Lokomotionstraining bei inkompletten Rückenmarkläsionen zur Wiedererlangung der Gehfähigkeit
- Spezielle Maßnahmen werden von der Pflege durchgeführt, besonders für die Körperlagerung zur Dekubitusprophylaxe (z. B. Lagerungsschema, Hautkontrolle von Druckstellen, spezielle Matratzen/Betten)
- Bei allen tetra- und hoch paraplegischen Patienten ist eine Atemtherapie notwendig zur Vermeidung von pulmonalem Sekretstau (verminderter Hustenstoß) und Atelektasen (Minderbelüftung bei reduzierter Vitalkapazität)
- Bei Tetraplegie kann eine Störung der Körpertemperaturregulation bestehen (beeinträchtigtes Schwitzen, Kältezittern), daher bergen zu hohe oder zu niedrige Umgebungstemperaturen die Gefahr der Überwärmung bzw. Unterkühlung
- Gefahr der Verbrennung, z. B. mit heißem Wasser beim Waschen oder Trinken, durch fehlende Schmerz-/Temperaturwahrnehmung

(17) Amyotrophe Lateralsklerose (Motoneuronerkrankung) (DGN 2015) [27]

- Betreuung durch multidisziplinäres Team in einer Klinik verbessert Lebensqualität und Lebenserwartung
- Zugang ermöglichen zur:
  - Logopädie
  - Physiotherapie
  - Diätberatung
  - (Neuro-)Psychologie
  - Ergotherapie
- Ein symptomatischer bzw. palliativer Therapieansatz ist zu verfolgen
- Physiotherapie und Ergotherapie sind zur symptomatischen Therapie sinnvoll, zeigen jedoch keine (muskulären) Trainingseffekte
- Physiotherapie:
  - Restfunktion fördern und sinnvoll einsetzen
  - Immobilisationsfolgen vermeiden
  - Kein Krafttraining
- Ergotherapie:
  - Restfunktion sinnvoll einsetzen (Ergänzung der Autoren: um Selbstständigkeit in ADLs so lange wie möglich zu erhalten)
- Pneumonieprophylaxe:
  - Atemgymnastik
  - Klopfmassagen
  - Unter Flüssigkeitszufuhr soll die Produktion von hochviskösem Schleim reduziert werden
  - Zur Unterstützung des Hustenstoßes ein tragbares Gerät (Cough Assist)
- Thromboseprophylaxe:
  - Physiotherapie
  - Stützstrümpfe
- Behandlung von Schluckstörungen und Katabolismus
  - Mit Hilfe von Ernährungsberatung und ggf. durch die Verordnung von hochkalorischer Trinknahrung
  - Hochkalorische Kost über PEG (perkutane endoskopische Gastrostomie)
- Dysarthrie:
  - Logopädie
  - Alphabettafel
  - Kommunikator
- Orthopädische Hilfsmittelversorgung:
  - z.B. Peroneusschiene, Rollstuhl, Halskrawatte
- Depression:
  - Psychotherapie
- Spastik:
  - Physiotherapie
  - Hydrotherapie
- Hilfsmittelversorgung:
  - Zervikale Orthese bei Kopfinstabilität
  - Peroneusorthese bei Fußheberparese
  - Kniegelenkübergreifende Orthese bei Knieinstabilität
  - Rumpforthese bei Kamptokormie
  - Lagerungsorthese der Hand bei beginnender Kontrakturbildung (in Verbindung mit physikalischer Therapie)
  - Transfer- und Mobilitätshilfen einschließlich Liftersysteme, Rampen, Treppensteigern und wohnumfeldverbessernden Maßnahmen
  - Bewegungstrainer der unteren und oberen Extremitäten bei zentralen Paresen (begleitend zur physikalischen Therapie)
  - Faltrollstuhl bei beginnender Gangstörung
  - Multifunktionsrollstuhl mit Sitzkantelung und Kopfstütze bei Rumpfinstabilität
  - Elektrorollstuhl mit dynamischer Steuerungsfunktion, ggf. im Sonderbau mit Hub-, Liege- und Stehfunktion
  - Dynamische Kommunikationssysteme von Zeigetafeln über Kleingeräte bis zur Sprachausgabe bei Dysarthrie oder Verlust der manuellen Schreibfunktion
  - Dynamische Steuerung von Mobilitäts- und Kommunikationshilfen mit Mikroschaltern, Kopf-, Kinn- und Augensteuerung
  - Wohnumfeldsteuerung bei Verlust manueller Funktionen, ggf. mit Sprachsteuerung
  - (Ergänzung der Autoren (Kollewe et al. 2008):

- Insufflator/Exsufflator bzw. Cough Assist sind mechanische Hustenunterstützer, welche zum Transport des bronchialen Sekretes unterstützend wirken
- Luftbefeuchter und tragbare Absauggeräte sollten angeboten werden
- Zur Milderung der respiratorischen Insuffizienz, zur Erhöhung der Lebensqualität und zur Verlängerung der Überlebenszeit dient die nicht-invasive Beatmung als eine Möglichkeit; die nicht-invasive Beatmung wird vor allem zu Beginn der respiratorischen Insuffizienz in einer nächtlichen intermittierenden Beatmung gegenüber einer Tracheostomie bevorzugt: Für den erfolgreichen Einsatz muss die bronchiale Sekretion behandelt worden sein; bei zunehmender Atemmuskelschwäche kann diese Form der Beatmung auch tagsüber oder durchgehend angewendet werden; als Therapeut sollte man hier die Zunahme der Abhängigkeit des Patienten von der nicht-invasiven Beatmung beachten)
- Heilmittelversorgung:
  – Physiotherapie auf neurophysiologische Grundlage in Doppelbehandlung mit funktionserhaltender, sekundärprophylaktischer (Inaktivitätsatrophie) oder tertiärprophylaktischer (Thrombose- und Kontrakturprophylaxe) Zielstellung, drei- bis fünfmal pro Woche
  – Ergotherapie bei Störung manueller Funktion oder dysexekutiver Störung
  – Lymphdrainage bei pareseassoziiertem Lymphödem
  – Logopädie mit Schwerpunkt der Dysarthrie Dysphagie-Behandlung
  – Atemtherapie bei beginnender restriktiver oder obstruktiver Atemfunktionsstörung

(18) Vaskuläre Demenzen (DGN et al. 2012) [23]

Neuropsychologische Untersuchung:

- Defizite von frontalhirnassoziierten und subkortikalen Leistungen (Exekutiv- und Aufmerksamkeitsfunktionen)
- Gedächtnisleistungen sind oft nur gering betroffen (vor allem Arbeitsgedächtnis betroffen)

30-minütige Untersuchung als klinisch-diagnostisches Instrument:

- Prüfung der semantischen Wortflüssigkeit (Tiernamen)
- Prüfung der lexikalischen Wortflüssigkeit (Wörter eines Anfangsbuchstabens)
- Zahlen-Symbol-Test des Wechsler-Intelligenztests
- Test zum Wortlistenlernen (z. B. California Verbal Learning Test)
- Depressionsskala, welche auch Fremdbeurteilung erlaubt
- Fragebogenversion des Neuropsychiatric Inventory

5-Minuten-Test:

- Zum Screening beginnender kognitiver Beeinträchtigung
- Beinhaltet:
  – 5 Wort Erinnerungstest
  – 6 Items Orientierungstest
  – Abschnitt Leseflüssigkeit
- Ist dem MOCA-(Montreal Cognitive Assessment-)Test entnommen

Weitere, spezielle Therapieformen:

- Nicht medikamentöse Therapie:
  – Maßnahmen der Neurorehabilitation mit dem Ziel der Wiedererlangung von Funktionen und Eigenständigkeit
  – Soziotherapeutische und psychoedukative Maßnahmen
  – Inkontinenzversorgung und konsequentes Toilettentraining bei Kontinenzproblemen

2.2.7
Diskussion

Auf der Suche nach relevanten Leitlinien für Therapeuten der Neurorehabilitation konnten insgesamt 18 Leitlinien gefunden werden, welche Empfehlungen für die Diagnostik und die Therapie bei der Behandlung von Patienten mit neurologischen Erkrankungen geben. Die Hälfte der Leitlinien (9/18; 50 %) bilden dabei ihre Handlungsempfehlungen von erfahrenen Experten (S1-Leitlinen). Lediglich drei von 18 Leitlinien (knapp 17 %) sind bei der Entwicklung durch eine systematische Literatursuche mit einer systematischen Konsensusfindung (S3 Leitlinien) entstanden. Die teilweise schlechte Studienlage und geringe Evidenz von Therapiestudien erschweren es dabei den Autoren, überhaupt eine Empfehlung auszusprechen.

Von den 18 Leitlinien sind 14 älter als drei Jahre (knapp 78 %). Berücksichtigt man das Alter und die Entwicklungsdauer einer Leitlinie, ist davon auszugehen, dass vermutlich aktuelle Studienergebnisse der letzten vier Jahre nicht in die Leitlinie eingeschlossen sind. Bei der maximalen Gültigkeit einer Leitlinie von fünf Jahren [3] ist das für den Fortschritt in Therapie, Medizin und Wissenschaft ein Zeitraum von beachtlicher Länge. So kann es auf Unverständnis stoßen, dass z. B. in der Leitlinie zur Diagnostik und Therapie der Multiplen Sklerose, welche im April 2012 erschien, explizit erwähnt wird, das auf einzelne funktionelle Therapien nicht näher eingegangen werden kann und auf die einschlägige Literatur aus dem Jahr 2005 verwiesen wird [28]. Sollte zudem die Gültigkeit einer Leitlinie ablaufen und keine Aktualisierung der Leitlinie erfolgen, dann wird diese aus der Onlinedatenbank entfernt [3].

Ein Hindernis für den Praktiker stellt das Fehlen einer klaren Handlungsempfehlung (A, B, 0) für den Großteil der Leitlinien dar. Für S2e- und S3 Leitlinien sind Handlungs-empfehlung (A, B, 0) angedacht, diese machen aber nur acht von 18 Leitlinien (knapp 45 %) aus [3]. S1- und S2k-Leitlinien haben keine Empfehlung nach dem A-B-0-Prinzip (55 %). Die Empfehlung in einer S2k-Leitlinie wird rein sprachlich gegeben und es muss die Konsensentscheidung angegeben werden [3]. Eine rein sprachliche Empfehlung könnte insbesondere für einen mit Leitlinien unerfahrenen Praktiker jedoch zu Verwirrung führen.

Ausblick für die Forschung

Im Regelwerk zur Erstellung von Leitlinien wird auf das Deutsche Instrument zur methodischen Leitlinienbewertung (DELBI) hingewiesen [3]. Es ist online unter www.delbi.de frei verfügbar und wurde von der AWMF und dem Ärztlichen Zentrum für Qualität in der Medizin (ÄZQ) entwickelt [4]. Mit dem DELBI-Instrument lässt sich die interne Validität, also die verwendete Methodik bei der Erstellung der Leitlinie, bestimmen. Für den Anwender einer Leitlinie wäre hier das Aufzeigen der Qualität der Leitlinienerstellung zur schnellen Erfassung wünschenswert, ähnlich wie es z. B. in der Datenbank PEDro mit der PEDro-Skala erfolgt (Physiotherapy Evidence Database, 2016).

Gert Kwakkel, Professor für Neurorehabilitation und Verantwortlicher für die Entwicklung der niederländischen Leitlinie Schlaganfall, wurde in einem Interview u.a. zur Leitlinienentwicklung in der Physiotherapie gefragt. Auf der Grundlage von verfügbarer Evidenz entwickelt und revidiert er bereits seit 2008 diese Leitlinie [51]. Er bemängelt, dass es keine europäischen physiotherapeutischen Leitlinien gib. Evidenzbasierte Leitlinien zu entwickeln ist teuer (ca. 250.000 Euro) und zeitaufwändig (ca. drei Jahre). Er schlägt vor, Leitlinien alle vier Jahre zu aktualisieren und dann in andere Sprachen zu übersetzen, denn die Leitlinien der verschiedenen Länder basieren im Grunde auf derselben internationalen Literatur [51].

Einige Empfehlungen sind auf einzelne Forschungsergebnisse zurückzuführen. In einigen Bereichen kann keine Empfehlung ausgesprochen werden, weil zu dieser Fragestellung keine Forschungsergebnisse vorliegen. Diese dunklen Flecken auf der Forschungslandkarte gilt es in den nächsten Jahren zu ergründen, um Empfehlungen gezielter aussprechen zu können und die Wirksamkeit der Therapie durch Heilmittelerbringer zu bekräftigen.

Ausblick für die Praxis

Bei der Umsetzung von Empfehlungen aus Leitlinien ist immer zu beachten, dass es keine Kochrezepte sind, welche für alle Patienten verallgemeinert werden können. Bezogen auf die Zielsetzung des individuellen Patienten, sowie der eigenen Erfahrung und Expertise, sollten Leitlinien kritisch betrachtet in den Entscheidungsprozess mit einfließen.

Viele der gefunden Leitlinien sehen einen multimodalen Ansatz bei der neurologischen Rehabilitation als unerlässlich an und sprechen den Therapieberufen eine große Wichtigkeit zu, zudem existiert eine spezielle Leitlinie zur multiprofessionellen neurologischen Rehabilitation [29]. Trotz dessen sind die Empfehlungen, welche die Therapieberufe (z. B. Physiotherapie, Ergotherapie, Logopädie) betreffen, zu vergleichsweise geringen Anteilen auffindbar und den therapeutischen Berufsgruppen wird oft dementsprechend wenig Beachtung geschenkt. Selbst die ausgesprochenen Empfehlungen sind oft mit Literatur von geringer Evidenz belegt und teilweise veraltet. Einzelne Interventionen können daher aus methodischen Gründen häufig nur mit einer »kann«-Empfehlung versehen werden.

Allerdings gibt es Fortschritte bei der Leitlinienerstellung, nämlich dass therapeutische Berufsverbände zur Konsensfindung mit einbezogen werden. Berufsverbände stellen allerdings keine wissenschaftlichen Fachgesellschaften dar, somit können diese keine eigenen Therapieleitlinien erstellen. Möglicherweise bringt die Akademisierung der Therapieberufe die Entwicklung einer wissenschaftlichen Fachgesellschaft der Therapieberufe mit sich, sodass in Zukunft gemeinsam mit den medizinischen Fachgesellschaften Therapieleitlinien erstellt werden können. Dies scheint aus Sicht der Therapeuten und bei Betrachtung des Fortbildungsmarktes für Therapieberufe in Deutschland zunehmend gefordert.

Das Erstellen von Leitlinien mit hoher methodischer und fachlicher Qualität und deren Veröffentlichung in einer Onlinedatenbank allein reicht nicht aus. Leitlinien müssen in die Versorgung der Patienten implementiert werden, um einen zusätzlichen Nutzen zu erzielen. Sie müssen für die eigene Praxis oder Rehabilitationseinrichtung adaptiert werden und von den an der Behandlung beteiligten Berufsgruppen auch wirklich gelebt, d.h. konsequent am Patienten umgesetzt werden. Eine Möglichkeit der Implementierung kann z. B. über das Bilden von Qualitätszirkeln, über interne Fortbildungen oder über die Anpassung von Verfahrensanweisungen erfolgen [50]. Neben dem vergleichsweise relativ einfachen lesen und verstehen von Leitlinien, scheint das Umsetzen der Leitlinien die eigentliche Herausforderung zu sein.

Das Wissen aus Leitlinien sollte jedem Mitarbeiter zur Verfügung gestellt werden. Dabei ist es nicht erforderlich, dass jeder Mitarbeiter für sich selbst die Leitlinie durcharbeitet, diese versteht und deren Empfehlungen umsetzt. In Anbetracht des Wissens über Leitlinien und den ggf. hohen Zeitaufwand, Leitlinien zu lesen, sollte evtl. die fachliche Leitung, die Abteilungsleitung oder Therapieleitung eine Konzeptentwicklung initiieren oder die wichtigsten Empfehlungen an die Mitarbeiter weitergeben. Dies kann in Qualitätssitzungen oder internen Fortbildungen erfolgen. Auch im Bereich der Planung zur Anschaffungen von Geräten für die Therapie, kann eine Leitlinie hilfreich sein. Nützlich für die Implementierung von Empfehlungen können Behandlungspfade sein (siehe unten).

2.3
Behandlungspfade

Eine Form der Implementierung von Leitlinien können unter anderem Behandlungspfade sein [5]. Von der AWMF wird zur Herausgabe von Leitlinien ebenfalls eine Implementierungsstrategie gefordert, wie die Empfehlungen der Leitlinie konkret die Praxis erreichen sollen [3]. Einige Leitlinien haben für die Implementierung und zur schnellen und vereinfachten Darstellung Behandlungspfade entwickelt. Behandlungspfade finden Sie z. B. bei den Leitlinien zu den Themen Amyotrophe Lateralsklerose, Gedächtnisstörungen, Ernährung in der Neurologie und bei der Therapie des spastischen Syndroms [27, 33, 37, 57].

2.3.1
Was ist ein Behandlungspfad und was versteht man darunter?

Hierzu finden Sie eine Definition von einem Behandlungspfad in **Kasten 2.3**. Daher können Behandlungspfade auch als Managementpläne angesehen werden, welche dem multidisziplinären Gesundheitsteam bereitgestellt werden, inklusive der Aktivitäten und Aufgaben, welche sie in ihrem Bereich erbringen müssen [42]. Bei dem Behandlungspfad von Schädel Hirn Verletzten in der Arbeit von Espinosa-Aguilar und Kollegen, sollte dieser mit den individuellen Bedürfnissen übereinstimmen, aber flexibel genug sein, um die Ärzte bei der Entscheidungstreffung zu unterstützen [42].

  Unter Behandlungspfad können verschiedene Begriffe zusammengefasst werden, wie z. B. aus dem Englischen »Clinical Pathway«

Kasten 2.3: Definition Behandlungspfad
»Ein klinischer Behandlungspfad stellt eine lokal konsentierte Festlegung der Patientenbehandlung einer definierten Fall- oder Behandlungsgruppe dar. Unter Wahrung festgelegter Behandlungsqualität und verfügbarer Ressourcen werden bereits in der Entwicklung alle an der Patientenbehandlung beteiligten Mitarbeiter mit einbezogen. Neben einer optimalen Patientenbehandlung und effizienten Ablauforganisation fördern sie das Teamwork und die Kommunikation, schaffen Prozesskostentransparenz und definieren und evaluieren Behandlungsziele. Der gesamte Behandlungsprozess wird über ein behandlungsbegleitendes Dokumentationsinstrument gesteuert. Charakteristikum eines Behandlungspfads ist die Beschreibung von Abfolge, Terminierung, Inhalten und Verantwortlichkeiten wichtiger Bestandteile der Versorgung definierter Patientengruppen. Zentrales Element eines Behandlungspfades ist dabei die Zeitachse, auf welcher die einzelnen Elemente der Versorgung angeordnet werden.
Behandlungspfade sollten, wenn möglich unter Berücksichtigung existierender Leitlinien erstellt werden. Sie können dann ein wesentliches Instrument der Leitlinien Implementierung sein.« [9]

(klinischer Pfad) oder »Critical Pathway« (kritischer Pfad), aber auch Checklisten und Gantt- bzw. Flussdiagramme (ein Beispiel zeigt **Abbildung 2.1**) sind möglich. Die Entwicklung und Darstellung von Behandlungspfaden können in übergeordneten Strukturen und Prozessen abgebildet werden (so z. B. bei dem Phasenmodell der neurologischen Rehabilitation von der Bundesarbeitsgemeinschaft für Rehabilitation) [7], aber auch sehr detailliert bis in kleinste Handlungsanweisungen gehen, wobei letzteres nicht empfehlenswert ist, da dies die Gefahr eines stark eingeschränkten Handlungsspielraumes mit sich bringen kann. Behandlungspfade sollten für die Praktiker übersichtliche Darstellungen von komplexen Sachverhalten sein, um so eine schnelle Entscheidung treffen zu können. Da jede neurorehabilitative Einrichtung andere Strukturen und Prozesse aufweist, müssen Behandlungspfade anhand

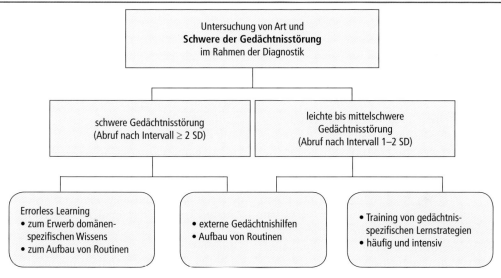

Abb. 2.1: Beispiel eines Behandlungspfades [37]

der eigenen Struktur und auf die eigenen Prozesse maßgeschneidert werden. Beispiele aus anderen rehabilitativen Einrichtungen oder Forschungsarbeiten zu diesem Thema können dabei als hilfreiche Vorlage dienen. Diese sollten aber nicht eins zu eins übernommen werden, da so keine Implementierung, sondern lediglich ein Auferlegen von Strukturen und Prozessen stattfindet und dies Barrieren für die Umsetzung schaffen kann.

2.3.2
Für und Wider von Behandlungspfaden

In der Medizin werden Behandlungspfade teilweise kritisch gesehen [54]. Sie werden als Modeerscheinung aufgefasst, als Regularisierung, als Kommerzialisierung, als Deindividualisierung oder gar als Industrialisierung.

Mit der Frage, welche Resultate Behandlungspfade bei der Behandlung von Patienten nach Schlaganfall erzielen und welcher Nutzen ggf. daraus entsteht, beschäftigten sich Kwan und Sandercock [52]. Dabei ergab die Metaanalyse, dass bei umgesetzten Behandlungspfaden die Zufriedenheit der Patienten und der Pfleger und die Lebensqualität bei den Patienten geringer zu sein scheint. Die Dauer des Aufenthaltes konnte durch einen Behandlungspfad allerdings nicht verkürzt werden, was auch nicht zwangsläufig der Sinn eines Behandlungspfades sein sollte. Weiterhin wurde festgestellt, dass Patienten, die eine Behandlung nach einem Behandlungspfad erhalten haben, nach der Entlassung abhängiger von fremder Hilfe waren und die Lebensqualität nach sechs Monaten geringer war als bei Patienten, die ohne Behandlungspfad versorgt wurden [52].

Leitlinien wirken oft als text- und papierlastig und schwer zugänglich mit wenig praktisch umsetzbaren Inhalten [54]. Hier könnten übersichtliche Behandlungspfade den Einsatz und das Verständnis der Leitlinien fördern. Die Hauptziele von Behandlungspfaden sind daher die Verbesserung der Diagnose- und Behandlungsqualität, sowie eine kontinuierliche Optimierung der Prozessabläufe und daraus resultierend ein ökonomisch und ökologisch optimierter Ressourcenverbrauch. Zudem bieten sie die Chance, Berufsanfänger sicher an (komplexe) klinische Abläufe heranzuführen, neue Techniken optimal einzuführen und Menschen mit seltenen Erkrankungen trotz mangelnder Erfahrung eine optimale Therapie anbieten zu können [54].

Durch einen aufgrund von Behandlungspfaden verbesserten Pflegeprozess kommt es z.B. zu geringeren Komplikationsraten bei Infektionen des Urogenitaltraktes und weniger Verlegungen in die Notfalleinheit [52]. Ein weiterer wichtiger Aspekt konnte durch Behandlungspfade erzielt werden, nämlich dass die erste und die zweite Computertomographie des Gehirns bei mehr Patienten nach Schlaganfall durchgeführt wurde als ohne Behandlungspfade. Das beinhaltet auch den Gehirnscan innerhalb der ersten 24 Stunden. Dies spricht für eine hohe Qualitätssicherung bei der Diagnostik. Sonstiger Effekt von Behandlungspfaden ist die gesteigerte Qualität der Dokumentation und der größere Umfang der Dokumentation [52].

Eine weitere Übersichtsarbeit untersuchte andere Ergebnisse [43]: Durch Behandlungspfade wurden Variationen in der Versorgung vermindert, d.h. es kann nach Möglichkeit ein qualitativer Standard geschaffen und eingehalten werden. Weiterhin kann die Zeit zum Durchlaufen eines Behandlungspfades verkürzt werden. Durch Behandlungspfade können ferner die Kosten der Versorgung gesenkt werden. Der Grund liegt womöglich in einem kürzeren Aufenthalt, ggf. aber auch in geringeren Komplikationsraten. Die Qualität des Produktes (im Sinne der Therapie ist das Produkt die erbrachte Dienstleistung) wird durch Behandlungspfade besser [43].

Neben den klinischen Pfaden gibt es zunehmend regionale klinische Pfade, bei denen es darum geht verschiedene Krankenhäuser, Leistungserbringer und Krankenkassen miteinander zu vernetzen und eine Kooperation aufzubauen [44]. Das Ziel ist dabei die Effektivität der Behandlung zu steigern, klinische und finanzielle Ergebnisse zu verbessern und Zugriff auf die beste Behandlung zu bekommen. Hierbei bietet sich der Vorteil, dass alle auf die gleiche evidenzbasierten Protokolle zugreifen können. Zudem sichern sie die kontinuierliche Betreuung in jeder Krankheitsphase ab, beispielsweise können standardisierte Pflegeprotokolle, ärztliche Medikamentenverordnung, Untersuchungen oder Therapiemaßnahmen beinhalten. So stellten Fujino und Kollegen ebenfalls fest, dass die Länge des stationären Aufenthaltes durch einen regionalen klinischen Pfad verkürzt wird. Zudem wird angenommen, dass eine organisierte Schlaganfallnachbetreuung bessere klinische Ergebnisse und eine verbesserte Effektivität des Schlaganfallmanagements zur Folge haben [44].

Eine ständige Verbesserung und Anpassung der eigenen Prozesse und somit der Behandlungspfade kann einen guten Einfluss auf die Qualität der angebotenen Dienstleistung haben. Bei Zertifizierungen der Klinik oder der Einrichtung ist der Nachweis von Dienst- bzw. Arbeitsanweisungen gefordert, welche explizit oder implizit an Behandlungspfaden orientiert sind. Positive Effekte, welche durch Behandlungspfade gezeigt werden, spiegeln genau die Ziele bei der Implementierung von Behandlungspfaden wieder. Kritische Stimmen gegenüber Behandlungspfaden sollten gehört werden und bei der Erstellung und Verbesserung von Behandlungspfaden bedacht und umgesetzt werden, um diese zu dezimieren.

2.3.3
Implementierung von Behandlungspfaden

Vorgehen bei der Entwicklung

Die Entwicklung eines Behandlungspfades erinnert ein wenig an den PDCA-Zyklus (»Plan«-»Do«-»Check«-»Act«) eines Qualitätsmanagements. Zunächst sollte ein spezifisches Thema bestimmt werden, zu dem ein Behandlungspfad entwickelt werden soll [43]. Als nächstes muss man das passende Team zur Erstellung auswählen. Dieses Team analysiert dann den aktuellen Behandlungsprozess und kann im Anschluss nach medizinischer Evidenz suchen und weitere externe Vorgehensweisen zu diesem Thema auswerten. Im Anschluss kann man dann das Format des Behandlungspfades festlegen. Vor dem letzten Schritt sollten noch einmal Dokumente und Abweichungen analysiert werden, bevor der Behandlungspfad letztendlich implementiert werden kann [43].

Erfolgreiche Beispiele

Ein Beispiel für die erfolgreiche Entwicklung und Implementierung eines neurorehabilitativen Behandlungspfades in Deutschland findet sich in Meerbusch [58]. Bereits seit 2004 entwickeln Therapeuten und Ärzte der neurologischen Rehabilitationseinrichtung eigene Behandlungspfade und bauen diese gemeinsam aus. Der eigene Anspruch ist es, dass diese Behandlungspfade mit Evidenz belegt sind, um z. B. die Wahl der Intervention zu untermauern. Der »Rehapfad der unteren Extremität« ist in Form von Modulen aufgebaut. Die einzelnen Module bilden die motorische Problematik des Patienten ab, die zu verwendenden Assessments und primäre sowie sekundäre Therapiemaßnahmen, welche durchgeführt werden können. Durch die einzelnen Module können Patienten von ihren Therapeuten schnell anhand ihrer vorhandenen Aktivität eingestuft werden. Dies erleichtert die daraus resultierende Verordnung der gewählten Interventionen. Die Entwicklung des Behandlungspfades ist allerdings ein kontinuierlicher Prozess und muss ständig vorangetrieben werden. Der gemeinsame Einsatz aller an der Therapie beteiligten Gruppen in der Arbeitsgemeinschaft steigert vermutlich die Motivation für die Umsetzung und Implementierung neuer Inhalte. Anders als wenn die Umsetzung, ausgehend von der Hierarchie, von oben nach unten entschieden wird. Ein weiterer Vorteil des Rehapfades ist die Erleichterung der Einarbeitung von neuen Mitarbeitern [58].

Ein weiteres Projekt zur Implementierung eines Behandlungspfades wurde von Jackson und Kollegen in Großbritannien umgesetzt [48]. Das Ziel war es, einen Behandlungspfad zur Problematik der hemiplegischen Schulterschmerzen nach Schlaganfall zu erstellen. Bei der Entwicklung des Behandlungspfades identifizierten sie spezielle Voraussetzungen, die gegeben sein müssen, um einen Behandlungspfad den Mitarbeitern zur Verfügung stellen zu können: Zunächst müssen die Defizite im aktuellen Versorgungssystem identifiziert werden. Es müssen Dokumente entworfen werden, welche Assessments und Aufzeichnungen entsprechende medizinische und therapeutische Interventionen in Prozess und Ergebnis dokumentieren können. Speziell für diesen Behandlungspfad mussten Lagerungs- und Handling Versorgungspläne entworfen werden. Es musste ein Zeitplan für Maßnahmen und Interventionen vereinbart werden. Weiter bedurfte es einen Standard für die Überprüfung des Versorgungsprozesses und es musste prospektiv die Wirksamkeit von Assessmentverfahren und die Qualität des Managements geprüft werden. Anhand der Voraussetzungen entwickelte man eine Leitlinie zum Management von hemiparetischen Schulterschmerzen für den klinikinternen Gebrauch. Diese Leitlinie setzt bereits bei der Aufnahme an und integriert in der Aufnahme ein Screening zu Schulterschmerzen und eine Risikobeurteilung, ob sich Schulterschmerzen entwickeln könnten. Angepasst an das Muster, welches der Patient zeigt (spastische oder schlaffe Parese), wurden unterschiedliche Ansätze bei der Lagerung, beim Handling und bei der Unterstützung verfolgt. Um den Erfolg der Implementierung des Behandlungspfades zu sichern, wurden alle Mitarbeiter, die im Umgang mit den Patienten beteiligt waren, geschult. Zudem wurden Beispielbilder zum Handling und zur Lagerung angefertigt und eine Informationsbroschüre erstellt, damit ggf. auch Angehörige den richtigen Umgang mit dem Patienten umsetzten. Für die Schulung von Mitarbeiter und neuen Mitarbeitern stand am Ende ein Behandlungspfad. Dieser zeigte anhand des zeitlichen Ablaufs des Rehabilitationsaufenthaltes die Interventionen auf, die umgesetzt werden müssen [48].

Weiterführende Informationen

International kann man auf weitere Behandlungspfade zurückgreifen. Im Internet findet man hierzu einige Beispiele zu Behandlungspfaden. Eins davon ist ein integrierter Behandlungspfad für die Akutphase des Schlaganfalls, welcher z. B. auf einer »Stroke Unit« zum Einsatz kommen kann (Northern Health and Social Care Trust, 2013). Behandlungspfade und Algorithmen werden auf der Homepage der American Heart Association (AHA) angeboten. Hier stellen einige Gesundheitseinrichtungen ihre Behandlungspfade zum Thema Schlaganfall zur Verfügung. Eine weitere sehr gute Übersicht bietet das National Institute for Health and Care Excellence (NICE) an [53]. Diese unter http://pathways. nice.org.uk/ frei zugängliche Übersicht ist interaktiv gestaltet und kann intuitiv bedient werden. Man kann bei den Pfaden in tiefere Ebenen eintauchen und zusätzliche Informationen erhalten und diese dann als Dokument speichern. Die NICE Behandlungspfade repräsentieren alle Leitlinien und Empfehlungen, welche von NICE herausgegeben werden [53].

Literatur

1. AHA. Get With The Guidelines®-Stroke Clinical Tools Library (List Version). http://www.heart. org/HEARTORG/Professional/GetWithTheGuidelines/GetWithTheGuidelines-Stroke/Get-With-The-Guidelines-Stroke-Clinical-Tools-Library-List-Version_UCM_317019_Article.jsp#. WObKrBG1vKI
2. AWMF (2012a). 50 Jahre AWMF – Seit 1962 im Dienst der wissenschaftlichen Medizin. www. awmf.org/fileadmin/user_upload/Die_AWMF/ AWMF_aktuell/2012/Broschuere_50_Jahre_ AWMF.pdf
3. AWMF (2012b). AWMF-Regelwerk »Leitlinien«. 1. Auflage. www.awmf.org/fileadmin/user_upload/ Leitlinien/AWMF-Regelwerk/AWMF-Regelwerk. pdf
4. AWMF, & ÄZQ (2008). Deutsches Instrument zur methodischen Leitlinien-Bewertung (DELBI). http://www.awmf.org/fileadmin/user_ upload/Leitlinien/Werkzeuge/delbi-fassung-2005-2006-domaene-8-2008-1.pdf
5. ÄZQ (2014). Implementierungshilfen. www.leitlinien.de/leitlinien-anwendung/implementierung/implementierungshilfen
6. BÄK, KBV, & AWMF. (2011). Nationale VersorgungsLeitlinie: Neuropathie bei Diabetes im Erwachsenenalter. www.deutsche-diabetes-gesellschaft.de/fileadmin/Redakteur/Leitlinien/ Evidenzbasierte_Leitlinien/nvl-t2d-neuro-lang. pdf
7. BAR (1998). Arbeitshilfe für die Rehabilitation von Schlaganfallpatienten. www.bar-frankfurt. de/fileadmin/dateiliste/publikationen/arbeitshilfen/downloads/Arbeitshilfe_Schlaganfall.pdf
8. CEBM (2009). www.cebm.net/oxford-centre-evidence-based-medicine-levels-evidence-march-2009/
9. Cox M, Kopp I, König I, Lelgemann M, Müller W, Ollenschläger G, . . . Trapp H (2007). Leitlinien-Glossar: von absolute Risikoreduktion bis Zuverlässigkeit von Leitlinien. www.awmf.org/ fileadmin/user_upload/Leitlinien/Werkzeuge/ ll-glossar.pdf
10. Database physiotherapy Evidence (2016). www. pedro.org.au/
11. DEGAM, VDD, DVE, DGEM, DGG, BVG, . . . BOD (2012). Schlaganfall. www.awmf.org/uploads/tx_ szleitlinien/053-011l_S3_Schlaganfall_2012-abgelaufen.pdf
12. DGEM (2013a). Besonderheiten der Überwachung bei künstlicher Ernährung. www.awmf. org/leitlinien/detail/ll/073-022.html
13. DGEM (2013b). Klinische Ernährung in der Chirurgie. www.awmf.org/leitlinien/detail/ll/073-005.html

14. DGEM (2013c). Klinische Ernährung in der Geriatrie. www.awmf.org/leitlinien/detail/ll/073-019.html

15. DGEM (2013d). Künstliche Ernährung im ambulanten Bereich. www.awmf.org/leitlinien/detail/ll/073-021.html

16. DGEM (2014a). Klinische Ernährung in der Gastroenterologie (Teil 1) – Leber. www.awmf.org/leitlinien/detail/ll/073-024.html

17. DGEM (2014b). Klinische Ernährung in der Gastroenterologie (Teil 2) – Pankreas. www.awmf.org/leitlinien/detail/ll/073-025.html

18. DGEM (2014c). Klinische Ernährung in der Gastroenterologie (Teil 3) – Chronisches Darmversagen. www.awmf.org/leitlinien/detail/ll/073-026.html

19. DGEM (2014d). Klinische Ernährung in der Gastroenterologie (Teil 4) – Chronisch-entzündliche Darmerkrankungen. www.awmf.org/leitlinien/detail/ll/073-027.html

20. DGEM (2014e). Parenterale Ernährung in der Kinder- und Jugendmedizin. www.awmf.org/leitlinien/detail/ll/073-023.html

21. DGEM (2015). Klinische Ernährung in der Onkologie. www.awmf.org/leitlinien/detail/ll/073-006.html

22. DGH, DGN, DGNC, DGOOC, DGPRÄC, DGU, . . . ZVK (2013). Versorgung peripherer Nervenverletzungen. www.awmf.org/leitlinien/detail/ll/005-010.html

23. DGK, DGPPN, & DGNR (2012). Vaskuläre Demenzen. In: Diener HC, Weimar C (Hg): Leitlinien für Diagnostik und Therapie in der Neurologie. Stuittgart: Thieme Verlag, S. 243–253 Aktuaksierung 2017: www.dgn.org/leitlinien/3381-030-038-vaskulaere-demenzen-2017

24. DGN (2012a). Hypoxische Enzephalopathie (HE). www.dgn.org/leitlinien/2376-ll-81-2012-hypoxische-enzephalopathie

25. DGN (2012b). Kopfschmerz bei Übergebrauch von Schmerz- und Migränemitteln. www.dgn.org/leitlinien/2286-ll-57-2012-kopfschmerz-bei-uebergebrauch-von-schmerz-und-migraenemitteln

26. DGN (2012c). Rehabilitation von sensomotorischen Störungen. www.dgn.org/leitlinien/2430-ll-88-2012-rehabilitation-von-sensomotorischen-stoerungen

27. DGN. (2015a). Amyotrophe Lateralsklerose (Motoneuronerkrankungen). www.dgn.org/leitlinien/3012-ll-18-ll-amyotrophe-lateralsklerose-motoneuronerkrankungen

28. DGN. (2015b). Diagnose und Therapie der Multiplen Sklerose. www.dgn.org/leitlinien/2333-ll-31-2012-diagnose-und-therapie-der-multiplen-sklerose

29. DGN, BDN, DBL, DGNR, DGNKN, DVE, . . . SG-NR-SSNR (2012). Multiprofessionelle neurologische Rehabilitation. http://www.dgn.org/images/red_leitlinien/LL_2012/pdf/ll_87_multiprofessionelle_neurologische_rehabilitation_archiv.pdf

30. DGN, DGNR, DBL, GAB, ÖGN, ÖGNR, . . . SG-NR-SSNR (2012). Neurogene Sprech- und Stimmstörungen (Dysarthrie/Dysarthrophonie). www.dgn.org/leitlinien/2432-ll-90-2012-neurogene-sprech-und-stimmstoerungen-dysarthrie-dysarthrophonie

31. DGN, DGNR, DGNKN, DBL, & GAB (2012). Rehabilitation aphasischer Störungen nach Schlaganfall. www.dgn.org/leitlinien/2434-ll-92-2012-rehabilitation-aphasischer-stoerungen-nach-schlaganfall

32. DGN, & GNP (2011). S2e-Leitlinie Diagnostik und Therapie von exekutiven Dysfunktionen bei neurologischen Erkrankungen. www.dgn.org/leitlinien/2436-ll-95-2012-diagnostik-und-therapie-von-exekutiven-dysfunktionen-bei-neurologischen-erkkrankungen

33. DGN, ÖGN, SNG, & ZVK (2012). Therapie des spastischen Syndroms. www.dgn.org/leitlinien/2431-ll-89-2012-therapie-des-spastischen-syndroms

34. DGN, SNG, DMGP, DGNR, DGU, DGNC, & DWG (2012). Querschnittlähmung. www.dgn.org/leitlinien/2412-ll-71-2012-querschnittlaehmung

35. DGN, ZVK, DVE, DGNR, GNP, BDN, & ANR, B (2012). Rehabilitation bei Störungen der Raumkognition. www.dgn.org/leitlinien/2437-ll-96-2012-rehabilitation-bei-stoerungen-der-raumkognition

36. DGNB, DGNC, DGN, DGNR, DGPPN, GNP, . . . Rehabilitation, B.-B. (2013). Leitlinie »Begutachtung nach gedecktem Schädel-Hirntrauma«. www.awmf.org/uploads/tx_szleitlinien/094-002l_S1_Begutachtung_nach_gedecktem_Sch%C3%A4del_Hirn_Trauma_2013-07.pdf

37. DGNKN, GNP, DGNR, ÖGN, DVE, & SNG (2012). Diagnostik und Therapie von Gedächtnisstörungen. www.awmf.org/uploads/tx_szleitlinien/030-124l_S2e_Ged%C3%A4chtnisst%C3%B6rungen_Diagnostik_Therapie_2012-verl%C3%A4ngert.pdf

38. DGNR (2009). Motorische Therapien für die obere Extremität zur Behandlung des Schlaganfalls. www.dgnr.de/media/165/cms_4a26358364c29.pdf

39. DGNR, DGNKN, ÖGNR, SGNR-SSNR, DVE, ZVK, & DBL (2012). Technische Hilfsmittel. www.dgn.org/images/red_leitlinien/LL_2012/pdf/ll_97_2012_technische_hilfsmittel.pdf

40. DGP (2009). Nichtinvasive und invasive Beatmung als Therapie der chronischen respiratorischen Insuffizienz. www.awmf.org/leitlinien/detail/ll/020-008.html

41. Dohle C, Quintern J, Saal S, Stephan KM, Tholen R & Wittenberg H. Rehabilitation der Mobilität nach Schlaganfall (ReMoS). Neurologie & Rehabilitation 2015; 21(7)

42. Espinosa-Aguilar A, Reyes-Morales H, Huerta-Posada CE, de Leon IL, Lopez-Lopez F, Mejia-Hernandez M, . . . Rebollar-Gonzalez, JA. Design and validation of a critical pathway for hospital management of patients with severe traumatic brain injury. J Trauma 2008; 64(5), 1327–1341.

43. Every NR, Hochman J, Becker, Kopecky S, Cannon CP & for the Committee on Acute Cardiac Care, C. o. C. C., American Heart Association. Critical Pathways: A Review. Circulation 2000; 101(4): 461–465.

44. Fujino Y, Kubo T, Muramatsu K, Murata A, Hayashida K, Tomioka S, . . . Matsuda S. Impact of Regional Clinical Pathways on the Length of Stay in Hospital Among Stroke Patients in Japan. Medical Care 2014; 52(7): 634–640.

45. GNP, DGNKN, DGN, DGNR, DVE, ÖGN, . . . BVDN (2011). S2e-Leitlinie Diagnostik und Therapie von Aufmerksamkeitsstörungen bei neurologischen Erkrankungen. www.awmf.org/uploads/tx_szleitlinien/030-135l_S2e_Aufmerksamkeitsst%C3%B6rungen_Diagnostik_und_Therapie_2011-abgelaufen.pdf

46. GRADE. www.awmf.org/fileadmin/user_upload/Leitlinien/LL-Regelwerk_Links/GRADE_Evidenz.doc;

47. IFK (2015). Studien + Leitlinien. www.ifk.de/verband/wissenschaft/studien-leitlinien/

48. Jackson D, Turner-Stokes L, Khatoon A, Stern H, Knight L, & O'Connell A. Development of an integrated care pathway for the management of hemiplegic shoulder pain. Disabil Rehabil 2002; 24(7): 390–398.

49. Kollewe KMP, Borasio GD, Hardiman O, Leigh PN, Pradat PF, . . . Dengler R. Klinische Leitlinien zur Behandlung der Amyotrophen Lateralsklerose – Evidenzbasierte Übersicht mit Therapieempfehlungen der Arbeitsgruppe der EALSC und der EFNS. Nervenheilkunde 2008; 27(4): 302–316.

50. Kopp IB. [Perspectives in guideline development and implementation in Germany]. Z Rheumatol 2010; 69(4): 298–304.

51. Kwakkel G. »Ein Jammer, dass wir innerhalb Europas nicht die gleichen Leitlinien nutzen« – Prof. Dr. Gert Kwakkel im Interview/Interviewer: H. Thieme. physiopraxis 2015; Vol 10.

52. Kwan J, & Sandercock P (2004). In-hospital care pathways for stroke. Cochrane Database Syst Rev(4), CD002924. doi:10.1002/14651858. CD002924.pub2.

53. NICE (2016). NICE Pathways – Mapping our guidance. http://pathways.nice.org.uk/

54. Noll-Hussong, M. [Development of an internet-based clinical pathway exemplified by the fibromyalgia syndrome]. Schmerz 2012; 26(2): 123–130.

55. SIGN (2012). www.sign.ac.uk/guidelines/fulltext/50/annexoldb.html.

56. Trust NH a. SC. (2013). Integrated Care pathway. www.northerntrust.hscni.net/pdf/CarePathway-Stroke.pdf

57. Wirth R, Dziewas R, Jäger M, Warnecke T, Smoliner C, Stingel K, & Leischker A. Klinische Ernährung in der Neurologie – Leitlinie der Deutschen Gesellschaft für Ernährungsmedizin (DGEM) in Zusammenarbeit mit der GESKES, der AKE, der DGN und der DGG. Aktuelle Ernährungsmedizin 2013; 38(04): e49–e89.

58. Wittenberg H. Ein Rehabilitationspfad für die untere Extremität – Neuroreha in Modulen. physiopraxis 2010; 8(5): 26–30.

59. ZVK. Leitlinien 2015a. www.physio-deutschland. de/fachkreise/beruf-und-bildung/leitlinien. html

60. ZVK (2015b). Leitlinien 2015. www.physio-deutschland.de/fachkreise/news-bundesweit/einzelansicht/artikel/Leitlinien-2015.html?cHash=79dd4534e2a1f48d652419fe830ef59

Internetadressen

http://pathways.nice.org.uk/

http://professional.heart.org/professional/GuidelinesStatements/UCM_316885_Guidelines-Statements.jsp

www.awmf.org – Leitliniendatenbank der Arbeitsgemeinschaft der wissenschaftlichen medizinischen Fachgesellschaften e. V.

www.delbi.de – Deutsches Instrument zur methodischen Leitlinienbewertung (DELBI)

www.deutsche-rentenversicherung.de – Therapiestandards zur Rehabilitation von Patienten mit zerebrovaskulären Erkrankungen von der Deutschen Rentenversicherung

www.northerntrust.hscni.net/pdf/CarePathway Stroke.pdf

www.pedro.org.au – Physiotherapy Evidence Database

Alle genannten Links wurden zuletzt im März 2017 abgerufen.

3
Einlagenversorgung bei neurologisch bedingten Beeinträchtigungen der Balance und des Gangs

M. Alfuth

3.1
Einführung in die Thematik

Schuheinlagen und Orthesen werden häufig in der Prävention und Behandlung akuter Verletzungen sowie bei Überlastungsschäden verwendet. Dabei zielen die verschiedenen Einlagentypen primär darauf ab, die Biomechanik des Gehens und Laufens zu beeinflussen und eine Stoßdämpfung zu erreichen, um Schmerzen und eine Degeneration muskuloskeletaler Strukturen zu reduzieren [50].

Insbesondere ältere Menschen und Patienten mit neurologischen Erkrankungen, wie Multiple Sklerose, Morbus Parkinson oder peripheren Neuropathien, zeigen häufig auffällige Beeinträchtigungen der Balance und des Gangbildes, die durch sensomotorische Defizite mit reduzierter Sensibilität der Fußsohle verursacht worden sein können. Die Fußsohle des Menschen mit ihren Mechanorezeptoren der Haut wird als eine sensible Landkarte betrachtet, die eine somatosensorische Rückkopplung gibt und somit zur Kontrolle der Balance, der Haltungswahrnehmung und des Gehens beiträgt [5, 26, 36, 38, 64]. Daher werden strukturierte Oberflächen in der Umgebung, im Schuhwerk und auf Schuheinlagen zunehmend genutzt, um alters- und neurologisch bedingte Beeinträchtigungen der Balance und des Gehens zu verbessern. Gegenwärtig gibt es jedoch wenig gesicher-

te Hinweise über den Einfluss strukturierter Schuheinlagen auf die Kontrolle der Balance und die Charakteristika des Gangs in Bezug auf neurologische Erkrankungen.

Daher sind Ziele dieses Beitrags, eine Übersicht über a) die Bedeutung der taktilen Rückkopplung der Fußsohle zur Beeinflussung von Balance und Bewegung zu geben, sowie b) eine systematische Literaturanalyse zu den klinischen Effekten strukturierter/stimulierender Einlagen zur Verbesserung von neurologisch bedingten Beeinträchtigungen der Balance und des Gangs bei den Erkrankungen Multiple Sklerose und Morbus Parkinson zu präsentieren.

3.2
Berührungswahrnehmung (Tastsinn/ Touch sense)

Die Reize, die auf die Haut einwirken, werden durch die Mechanorezeptoren der Haut aufgenommen. Grundsätzlich wird bei diesen kutanen Rezeptoren zwischen denen, die sich in der behaarten, und denen, die sich in der unbehaarten Haut befinden, unterschieden [44]. Der Berührungssinn ist komplex und ermöglicht, Vibration, Form und Oberflächenstruktur in unterschiedlichen Intensitäten und Ausprägungen zu unterscheiden [2, 66]. Es wurde herausgefunden, dass in der Antwort auf unterschiedliche Reize zwischen sensorischen und emotionalen Komponenten zu differenzieren ist [2]. Auf emotionaler Ebene z. B. löst ein Reiz entweder ein Wohlgefallen oder eine Abneigung aus [2, 66]. Diese emotionale Komponente der Reizbeschreibung findet sich insbesondere bei Berührung der behaarten Haut wieder [2].

Grund dafür scheint die Aktivierung von niedrigschwelligen, langsam leitenden, unmyelinisierten, afferenten C-Fasern in der Haut zu sein [56], die ausschließlich in der behaarten Haut, z. B. des Gesichts oder des Arms [51, 78, 79], nicht jedoch in der unbehaarten Haut, z. B. der Handfläche, vorkommen [56].

Die sensorische Komponente umfasst Beschreibungen der Wahrnehmung wie strukturiert, weich, heiß, scharf/spitz und glatt/rutschig, und tritt vorwiegend bei Berührung der unbehaarten Haut auf [2]. Die unbehaarte Haut der Fußsohle des Menschen enthält alle kutanen Rezeptortypen, sowohl langsam adaptierende (slow adapting, SAI und II) als auch schnell adaptierende (fast adapting, FAI und II) Typen [40]. Die Meissner-Körperchen (FAI) dominieren dabei mit 57 %, gefolgt von den Ruffini-Körperchen (SAII) mit 15 %. Die Merkel-Scheiben (SAI) und die Pacini-Körperchen (FAII) haben einen Anteil von 14 %. Diese Rezeptoren erfassen lokal applizierte Drücke und Vibrationen [26, 32]. Dabei geben die Merkel-Scheiben (SAI) bei Berührung ein hochaufgelöstes neuronales Bild der räumlichen Struktur von Objekten und Oberflächen, was für die Wahrnehmung von Form und Strukturierung grundlegend ist [34]. Außerdem stellt das schnell adaptierende Rezeptorsystem (FAI) ein neuronales Bild aus einwirkenden Bewegungssignalen bereit, was z. B. bei der Hand zur Identifizierung wichtiger Informationen zur Kontrolle des Greifens und über die Bewegung von Objekten, die die Haut berühren, dient. Die Pacini-Korpuskel (FAII) geben ein neuronales Bild von Vibrationen, die von Objekten, die die Haut berühren, ausgehen. Die Ruffini-Körperchen (SAII)

geben ein neuronales Bild über auf die Hautoberfläche einwirkende Dehnungen.

Die Hautrezeptoren werden von ihrem jeweiligen rezeptiven Feld umgeben. Ein rezeptives Feld ist das Hautareal, das von einem Rezeptor innerviert wird [44] und von dem somit eine bestimmte mechanosensitive afferente Faser durch einen Stimulus bestimmter Stärke erregt werden kann [85]. Die Meissner-Korpuskel und die Merkel-Scheiben, die nah an der Hautoberfläche an der dermalen/epidermalen Grenze liegen, haben kleine rezeptive Felder, die Pacini- und die Ruffini-Körperchen, die sich tiefer in der Dermis befinden, besitzen große rezeptive Felder. Alle kutanen Strukturen werden von einem Netzwerk aus peripheren sensorischen Fasern innerviert, die die Haut vor gegenwärtigen und potentiellen Schädigungen schützen [44]. Diese afferenten Fasern sind primär axon-myelinisierte $A\delta$-Fasern und axon-unmyelinisierte C-Fasern und sprechen auf mechanische, thermische und chemische Reize an, die eine Gefahr für eine Gewebeschädigung darstellen. Sie werden daher als polymodale Nozizeptoren bezeichnet [67]. Nozizeptoren, die ausschließlich z. B. auf einen mechanischen Reiz reagieren, heißen Mechanonozizeptoren.

Die Fußsohle kann in verschiedene Regionen unterteilt werden, die unterschiedliche sensorische Reizschwellen aufweisen (**Abb. 3.1**). Die Reizschwelle bedeutet dabei die Intensität des schwächsten extern einwirkenden Stimulus, der bei einer Reizapplikation von der Person noch zuverlässig wahrgenommen werden kann [72]. Eine niedrige Reizschwelle deutet auf eine hohe Empfindlichkeit, eine hohe Schwelle auf eine niedrige und möglicherweise eingeschränkte Sensibilität hin. Die Ferse gilt in Bezug auf die Berührung als am wenigsten empfindlich und das mediale Fußgewölbe sowie die Zehen als am empfindlichsten, was bei einer Kartographie des Fußes herausgefunden werden konnte [26, 72]. Im Gegensatz dazu wurden eine hohe Sensibilität der Ferse und eine ge-

Anatomische Areale zur Bestimmung der Sensorik der Fußsohle	
P 1	Calcaneus
P 2	Längsgewölbe Medial
P 3	Längsgewölbe Zentral
P 4	Längsgewölbe Lateral
P 5	Caput Os Metatarsale I
P 6	Caput Os Metatarsale III
P 7	Caput Os Metatarsale V
P 8	Phalanx Distalis I
P 9	Phalanx Distalis III
P10	Phalanx Distalis V

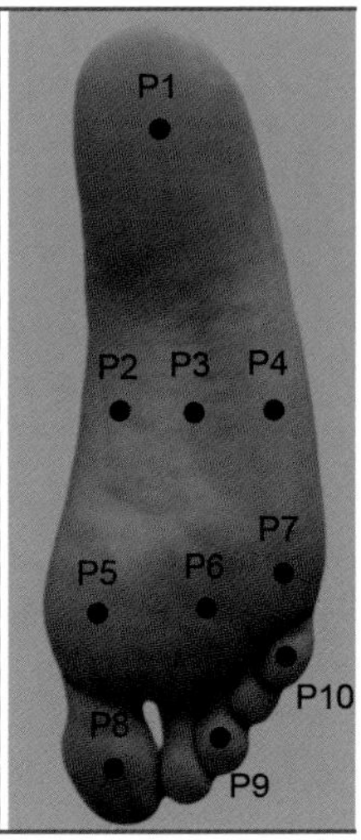

Abb. 3.1: Kartographie der Fußsohle in Anlehnung an Hennig & Sterzing [26] und Sterzing [72]. P1 – P10: Plantar

ringe Sensibilität der dritten Zehe bezüglich Vibrationsreizen festgestellt, was auf eine unterschiedliche Verteilung der langsam und schnell adaptierenden Mechanorezeptoren in den einzelnen Fußarealen hindeutet. Insgesamt wird den plantaren Mechanorezeptoren eine Bedeutung zur Kontrolle von Haltung und Bewegung zugeschrieben.

3.3
Die Bedeutung der somatosensorischen Rückkopplung der Fußsohle zur Kontrolle von Balance und Bewegung

Die somatosensorische Rückkopplung der Rezeptoren der Muskeln, Gelenke und der Haut der unteren Extremität ist der Ausgangspunkt afferenter Informationen zur Wahrnehmung von Position, Bewegung und Belastung des entsprechenden Körperteils [5]. Das Zentralnervensystem greift auf diese Informationen zurück, um die Haltung unter statischen und dynamischen Bedingungen sowie Bewegungen bewusst und unbewusst zu steuern [51].

Wenn die niedrigschwelligen kutanen Mechanorezeptoren der Fußsohle durch Druck oder Vibration stimuliert werden, werden diese Impulse mittels sensorischer Aβ-Nerven an das Zentralnervensystem übermittelt [44]. Alpha-Motoneurone, die die Muskeln innervieren, können durch kutane Reflexbahnen während des Gehens beeinflusst werden, was die Beteiligung dieser bei der Kontrolle der Lokomotion unterstreicht [81]. Die kutanen Afferenzen der Fußsohle geben Informationen über Störungen der Balance, um daraufhin Strategien zur Kompensation einzuleiten, die eine Aufrechterhaltung der Haltung während des Stehens und Gehens gewährleisten [22, 57].

Wenn die Fußsohle unbelastet ist, sind die Hautrezeptoren nicht aktiv [40]. Ferner deuten Untersuchungsergebnisse darauf hin, dass die Aktivität der Hautrezeptoren der Fußsohle und somit die afferenten Informationen von der Gangaktivität und der Dauer der Belastung während des Stehens abhängig sind [3, 82]. Je mehr Schritte pro Tag absolviert werden und je länger und intensiver die Belastung während des Stehens und Gehens ist, desto stärker scheint das afferente Feedback der Hautrezeptoren zu werden. Interessanterweise wurden im Tagesverlauf die plantaren Fußareale sensibler, durch die der Kraftangriffspunkt beim Abrollen des Fußes verläuft (Ferse, zentraler-medialer Vorfuß und Großzehe) [3]. Angemerkt werden muss hier allerdings, dass die Messungen der Fußsensorik unbelastet, also jeweils nach der Aktivität im Liegen, durchgeführt wurden. Bei Messung der Vibrationsempfindlichkeit der Fußsohle im Stand und im Sitz zeigte sich eine geringere Empfindlichkeit im Stand, also während der höheren Belastung, was möglicherweise eine zuverlässigere Aussage über die Beziehung zwischen der Fußsensorik und der posturalen Kontrolle zulässt [47]. Da sich jedoch das Verhalten von Drucksensitivität und Vibrationssensitivität sowie die afferente Informationsweiterleitung zwischen schnell- und langsam adaptierenden Rezeptoren an der Fußsohle unterscheiden [26, 47], bleibt die Reaktion der drucksensiblen Rezeptoren auf direkte Belastung bisher ungeklärt.

Nach einer Reduzierung oder Hemmung der Sensorik der Fußsohle durch Eiswasserapplikation oder Deafferenzierung veränderte sich das Abrollverhalten des Fußes insofern, als die Probanden den Fuß vorsichtiger aufsetzten [17, 20, 21, 75, 76]. Ferner schlussfolgerten Horak et al. [30], dass bei posturalen Kompensationsreaktionen die somatosensorische Rückkopplung zur Anwendung der »ankle strategy« (Sprunggelenksstrategie), die bei einem ebenen Untergrund Anwendung findet, von besonderer Bedeutung ist, da Versuchsteilnehmer bei Anästhesierung der Füße und Sprunggelenke vermehrt die »hip strategy« (Hüftstrategie) zur Aufrechterhaltung der posturalen Kontrolle einsetzten. Bei Ausfall des Vestibularsystems hingegen wendeten Patienten in allen Gleichgewichtssituationen ausschließlich die »ankle strategy« an. Diese Beobachtungen lassen darauf schließen, dass die primäre Aufgabe der kutanen Rezeptoren ist, die Kontrolle der Balance und der Fußbelastung beim Bodenkontakt während des Stands und der Lokomotion zu unterstützen [26, 32]. Die Information zur Kontrolle der mechanischen Belastung während des Gehens wird insbesondere durch die propriozeptiven Afferenzen der Streckmuskeln und der exterozeptiven Afferenzen des Fußes bereitgestellt [14]. Hierbei spielen die Lokalisation, die Intensität, die Dauer und das Timing der Stimulation des entsprechenden Rezeptors sowie die Hintergrundaktivität der Muskulatur eine entscheidende Rolle [3]. Auch scheint die Kopplung des taktilen Reizes mit propriozeptiven Einflüssen ein wichtiger Aspekt zu sein, wie es in Ergebnissen in Bezug auf Handbewegungen [10] und in Bezug auf posturale Reaktionen nach Stimulierung des Fußes bereits festgestellt werden konnte [38].

Lokalisation

Der Körper reagiert mit einer Positionsverlagerung, bestimmt mittels der Veränderung des Kraftangriffspunktes unter dem Fuß (Center of pressure, CoP), nach hinten, wenn ein Vibrationsstimulus im Vorfußbereich der Fußsohle appliziert wird [37, 38]. Umgekehrt findet bei einer Stimulierung im Fersenbereich eine Verlagerung nach vorne statt [37]. Bei gleichzeitiger Stimulation beider Regionen resultierte keine signifikante Reaktion in eine bestimmte Richtung. Hier wurde lediglich eine Unsicherheit in der Haltung registriert. Bei Stimulation im Vorfußbereich der Fußsohle wurde dementsprechend zunächst eine Erhöhung der muskulären Aktivität des M. soleus beobachtet, woraufhin anschließend eine Umkehrung hin zur erhöhten Aktivität des M. tibialis anterior stattfand [38].

Intensität der Stimulation

Je höher ein applizierter Vibrationsstimulus (20–100 Hz) unter der Fußsohle im Stand ist, desto stärker reagiert der Körper mit einer Verlagerung der Position [37]. Bei gleichzeitiger Stimulierung des Vorfuß- und Rückfußbereichs mit unterschiedlich hohen Frequenzen geschieht die Richtung der Verlagerung entgegen der Region, in der die Stimulierung mit der höheren Frequenz stattfindet. Während Latenzen von in etwa 80 Millisekunden und die Dauer der Reflexantwort von in etwa 30 Millisekunden nach einer Stimulation eines kutanen Nerven für alle kutanen Afferenzen gleich sind, hängt die Größe der Reflexantwort unter dynamischen Bedingungen von der Phase des Gangs, also Stand- oder Schwungphase, ab [80]. Diese lokalisations- und belastungsabhängige Antwort weist auf die Bedeutung der kutanen Reflexantworten während der Fortbewegung hin. Insbesondere wird das taktile kutane Feedback möglicherweise dazu genutzt, störende Stimuli, die auf das Bein oder den Fuß einwirken, zu vermeiden und die Kontrolle der Haltung und die Kadenz während des Gangzyklus aufrechtzuerhalten [74, 80, 84]. Die kutanen Reflexe sind aufgabenspezifisch und wichtig bei der Adaptation des Gangmusters auf unebenem Terrain [84]. So wird z. B. der Fuß bei einem erhöhten Druck auf den Außenrändern der Fußsohle stabilisiert [84]. Außerdem kann durch eine Erhöhung der Außenränder einer Schuheinlage eine stabilisierende Reaktion auf eine plötzlich einwirkende Störung angebahnt werden [43], was auf ein erhöhtes Feedback aufgrund der Unebenheit unter der Fußsohle in Belastungssituationen des Fußes hindeutet. Je höher ein Stimulus unter der Fußsohle ist, desto stärker scheint die antwortende Reflexamplitude zu sein. Hohe, schädigende Stimulationen während des Gehens führen zu hohen Reflexantworten, was für eine schützende Funktion der kutanen Reflexe spricht [8, 9, 84].

Timing der Stimulation und muskuläre Hintergrundaktivität

Kutane und/oder muskuläre Reflexe auf spinaler Ebene als Antwort auf einen Stimulus führen zu erhöhten Muskelaktivitäten. Layne et al. [41] konnten eine erhöhte Muskelaktivität und eine erhöhte Dorsi- und Plantarflexion im Sprunggelenk nach einem kurz vor der Muskelaktivierung gesetzten taktilen Stimulus an der Fußsohle feststellen. Dabei sind die kutanen Reflexe abhängig von der muskulären Hintergrundaktivität. Eine Stimulation des Fußes bei gleichzeitiger Kontraktion der Muskulatur führte zu einer erhöhten neuromuskulären Reflexantwort auf den mechanischen Reiz in den Muskeln des Sprunggelenks [7, 24, 65]. Je länger jedoch ein taktiler Stimulus vor der Muskelkontraktion einwirkte, desto geringer war die Amplitude im Elektromyogramm und desto stärker wurde die Muskelaktivierung in einigen Fällen sogar unterdrückt [41]. Diese Ergebnisse zeigen deutlich die starke zeitlich getaktete Verbindung zwischen affe-

rentem sensorischen Input und efferentem neuromuskulären Output. Das erklären Aniss et al. [7] mit einer multisynaptischen Verbindung der Reflexe zwischen den Afferenzen der Rezeptoren der Fußsohle und den Motoneuronenpools, die die Muskeln des Sprunggelenks innervieren. Die Aktivierung der Muskulatur zur Lokomotion des Menschen wird möglicherweise, wie bei Wirbeltieren, durch das Rückenmark in Form eines »Central Pattern Generators (CPG)« erzeugt [18]. In diesem Zusammenhang ist ein afferenter Input durch eine Belastung der entsprechenden Mechanorezeptoren des Fußes und Sprunggelenks zur Muskelaktivierung von großer Bedeutung. So konnte gezeigt werden, dass während einer vollständigen Entlastung des Körpers mittels des »Lokomat« während des Gehens auf einem Laufband keine muskuläre Aktivität im Elektromyogramm zu erkennen war [15]. Zu ähnlichen Ergebnissen kamen Nielsen & Sinkjaer [49] in ihrem Review, die eine unmittelbare Reduktion der Muskelaktivität der Plantarflexoren bei Entlastung des Beines während der Standbeinphase des Gehens ausmachten. Weiter konstatierten die Autoren, dass eine Stimulation kutaner Nerven des Fußes in der frühen Schwungphase wohl zu einer späten Reflexantwort im M. tibialis anterior führt, um z. B. ein potentielles Hindernis zu übersteigen. Darüber hinaus zeigten die Daten aus den analysierten Studien eine transkortikale Beteiligung bei dieser Reflexauslösung.

Kopplung des taktilen Reizes mit propriozeptiven Einflüssen

Blanchard et al. [10] untersuchten, ob ein simultan einwirkender taktiler rotierender Reiz an der Handinnenfläche (rechte Hand auf einer Drehscheibe) und ein auf der Sehne des M. flexor pollicis longus applizierter propriozeptiver Reiz sich gegenseitig hemmen oder ergänzen. Die Probanden sollten mit der linken Hand die Bewegungsrichtung der rechten Hand nachstellen. Sie fanden bei allen Probanden, dass eine alleinige taktile Stimulation eine illusorische Rotation der Hand in entgegengesetzter Richtung der Bewegung der Drehscheibe induzierte. Bei gleichzeitiger Gabe des propriozeptiven Reizes und Bewegung der rechten Hand auf der Drehscheibe in Richtung entgegen dem Uhrzeigersinn wurde die Illusion der Bewegung verstärkt, d.h. die Probanden bewegten die linke Hand im Uhrzeigersinn. Bei gleichzeitiger Gabe des propriozeptiven Reizes und Bewegung der rechten Hand auf der Drehscheibe im Uhrzeigersinn wurde die Illusion der Bewegung reduziert, d.h. die Probanden bewegten die linke Hand langsamer im Uhrzeigersinn als in der zuvor beschriebenen Bedingung. Somit schlussfolgerten die Autoren, dass sich eine taktile und propriozeptive Information in gleicher Richtung ergänzen.

Bei simultaner Stimulation der kutanen Rezeptoren der Fußsohle im Vorfußbereich und der Propriozeptoren des M. tibialis anterior wurde festgestellt, dass eine Körperverlagerung zugunsten der dominierenden Stimulation erfolgt [38]. Das heißt, bei höherer Frequenz der Stimulation der vorderen Fußsohle erfolgte eine Verlagerung nach dorsal, bei höherer Frequenz der Stimulation des M. tibialis anterior resultierte eine Verlagerung nach ventral.

Trotz all dieser Beobachtungen muss betont werden, dass sich die Bedeutung der kutanen Afferenzen bei der posturalen Kontrolle während des Stehens und Gehens sowie bei der Belastung wohl auf die Unterstützung beschränkt und die entscheidenden Steuerungsmechanismen von den Afferenzen der Muskelspindeln und anderer sensorischer Quellen ausgehen [23, 27, 28, 29, 45, 46, 73].

3.4
Messmethoden zur Bestimmung der Fußsensorik

Quantitative sensorische Testverfahren sind erprobte und anerkannte Methoden, um die Fußsensorik zu testen und mögliche Beeinträchtigungen dieser zu bestimmen. Ferner können bestehende Beeinträchtigungen auf mögliche Pathologien hinweisen. Dementsprechend wird die sensorische Schwelle für einen Druckreiz oder eine Vibration gemessen. Hierzu werden in der Regel drei bekannte Methoden eingesetzt. Mit Semmes-Weinstein-Monofilamenten oder von Frey-Haaren werden die Berührungsschwellen bestimmt [3, 4, 6, 11, 32, 59, 62, 63, 69]. Dabei handelt es sich um bezüglich ihrer Biegefähigkeit graduell abgestufte Nylonfäden, die nach einem standardisierten Verfahren auf die zu untersuchenden anatomischen Areale (z.B. 4-2-1-Algorithmus [19, 69]) auf die zu testenden anatomischen Areale appliziert werden [72] (**Abb. 3.2**). Je feiner der vom Probanden noch zuverlässig wahrgenommene Nylonfaden, desto niedriger ist seine Druckreizschwelle und desto höher seine Sensibilität am getesteten Fußareal. Die Vibrationssensorik kann am Fuß mittels eines Neurothesiometers oder einer spezifischen Vibrationsgabel bei einer definierten Frequenz bestimmt werden [55, 77]. Bei der Messung mithilfe des Neurothesiometers wird ein vibrationsfähiger Stößel am zu testenden anatomischen Areal appliziert und in Schwingung versetzt [72]. Die Schwingungsamplitude des Stößels wird dann bei einer definierten Schwingungsfrequenz stetig erhöht. Je geringer die vom Probanden wahrnehmbare Schwingungsamplitude, desto geringer ist seine Vibrationsreizschwelle und desto höher seine Fußsensibilität. Bei der Messung der Vibrationsschwelle mittels der Vibrationsgabel (128 Hz) wird diese durch Anschlagen in Schwingung versetzt und dann auf das zu untersuchende Fußareal aufgesetzt. Die Vibration nimmt stetig bis zu einem Wert von 64 Hz ab. Der Proband gibt den Zeitpunkt an, an dem er die Schwingungen nicht mehr wahrnimmt. Der Untersucher liest diesen Zeitpunkt auf einer in 8 Felder unterteilten Skala ab. Bei jungen Menschen ohne eine

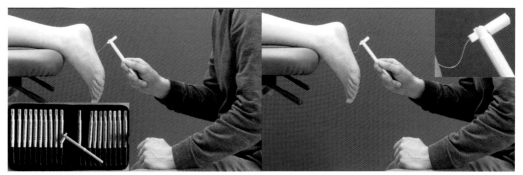

Abb. 3.2: Messung der Drucksensorik an der Fußsohle mittels Semmes-Weinstein-Monofilamenten (20 abgestufte Steifigkeiten des Nylonfadens)

Nervenschädigung liegt der Normalwert bei 8/8. Bei fortgeschrittenem Alter gelten Vibrationswerte bis 6/8 noch als normal. Geringere Werte deuten auf ein frühes Stadium einer peripheren Nervenschädigung hin. Eine auffällig hohe Wahrnehmungsschwelle in den dargestellten Messverfahren bedeutet eine reduzierte Sensibilität und wird mit Beeinträchtigungen der posturalen Kontrolle und Fortbewegung in Verbindung gebracht [5].

3.5
Möglichkeiten zur Beeinflussung der Sensomotorik durch strukturierte Einlagen

Zur Stimulierung der kutanen Mechanorezeptoren der Fußsohle und somit zur Erhöhung des plantaren Feedbacks im Stand und während des Gehens werden strukturierte [53] und sogenannte sensomotorische Einlagen [42] eingesetzt. Insbesondere werden diese im Hinblick auf Vorteile für ältere Menschen, Patienten mit neurologischen Erkrankungen wie Parkinson und Multiple Sklerose oder Patienten mit Diabetes mellitus untersucht. Bei strukturierten Einlagen ist die Oberfläche verschiedenartig genoppt [53, 70, 71], netzartig [83] oder vergleichbar mit Schmirgelpapier [39]. Andere Einlagen nutzen einen hervorstehenden Rand um ihren

Umfang, der eine Begrenzung darstellt und dementsprechend zur Erhöhung der Gleichgewichtskontrolle im Stand und während des Gehens dient [33, 58]. Darüber hinaus werden Modelle genutzt, die lokalisationsspezifisch mit Vorwölbungen ausgestattet sind, um z. B. die Hautrezeptoren im Bereich des medialen Längsgewölbes zu stimulieren und eine Überpronation des Fußes zu vermeiden [61].

Effekte bei gesunden Menschen

Während der Standphase des Gangs bewirkten strukturierte Einlagen reduzierte Amplituden im Elektromyogramm des M. soleus, M. tibialis anterior und M. rectus femoris [53]. Die Dorsiflexion während des Gehens war zur Zeit des Fersenkontaktes etwas reduziert. Zudem wurde eine erhöhte Zeit zum Erreichen der Spitzenbodenreaktionskraft beobachtet, was auf eine angepasste Feedforward-Kontrolle als Antwort auf eine möglicherweise erhöhte sensorische Rückkopplung gesehen wurde. Durch einen Druckreiz im Bereich des medialen Längsgewölbes beim Gehen konnte bei jungen Erwachsenen eine erhöhte Supinationsbewegung des Fußes vom Bodenkontakt bis zum Abstoßen festgestellt werden [61]. Ganganalytische Variablen wie die »base of support« sowie die statische posturale Kontrolle blieben beim Tragen strukturierter Einlagen weitgehend unbeeinflusst, sodass gesunde Menschen wohl nicht langfristig vom Tragen strukturierter Einlagen profitieren [83]. Die klinischen Effekte von strukturierten Einlagen für neurologisch Betroffene werden im Folgenden mittels einer systematischen Literaturanalyse herausgestellt und diskutiert. Hierbei wird die Analyse auf die Erkrankungen Morbus Parkinson und Multiple Sklerose begrenzt.

3.6
Evidenz zu den Effekten strukturierter/stimulierender Einlagen auf Beeinträchtigungen der Balance und des Gangs bei Patienten mit Multipler Sklerose und Morbus Parkinson

Systematische Literatursuche

Die Datenbanken MEDLINE (PubMed), Cochrane Library (Cochrane Central Register of Controlled Trials [CENTRAL]) und PEDro (Physiotherapy Evidence Database) wurden systematisch durchsucht. Unter Verwendung der Funktion »Advanced Search« in PubMed wurden gemäß dem Schema PIO (Patient/Problem, Intervention, Outcome) ausgewählte Suchbegriffe miteinander kombiniert **(Tab. 3.1)**.

Zur Suche in den Datenbanken Cochrane Library (CENTRAL) und PEDro wurden folgende Kombinationen eingegeben: »parkinson« AND »insoles« AND »balance« bzw. »multiple sclerosis« AND »insoles« AND »balance« sowie »parkinson« AND »insoles« AND »gait« und »multiple sclerosis« AND »insoles« AND »gait«. Die Suche wurde auf klinische Studien beschränkt. Bei Cochrane ergab die Suche hinsichtlich der Effekte der Einlagen auf die Balance ein und auf den Gang zwei Ergebnisse. In der Datenbank PEDro wurden für das Outcome Balance und für das Outcome Gang keine Ergebnisse identifiziert. Die Studien, die für die Analyse in Frage kamen,

wurden mittels der Empfehlungen des Leitfadens PRISMA (Preferred Reporting Items for Systematic Reviews and Meta-Analyses) selektiert **(Abb. 3.3)**. Dabei wurden auch die Literaturverzeichnisse der identifizierten Studien im Hinblick auf weitere relevante Studien geprüft. Nach Entfernung von Duplikaten blieben 26 Studien übrig. Insgesamt wurden davon 13 Studien nach einer ersten Überprüfung ausgeschlossen. Die verbleibenden 13 Studien wurden hinsichtlich folgender Einschlusskriterien begutachtet:

■ Experimentelles oder quasiexperimentelles Untersuchungsdesign
■ Patienten mit Morbus Parkinson oder Multipler Sklerose mit erkennbaren Beeinträchtigungen der posturalen Kontrolle oder des Gangs
■ Einsatz strukturierter/stimulierender Einlagen als Intervention
■ Mindestens ein Parameter der Balance oder des Gangs als Outcome
■ Publikation in deutscher oder englischer Sprache

Nach Prüfung der Einschlusskriterien wurden insgesamt 7 weitere Studien ausgeschlossen, da sie Fußheber-Orthesen oder Funktionelle Elektrostimulation als Intervention nutzten. Abschließend wurden 6 Studien analysiert [16, 33, 35, 39, 52, 60] **(Abb. 3.3)**.

Studiendesign und Bewertung der Studienqualität

Die Bewertung der Studienqualität der analysierten Studien fand auf Grundlage der Checkliste des CONSORT-Statements statt [48] **(Tab. 3.2)**. Diese besteht aus insgesamt 25 Themen mit Kriterien, die der Gutachter zur Beschreibung der methodischen Qualität der Studie nutzt. Insgesamt 37 Fragen werden beantwortet. Je mehr Kriterien erfüllt sind, desto höher ist die Punktzahl und somit die methodische Qualität der Studie. Obwohl bei den eingeschlossenen Studien überwiegend

Tab. 3.1: Suchstrategie in der Datenbank MEDLINE (PubMed). Die Suche wurde am 02.02.2016 durchgeführt

Suchanfrage	Kombination der Suchbegriffe	Filter	Ergebnisse
#36	parkinson OR parkinsonism OR multiple sclerosis AND insole OR insoles OR insert OR inserts OR orthosis OR orthoses OR orthotic OR orthotics AND gait OR walk OR walking OR spatiotemporal OR spatiotemporal dynamics OR kinematics OR kinetics	Clinical Trial	16
#35	parkinson OR parkinsonism OR multiple sclerosis AND insole OR insoles OR insert OR inserts OR orthosis OR orthoses OR orthotic OR orthotics AND gait OR walk OR walking OR spatiotemporal OR spatiotemporal dynamics OR kinematics OR kinetics		73
#34	parkinson OR parkinsonism OR multiple sclerosis AND insole OR insoles OR insert OR inserts OR orthosis OR orthoses OR orthotic OR orthotics AND balance OR posture OR postural control OR motor control OR sensorimotor control OR somatosensory OR feedback OR proprioception OR proprioceptive	Clinical Trial	9
#33	parkinson OR parkinsonism OR multiple sclerosis AND insole OR insoles OR insert OR inserts OR orthosis OR orthoses OR orthotic OR orthotics AND balance OR posture OR postural control OR motor control OR sensorimotor control OR somatosensory OR feedback OR proprioception OR proprioceptive		49
#32	gait OR walk OR walking OR spatiotemporal OR spatiotemporal dynamics OR kinematics OR kinetics		770.136
#31	kinetics		567.467
#30	kinematics		94745
#29	spatiotemporal dynamics		3.666
#28	spatiotemporal		17.563
#27	walking		58.296
#26	walk		79.607
#25	gait		43.055
#24	balance OR posture OR postural control OR motor control OR sensorimotor control OR somatosensory OR feedback OR proprioception OR proprioceptive		485.965
#23	proprioceptive		6.420
#22	proprioception		26.036
#21	feedback		118.159
#20	somatosensory		33.785
#19	sensorimotor control		5.439
#18	motor control		77.762
#17	postural control		13.115
#16	posture		78.624
#15	balance		192.689
#14	insole OR insoles OR insert OR inserts OR orthosis OR orthoses OR orthotic OR orthotics		42.463
#13	orthotics		1.322
#12	orthotic		6.555

Tab. 3.1: Fortsetzung

#11	orthoses	11.603
#10	orthosis	11.872
#9	inserts	20.192
#8	insert	20.192
#7	insoles	722
#6	insole	538
#5	parkinson OR parkinsonism OR multiple sclerosis	149.419
#4	multiple sclerosis	67.851
#3	parkinson OR parkinsonism	82.663
#2	parkinsonism	68.131
#1	parkinson	70.630

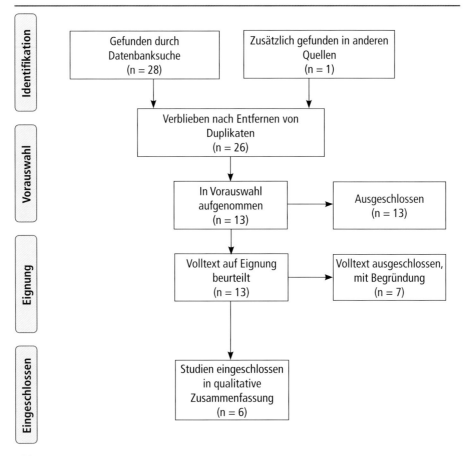

Abb. 3.3: Flussdiagramm (PRISMA) zur Darstellung der Literatursuche und Studienselektion

Tab. 3.2: Bewertung der methodischen Qualität der analysierten Studien (CONSORT)

Analysierte Studien

Thema		Dixon et al. (2014) [16]	Jenkins et al. (2009) [33]	Kalron et al. (2015) [35]	Kelleher et al. (2010) [39]	Novak & Novak (2006) [52]	Qiu et al. (2013) [60]
1a	Kennzeichnung im Titel als randomisierte Studie	nein	nein	nein	nein	nein	nein
1b	Strukturierte Zusammenfassung von Studiendesign, Methoden, Resultaten und Schlussfolgerungen	ja	ja	ja	ja	ja	ja
2a	Wissenschaftlicher Hintergrund und Begründung der Studie	ja	ja	ja	ja	ja	ja
2b	Genaue Fragestellung oder Hypothesen	ja	ja	ja	ja	ja	nein
3a	Beschreibung des Studiendesigns (z. B. parallel, faktoriell), einschließlich Zuteilungsverhältnis der Patienten zu den Gruppen	ja	ja	ja	ja	ja	ja
3b	Wichtige Änderungen der Methoden nach Studienbeginn (z. B. Eignungskriterien) mit Gründen	nein	nein	nein	nein	nein	nein
4a	Eignungskriterien der Probanden/Patienten	ja	ja	ja	ja	ja	ja
4b	Umgebung und Ort der Studiendurchführung	ja	nein	ja	ja	nein	nein
5	Durchgeführte Interventionen in jeder Gruppe mit präzisen Details, einschließlich wie und wann die Interventionen durchgeführt wurden, um eine Replikation der Studie zu ermöglichen	ja	ja	ja	ja	ja	ja
6a	Vollständig definierte, primäre und sekundäre Endpunkte (früher »Zielkriterien« genannt), einschließlich wie und wann sie erhoben wurden	ja	ja	ja	ja	ja	ja
6b	Änderungen der Endpunkte nach Studienbeginn mit Angabe der Gründe	nein	nein	nein	nein	nein	nein
7a	Wie wurde die Fallzahl berechnet?	ja	nein	nein	nein	nein	nein
7b	Falls zutreffend, Erklärung aller Zwischenanalysen und Abbruchkriterien	ja	nein	nein	nein	nein	nein
8a	Methode zur Generierung der Zufallszuteilung	ja	nein	nein	nein	nein	nein
8b	Art der Randomisierung; Details jedweder Restriktionen (z. B. Blockbildung, Blockgröße)	ja	nein	nein	nein	nein	nein
9	Mechanismen zur Umsetzung der Zuteilungssequenz (z. B. sequenziell nummerierte Behälter) und Beschreibung aller Schritte zur Geheimhaltung der Sequenz bis zur Interventionszuordnung	ja	nein	nein	nein	nein	nein
10	Wer führte die Zufallszuteilung durch, wer nahm die Teilnehmer in die Studie auf, und wer teilte die Teilnehmer den Interventionen zu	ja	nein	nein	nein	nein	nein
11a	Falls durchgeführt, wer war bei der Interventionszuordnung verblindet (z. B. Teilnehmer, Ärzte, Therapeuten, diejenigen, die die Endpunkte beurteilten)?	ja	ja	nein	nein	nein	nein

Tab. 3.2: Fortsetzung

11b	Falls relevant, Beschreibung der Ähnlichkeit der Interventionen	ja	ja	nein	ja	ja	ja
12a	Statistische Methoden, die zum Vergleich der Gruppen hinsichtlich primärer und sekundärer Endpunkte eingesetzt wurden	ja	ja	ja	ja	ja	ja
12b	Methoden, die für zusätzliche Analysen eingesetzt wurden, wie Subgruppenanalysen, adjustierte Analysen	nein	nein	nein	nein	ja	nein
13b	Für jede Gruppe Zahl der Studienausscheider und Ausschlüsse nach Randomisierung mit Angabe von Gründen	ja	nein	ja	nein	nein	nein
14a	Zeitraum der Rekrutierung und Nachbeobachtung	ja	nein	ja	nein	nein	nein
14b	Warum die Studie endete oder gestoppt wurde	ja	nein	ja	nein	nein	nein
15	Eine Tabelle demographischer und klinischer Charakteristika für jede Gruppe	nein	nein	ja	ja	ja	ja
16	Für jede Gruppe Anzahl der Teilnehmer, die in die Analyse eingeschlossen wurde, und Angabe, ob diese der Anzahl der ursprünglich zugeteilten Gruppen entsprach	ja	nein	ja	ja	nein	ja
17a	Für jeden primären und sekundären Endpunkt Ergebnisse für jede Gruppe und die geschätzte Effektgröße sowie ihre Präzision (z. B. 95%-Konfidenzintervall)	nein	nein	nein	nein	nein	nein
17b	Für binäre Endpunkte wird empfohlen, sowohl die absoluten als auch die relativen Effektgrößen anzugeben	nein	nein	nein	nein	nein	nein
18	Resultate von weiteren Analysen, einschließlich Subgruppenanalysen und adjustierten Analysen, mit Angabe, ob diese präspezifiziert oder exploratorisch durchgeführt wurden	nein	nein	nein	nein	nein	nein
19	Alle wichtigen Schäden (früher »unerwünschte Wirkungen« genannt) innerhalb jeder Gruppe	nein	nein	nein	nein	nein	nein
20	Studienlimitierungen mit Angabe zu potentieller Verzerrung, fehlender Präzision und, falls relevant, Multiplizität von Analysen	ja	ja	ja	nein	ja	nein
21	Generalisierbarkeit (externe Validität, Anwendbarkeit) der Studienergebnisse	nein	nein	nein	nein	nein	nein
22	Interpretation konsistent mit den Ergebnissen, Abwägung des Nutzens und Schadens, Berücksichtigung anderer relevanter Evidenz	ja	ja	ja	ja	ja	ja
23	Registrierungsnummer und Name des Studienregisters	ja	nein	nein	nein	nein	nein
24	Wo das vollständige Protokoll eingesehen werden kann, falls verfügbar	ja	nein	nein	nein	nein	nein
25	Quellen der Finanzierung und anderer Unterstützung (wie Lieferung von Medikamenten), Rolle des Geldgebers	ja	ja	nein	ja	ja	ja
Gesamtpunktzahl		**27**	**13**	**16**	**14**	**14**	**12**

ein Querschnittsdesign verwendet wurde, wurden in der Bewertung alle Kriterien, auch jene, die auf Studien im Längsschnittdesign abzielen, berücksichtigt. Das sollte dazu dienen, auf die defizitäre Studienlage in dem Themenbereich aufmerksam zu machen.

Von den 37 Punkten erreichte die quasi-experimentelle, randomisierte klinische Interventionsstudie von Dixon et al. [16] mit 27 Punkten die höchste Punktzahl. Das entspricht einer Erfüllung der Kriterien von 73 Prozent. Diese und die quasi-experimentelle, nicht-kontrollierte Interventionsstudie von Kalron et al. [35] untersuchten die Effekte der Einlagen zum Teil im Längsschnittdesign. Die Studie von Kalron et al. [35] wurde mit einer Punktzahl von 16 (43 %) bewertet. Allen anderen Beobachtungsstudien mit vergleichenden Gruppen lag ein Querschnittsdesign zugrunde, was ausschließlich auf die Darstellung unmittelbarer Effekte schließen lässt. Dabei erreichte die Studie von Jenkins et al. [33] eine Punktzahl von 13 (35 %), die Studie von Kelleher et al. [39] und die von Novak & Novak [52] eine Punktzahl von 14 (38 %) sowie die von Qiu et al. [60] eine Punktzahl von 12 (32 %). Diese Bewertungen lassen auf eine schwache und sehr begrenzte Evidenz der Verwendung strukturierter/stimulierender Einlagen zur Therapie bei Beeinträchtigungen der Balance und des Gangs bei Patienten mit Parkinson und Multipler Sklerose schließen.

Zwei der identifizierten und analysierten Studien untersuchten die Auswirkungen strukturierter Einlagen auf die Balance und auf ganganalytische Parameter bei Patienten mit Multipler Sklerose [16, 35]. Eine Studie widmete sich lediglich der Untersuchung ganganalytischer Parameter bei Patienten mit Multipler Sklerose [39]. Eine Studie untersuchte die Effekte stimulierender Einlagen (Vibration) auf ganganalytische Parameter [52] bei Patienten mit Parkinson. Eine weitere Studie befasste sich bei Patienten mit Parkinson mit der Untersuchung strukturierter Ein-

lagen auf ganganalytische Parameter und die muskuläre Aktivität ausgewählter Muskeln der unteren Extremität [33]. Die letzte der begutachteten Studien fokussierte auf den Einfluss strukturierter Einlagen auf die Balance bei Parkinsonpatienten [60].

3.7
Effekte strukturierter/stimulierender Einlagen auf Beeinträchtigungen der Balance und des Gangs bei Patienten mit Multipler Sklerose

Dixon et al. [16] fanden bei insgesamt 46 Patienten mit Multipler Sklerose keine unmittelbaren Auswirkungen von zwei eingesetzten strukturierten Einlagenmodellen auf die Schwankung des Kraftangriffspunktes (Center of Pressure) im beidbeinigen Stand auf einer Kistler Kraftmessplatte im Vergleich zu den Einlagen ohne strukturierte Oberfläche. Das galt sowohl für die Bedingung mit geöffneten als auch mit geschlossenen Augen. Nach zweiwöchigem Tragen der beiden Modelle strukturierter Einlagen zeigten sich ebenfalls keine signifikanten Unterschiede zwischen den strukturierten Einlagen sowie zur Kontrollbedingung vor der Intervention. Eine Kontrollgruppe, die über zwei Wochen Einlagen ohne Strukturierung trug, gab es nicht. In Bezug auf die Schrittlänge (step length [Abstand zwischen definierten Punkten des einen Fußes und des anderen Fußes während doppelt unterstützter Gangphase]) und den Gangzyklus (stride length [Abstand zwischen den initialen Kontakten desselben Fußes während eines Gangzyklus/Doppelschritts]), zeigten sich nach zweiwöchigem Tragen der strukturierten Einlagen jedoch signifikante Verbesserungen im Vergleich zur Kontrollbedingung vor der Intervention. Es wurden dabei unabhängig davon, ob die Patienten während der Messungen strukturierte oder nicht strukturierte Einlagen trugen, insbesondere Vergrößerungen des Doppelschritts (stride length) von 3,5 cm bei dem Einlagenmodell mit pyramidenartigen Erhebungen und von 5,3 cm beim zweiten Modell mit genoppter Oberfläche registriert. Da jedoch keine Kontrollgruppe existierte, die zwei Wochen die Einlage ohne strukturierte Oberfläche trug, wurde auch ein Lern- oder Placeboeffekt nicht ausgeschlossen. Die Sensorik der Fußsohle wurde nach den Interventionen nicht bestimmt, sodass keine Rückschlüsse auf einen möglichen Zusammenhang einer verbesserten sensorischen Rückkopplung der Fußsohle und der verbesserten Schrittlänge gezogen werden können.

Kelleher et al. [39] fanden bei 14 Patienten mit Multipler Sklerose mittels instrumentierter Ganganalyse signifikant größere Bewegungsausmaße der Knie- und Hüftflexion während des Gehens mit strukturierten Einlagen im Vergleich zur Bedingung ohne strukturierte Einlagen. Zudem fanden sie in der Bedingung mit strukturierten Einlagen signifikant erhöhte anteroposteriore Bodenreaktionskräfte sowie eine erhöhte Muskelaktivität des lateralen Teils des M. gastrocnemius in der frühen Phase des Gangzyklus. Insgesamt näherten sich diese kinematischen und kinetischen Größen denen der 10 untersuchten gesunden Kontrollpersonen an. Geschlussfolgert wurde, dass eine Änderung biomechanischer Messparameter durch das Tragen strukturierter Einlagen möglich ist und dabei möglicherweise eine Erhöhung des plantaren Feedbacks eine Rolle spielt.

Wie Dixon et al. [16] fanden auch Kalron et al. [35] bei insgesamt 25 Patienten mit Multipler Sklerose keinen signifikanten unmittelbaren Einfluss strukturierter Einlagen auf den Schwankungsweg des Kraftangriffspunktes (CoP) im Stand mit geöffneten Augen. Jedoch reduzierte sich der totale Schwankungsweg von 369,9 mm auf 298,4 mm und die durchschnittliche Schwankungsgeschwindigkeit von 15,1 mm/s auf 12,0 mm/s beim Tragen der Einlagen in der Messung mit geschlossenen

Augen. Diese Verbesserungen konnten auch nach vierwöchigem Tragen der Einlagen beobachtet werden. Die Unterschiede zu den Ergebnissen von Dixon et al. [16] könnten u. a. in der unterschiedlich verwendeten Messtechnik begründet liegen. Dixon et al. [16] verwendeten Kistler Kraftmessplatten, die Kräfte mittels eines piezoelektrischen Messverfahrens misst, und Kalron et al. [35] ein Zebris FDM-T Laufband, das Kräfte über die Messung der elektrischen Kapazität mittels kapazitiver Sensoren darstellt. Die Fußsensorik, gemessen mit Semmes-Weinstein-Monofilamenten, blieb nach der Intervention unverändert, was vermuten lässt, dass eine Anpassung der kutanen Rezeptoren nicht erfolgte oder mögliche Verbesserungen nicht erfasst werden konnten.

3.8
Effekte strukturierter/stimulierender Einlagen auf Beeinträchtigungen der Balance und des Gangs bei Patienten mit Morbus Parkinson

Beim Tragen einer speziellen Einlage mit einem Rand um den Umfang der Sohle zeigten Patienten mit Parkinson (n = 40) eine Verlängerung der einfach unterstützten Standphase des Gangs sowie eine Angleichung an die Muskelaktivitäten des M. tibialis anterior und des M. gastrocnemius gesunder Probanden (n = 40) [33]. Diese Beobachtungen wurden mit einer Verbesserung der Stabilität und Erhöhung der Sicherheit während des Gehens interpretiert.

In der Studie von Qiu et al. [60] wurden 20 Patienten mit Parkinson und 20 gesunde Probanden hinsichtlich ihrer Standstabilität barfuß, mit ebener Einlage und mit strukturierter Einlage im Schuh beim Stehen auf einer Kraftmessplatte (AMTI) mit offenen und geschlossenen Augen auf festem und auf labilem Untergrund untersucht. Barfuß zeigten die Parkinsonpatienten signifikant größere medial-laterale Schwankungen des Kraftangriffspunktes als die gesunden Probanden sowohl mit geöffneten als auch mit geschlossenen Augen auf festem und labilem Untergrund. Mit ebener Einlage bestanden bei den Erkrankten in allen Bedingungen ebenfalls signifikant größere Schwankungen, außer in der Bedingung mit offenen Augen.

Auf ebenem Untergrund mit geöffneten Augen zeigten die Patienten beim Tragen strukturierter Einlagen eine signifikant geringere Schwankung des Kraftangriffspunktes im Vergleich zu den Bedingungen barfuß und mit den ebenen Einlagen. Auf labiler Unterlage mit geöffneten Augen lagen keine signifikanten Unterschiede zwischen den Bedingungen vor. Sehr deutlich profitierten die Patienten von den strukturierten Einlagen auf labilem Untergrund mit geschlossenen Augen. Hier bestand zu den Bedingungen barfuß und mit ebenen Einlagen ein signifikant geringerer Schwankungsweg des Kraftangriffspunktes.

Novak & Novak [52] untersuchten anhand von nur 8 Patienten mit Parkinson und 8 gesunden Vergleichspersonen den Einfluss von Einlagen, die synchronisiert mit dem Fußaufsatz einen Vibrationsreiz auf die Fußsohle applizierten, auf ganganalytische Parameter, gemessen mit kraftsensiblen Fußschaltern. Die Ganggeschwindigkeit konnte durch den Reiz der Einlagen signifikant erhöht und die Schrittvariabilität signifikant gesenkt werden. Diese Ergebnisse wurden als eine Verbesserung der Stabilität des Gehens interpretiert. Durch die nicht umsetzbare Verblindung der Patienten wurde jedoch auch ein Lerneffekt als Störvariable nicht ausgeschlossen.

Die Ergebnisse zu den Veränderungen der posturalen Kontrolle und den Charakteristika des Gangs decken sich weitestgehend mit den Ergebnissen bei gesunden [13, 53, 83] und älteren Menschen [1, 25], die ebenfalls kaum signifikante Einflüsse auf die Balance und auf ganganalytische Messparameter hervorbrachten. Jedoch muss konstatiert werden, dass aufgrund der bisher überwiegend im Querschnittsdesign angelegten Beobachtungsstudien keine klinischen Effekte evaluiert werden können.

3.9
Empfehlungen für die Anwendung strukturierter/stimulierender Einlagen im Praxisfeld der Physiotherapie

Multiple Sklerose ist eine chronisch fortschreitende autoimmun entzündliche Erkrankung des zentralen Nervensystems, die eine Vielzahl von Beeinträchtigungen zur Folge hat [12]. So beeinflusst sie die Kognition, die Sehfähigkeit, die Koordination, die Muskelkraft und die muskuläre Grundspannung sowie die Sensorik. Die Parkinson-Krankheit ist eine neurodegenerative Erkrankung mit erhöhtem Auftreten im Alter. Sie ist durch einen Verlust der dopaminproduzierenden Neurone in den Basalganglien gekennzeichnet [31]. Dopamin ist ein entscheidender Neurotransmitter, der für die Bewegungssteuerung verantwortlich ist. Beeinträchtigungen hinsichtlich der posturalen Kontrolle und des Gangs sind hier die kardinalen Symptome, die das Sturzrisiko deutlich erhöhen [68]. Die Fußsensorik ist bei Parkinsonpatienten signifikant reduziert, und diese Reduzierung scheint in Verbindung mit motorischen Defiziten der Patienten zu stehen [59].

Im Zusammenwirken können die sensorischen und motorischen Einschränkungen, insbesondere in fortgeschrittenen Stadien der beschriebenen Erkrankungen, die Balance und die Gehfähigkeit so beeinträchtigen, dass die Betroffenen deutlich weniger mobil sind. Es zeigt sich, dass neben der notwendigen medikamentösen Therapie eine Intervention, die an der Behandlung einer der beschriebenen Komponenten, hier der Fußsensorik, ansetzt, nur eine begrenzte Wirkung haben kann. Ferner müssen die zuvor beschriebenen Faktoren, die einen allgemeinen Einfluss auf die Fußsensorik haben können, berücksichtigt werden, um beurteilen zu können, ob und wie die Intervention nutzbringend für den Patienten ist. Nichtsdestotrotz sollte jeder Therapeut dem Patienten jede Therapieoption eröffnen, zu der es Hinweise für eine mögliche positive Beeinflussung der Balance und des Gangs und damit möglicherweise der Mobilität gibt. Auch sollten insbesondere forschungsinteressierte Therapeuten im Feld der Neurorehabilitation praktische Erfahrungen mit dem Einsatz strukturierter/stimulierender Einlagen bei Patienten mit Parkinson und Multiple Sklerose machen, sodass sich möglicherweise wichtige Fragestellungen ergeben, die dann in Forschungsarbeiten bearbeitet werden können. Hier zeigt sich bei Betrachtung der geringen Anzahl der bisher durchgeführten Studien mit überwiegend geringer methodischer Qualität der hohe Bedarf an randomisierten, kontrollierten Studien.

3.10
Ausblick

Angesichts weniger Studien mit geringer Qualität zum Einfluss strukturierter Einlagen auf die Balance und den Gang bei Patienten mit Multipler Sklerose und Parkinson sollten in Zukunft randomisierte kontrollierte Studien durchgeführt werden, die die Wirkung der Einlagen über einen Zeitraum von mindestens sechs Wochen mit einem adäquaten Nachuntersuchungszeitraum untersuchen. Auch sollte dabei zu allen Messzeitpunkten die Druck- und Vibrationssensorik des Fußes quantifiziert werden, da sonst keine Zusammenhänge zwischen somatosensorischen und motorischen Veränderungen erfasst werden können. Da bisher der Schwerpunkt auf biomechanische Ergebnisparameter ge-

legt wurde und diese eher marginal zu sein scheinen, sollte ferner untersucht werden, inwieweit die Mobilität im Alltag und die Lebensqualität durch das Tragen strukturierter Einlagen beeinflusst werden. Hier sollten Messungen der Schrittaktivität im Verlauf des Tages durchgeführt und Fragebogenerhebungen zur Mobilität und Lebensqualität angewendet werden.

Literatur

1. Aboutorabi A., Bahramizadeh M, Arazpour M, Fadayevatan R, Farahmand F, Curran S, Hutchins SW. A systematic review of the effect of foot orthoses and shoe characteristics on balance in healthy older subjects. Prosthet Orthot Int 2016; 40(2): 170–181.
2. Ackerley R, Saar K, McGlone F, Backlund Wasling H. Quantifying the sensory and emotional perception of touch: differences between glabrous and hairy skin. Front Behav Neurosci 2014; 8: 34.
3. Alfuth M, Rosenbaum D. Are diurnal changes in foot sole sensation dependent on gait activity? Neurosci Lett 2011a; 504(3): 247–251.
4. Alfuth M, Rosenbaum D. Long distance running and acute effects on plantar foot sensitivity and plantar foot loading. Neurosci Lett 2011e; 503(1): 58–62.
5. Alfuth M, Rosenbaum D. Effects of changes in plantar sensory feedback on human gait characteristics: a systematic review. Footwear Science 2012; 4(1): 1–22.
6. Allet L., Armand S, de Bie RA, Pataky Z, Aminian K, Herrmann FR, de Bruin ED. Gait alterations of diabetic patients while walking on different surfaces. Gait Posture 2009; 29(3): 488–493.
7. Aniss AM, Gandevia SC, Burke D. Reflex responses in active muscles elicited by stimulation of low-threshold afferents from the human foot. J Neurophysiol 1992; 67(5): 1375–1384.
8. Belanger M, Patla AE. Corrective responses to perturbation applied during walking in humans. Neurosci Lett 1984; 49(3): 291–295.
9. Belanger M, Patla AE. Phase-dependent compensatory responses to perturbation applied during walking in humans. J Mot Behav 1984; 19(4): 434–453.
10. Blanchard C, Roll R, Roll JP, Kavounoudias A. Combined contribution of tactile and proprioceptive feedback to hand movement perception. Brain Res 2011; 1382: 219–229.
11. Collins S, Visscher P, De Vet HC, Zuurmond WW, Perez RS. Reliability of the Semmes Weinstein Monofilaments to measure coetaneous sensibi-

lity in the feet of healthy subjects. Disabil Rehabil 2010; 32(24): 2019–2027.

12. Compston A, Coles A. Multiple sclerosis. Lancet 2002; 359(9313): 1221–1231.

13. Corbin DM, Hart JM, McKeon PO, Ingersoll CD, Hertel J. The effect of textured insoles on postural control in double and single limb stance. J Sport Rehabil 2007; 16(4): 363–372.

14. Dietz V, Duysens J. Significance of load receptor input during locomotion: a review. Gait Posture 2000; 11(2): 102–110.

15. Dietz V, Muller R, Colombo G. Locomotor activity in spinal man: significance of afferent input from joint and load receptors. Brain 2002; 125(Pt 12): 2626–2634.

16. Dixon J, Hatton AL, Robinson J, Gamesby-Iyayi H, Hodgson D, Rome K, . . . Martin DJ. Effect of textured insoles on balance and gait in people with multiple sclerosis: an exploratory trial. Physiotherapy 2014; 100(2): 142–149.

17. Do MC, Bussel B, Breniere Y. Influence of plantar cutaneous afferents on early compensatory reactions to forward fall. Exp Brain Res 1990; 79(2): 319–324.

18. Duysens J, van Wezel BM, van de Crommert HW, Faist M, Kooloos JG. The role of afferent feedback in the control of hamstrings activity during human gait. Eur J Morphol, 1998; 36(4–5): 293–299.

19. Dyck PJ, O Brien PC, Kosanke JL, Gillen DA, Karnes JL. A 4, 2, and 1 stepping algorithm for quick and accurate estimation of cutaneous sensation threshold. Neurology 1993; 43(8): 1508–1512.

20. Eils E, Behrens S, Mers O, Thorwesten L, Volker K, Rosenbaum D. Reduced plantar sensation causes a cautious walking pattern. Gait Posture 2004; 20(1): 54–60.

21. Eils E, Nolte S, Tewes M, Thorwesten L, Volker K, Rosenbaum D. Modified pressure distribution patterns in walking following reduction of plantar sensation. J Biomech 2002; 35(10): 1307–1313.

22. Fallon JB, Bent LR, McNulty PA, Macefield VG. Evidence for strong synaptic coupling between single tactile afferents from the sole of the foot and motoneurons supplying leg muscles. J Neurophysiol 2005; 94(6): 3795–3804.

23. Fitzpatrick R, McCloskey DI. Proprioceptive, visual and vestibular thresholds for the perception of sway during standing in humans. J Physiol 1994; 478 (Pt 1): 173–186.

24. Forth KE, Layne CS. Background muscle activity enhances the neuromuscular response to mechanical foot stimulation. Am J Phys Med Rehabil 2007; 86(1): 50–56.

25. Hatton AL, Dixon J, Rome K, Newton JL, Martin DJ. Altering gait by way of stimulation of the plantar surface of the foot: the immediate effect

of wearing textured insoles in older fallers. J Foot Ankle Res 2012; 5: 11.

26. Hennig EM, Sterzing T. Sensitivity mapping of the human foot: thresholds at 30 skin locations. Foot Ankle Int 2009; 30(10): 986–991.

27. Hohne A, Ali S, Stark C, Bruggemann GP. Reduced plantar cutaneous sensation modifies gait dynamics, lower-limb kinematics and muscle activity during walking. Eur J Appl Physiol 2012; 112(11): 3829–3838.

28. Hohne A, Stark C, Bruggemann GP. Plantar pressure distribution in gait is not affected by targeted reduced plantar cutaneous sensation. Clin Biomech, Bristol, Avon 2009; 24(3): 308–313.

29. Hohne A, Stark C, Bruggemann GP, Arampatzis A. Effects of reduced plantar cutaneous afferent feedback on locomotor adjustments in dynamic stability during perturbed walking. J Biomech 2011; 44(12): 2194–2200.

30. Horak FB, Nashner LM, Diener HC. Postural strategies associated with somatosensory and vestibular loss. Exp Brain Res 1990; 82(1): 167–177.

31. Hubble RP, Naughton GA, Silburn PA, Cole MH. Wearable sensor use for assessing standing balance and walking stability in people with Parkinson's disease: a systematic review. PLoS One 2015; 10(4): e0123705.

32. Jeng C, Michelson J, Mizel M. Sensory thresholds of normal human feet. Foot Ankle Int 2000; 21(6): 501–504.

33. Jenkins ME, Almeida QJ, Spaulding SJ, van Oostveen RB, Holmes JD, Johnson AM, Perry SD. Plantar cutaneous sensory stimulation improves single-limb support time, and EMG activation patterns among individuals with Parkinson's disease. Parkinsonism Relat Disord 2009; 15(9): 697–702.

34. Johnson KO. The roles and functions of cutaneous mechanoreceptors. Curr Opin Neurobiol 2001; 11(4): 455–461.

35. Kalron A, Pasitselsky D, Greenberg-Abrahami M, Achiron A. Do textured insoles affect postural control and spatiotemporal parameters of gait and plantar sensation in people with multiple sclerosis? PM R, 2015; 7(1): 17–25.

36. Kavounoudias A, Roll R, Roll JP. The plantar sole is a ‚dynamometric map' for human balance control. Neuroreport 1998; 9(14): 3247–3252.

37. Kavounoudias A, Roll R, Roll JP. Specific whole-body shifts induced by frequency-modulated vibrations of human plantar soles. Neurosci Lett 1999; 266(3): 181–184.

38. Kavounoudias A, Roll R, Roll JP. Foot sole and ankle muscle inputs contribute jointly to human erect posture regulation. J Physiol 2001; 532(Pt 3): 869–878.

39. Kelleher KJ, Spence WD, Solomonidis S, Apatsidis D. The effect of textured insoles on gait patterns of people with multiple sclerosis. Gait Posture 2010; 32(1): 67–71.

40. Kennedy PM, Inglis JT. Distribution and behaviour of glabrous cutaneous receptors in the human foot sole. J Physiol 2002; 538(Pt 3): 995–1002.

41. Layne CS, Forth KE, Baxter MF, Houser JJ. Voluntary neuromuscular activation is enhanced when paired with a mechanical stimulus to human plantar soles. Neurosci Lett 2002; 334(2): 75–78.

42. Ludwig O, Quadflieg R, Koch M. Einfluss einer Sensomotorischen Einlage auf die Aktivität des M. peroneus longus in der Standphase. Dtsch Z Sportmed 2013; 64: 77–82.

43. Maki BE, Perry SD, Norrie RG, McIlroy WE. Effect of facilitation of sensation from plantar foot-surface boundaries on postural stabilization in young and older adults. J Gerontol A Biol Sci Med Sci 1999; 54(6): M281–287.

44. McGlone F, Reilly D. The cutaneous sensory system. Neurosci Biobehav Rev 2010; 34(2): 148–159.

45. Meyer PF, Oddsson LI, De Luca CJ. Reduced plantar sensitivity alters postural responses to lateral perturbations of balance. Exp Brain Res 2004a; 157(4): 526–536.

46. Meyer PF, Oddsson LI, De Luca CJ. The role of plantar cutaneous sensation in unperturbed stance. Exp Brain Res 2004b; 156(4): 505–512.

47. Mildren RL, Strzalkowski ND, Bent LR. Foot sole skin vibration perceptual thresholds are elevated in a standing posture compared to sitting. Gait Posture 2016; 43: 87–92.

48. Moher D, Hopewell S, Schulz KF, Montori V, Gotzsche PC, Devereaux PJ, . . . Consort. CONSORT 2010 explanation and elaboration: updated guidelines for reporting parallel group randomised trials. Int J Surg 2012; 10(1): 28–55.

49. Nielsen JB, Sinkjaer T. Afferent feedback in the control of human gait. J Electromyogr Kinesiol 2002; 12(3): 213–217.

50. Nigg BM, Nurse MA, Stefanyshyn DJ. Shoe inserts and orthotics for sport and physical activities. Med Sci Sports Exerc 1999; 31(7 Suppl): S421–428.

51. Nordin M. Low-threshold mechanoreceptive and nociceptive units with unmyelinated (C) fibres in the human supraorbital nerve. J Physiol 1990; 426: 229–240.

52. Novak P, Novak V. Effect of step-synchronized vibration stimulation of soles on gait in Parkinson's disease: a pilot study. J Neuroeng Rehabil 2006; 3: 9.

53. Nurse MA, Hulliger M, Wakeling JM, Nigg BM, Stefanyshyn DJ. Changing the texture of foot-

wear can alter gait patterns. J Electromyogr Kinesiol 2005; 15(5): 496–506.

54. Nurse MA, Nigg BM. The effect of changes in foot sensation on plantar pressure and muscle activity. Clin Biomech Bristol, Avon 2001; 16(9): 719–727.

55. O'Neill J, McCann SM, Lagan KM. Tuning fork (128 Hz) versus neurothesiometer: a comparison of methods of assessing vibration sensation in patients with diabetes mellitus. Int J Clin Pract 2006; 60(2): 174–178.

56. Olausson H, Wessberg J, Morrison I, McGlone F, Vallbo A. The neurophysiology of unmyelinated tactile afferents. Neurosci Biobehav Rev 2010; 34(2): 185–191.

57. Perry SD. Evaluation of age-related plantar-surface insensitivity and onset age of advanced insensitivity in older adults using vibratory and touch sensation tests. Neurosci Lett 2006; 392(1–2): 62–67.

58. Perry SD, Radtke A, McIlroy WE, Fernie GR, Maki BE. Efficacy and effectiveness of a balance-enhancing insole. J Gerontol A Biol Sci Med Sci 2008; 63(6): 595–602.

59. Pratorius B, Kimmeskamp S, Milani TL. The sensitivity of the sole of the foot in patients with Morbus Parkinson. Neurosci Lett 2003; 346(3): 173–176.

60. Qiu F, Cole MH, Davids KW, Hennig EM, Silburn PA, Netscher H, Kerr GK. Effects of textured insoles on balance in people with Parkinson's disease. PLoS One 2013; 8(12): e83309.

61. Ritchie C, Paterson K, Bryant AL, Bartold S, Clark RA. The effects of enhanced plantar sensory feedback and foot orthoses on midfoot kinematics and lower leg neuromuscular activation. Gait Posture 2011; 33(4): 576–581.

62. Rolke R, Baron R, Maier C, Tolle TR, Treede RD, Beyer A, . . . Wasserka B. Quantitative sensory testing in the German Research Network on Neuropathic Pain (DFNS): standardized protocol and reference values. Pain 2006; 123(3): 231–243.

63. Rolke R, Magerl W, Campbell KA, Schalber C, Caspari S, Birklein F, Treede RD. Quantitative sensory testing: a comprehensive protocol for clinical trials. Eur J Pain 2006; 10(1): 77–88.

64. Roll R, Kavounoudias A, Roll JP. Cutaneous afferents from human plantar sole contribute to body posture awareness. Neuroreport 2002; 13(15): 1957–1961.

65. Rossi A, Decchi B. Flexibility of lower limb reflex responses to painful cutaneous stimulation in standing humans: evidence of load-dependent modulation. J Physiol 1994; 481 (Pt 2): 521–532.

66. Roudaut Y, Lonigro A, Coste B, Hao J, Delmas P, Crest M. Touch sense: functional organization and molecular determinants of mechanosensi-

tive receptors. Channels (Austin) 2012; 6(4): 234–245.

67. Schaible HG, Schmidt RF. Nozizeption und Schmerz. In: Physiologie des Menschen. 29. Auflage, Springer Medizin Verlag: Heidelberg 2005.

68. Shulman LM, Gruber-Baldini AL, Anderson KE, Vaughan, CG, Reich SG, Fishman PS, Weiner WJ. The evolution of disability in Parkinson disease. Mov Disord 2008; 23(6): 790–796.

69. Snyder BA, Munter AD, Houston MN, Hoch JM, Hoch MC. Interrater and Intrarater Reliability of the Semmes-Weinstein Monofilament 4-2-1 Stepping Algorithm. Muscle Nerve 2015.

70. Steinberg N, Waddington G, Adams R, Karin J, Tirosh O. Use of a Textured Insole to Improve the Association Between Postural Balance and Ankle Discrimination in Young Male and Female Dancers. Med Probl Perform Art 2015; 30(4): 217–223.

71. Steinberg N, Waddington G, Adams R, Karin J, Tirosh O. The effect of textured ballet shoe insoles on ankle proprioception in dancers. Phys Ther Sport 2016; (17): 38–44.

72. Sterzing T. Sensomotorik und Sensibilität des Fußes in Sport und Bewegung. Orthopädieschuhtechnik 2011; (10): 34–39.

73. Taube W, Gollhofer A. Postural control and balance training. In: Routledge Handbook of Motor Control and Motor Learning. Routledge International Handbooks: Abingdon, Oxon 2012.

74. Tax AA, Van Wezel BM, Dietz V. Bipedal reflex coordination to tactile stimulation of the sural nerve during human running. J Neurophysiol 1995; 73(5): 1947–1964.

75. Taylor AJ, Menz HB, Keenan AM. Effects of experimentally induced plantar insensitivity on forces and pressures under the foot during normal walking. Gait Posture 2004; 20(3): 232–237.

76. Thoumie P, Do MC. Changes in motor activity and biomechanics during balance recovery following cutaneous and muscular deafferentation. Exp Brain Res 1996; 110(2): 289–297.

77. Uszynski M, Purtill H, Coote S. Relationship between foot vibration threshold and walking and balance functions in people with Multiple Sclerosis (PwMS). Gait Posture 2015; 41(1): 228–232.

78. Vallbo A, Olausson H, Wessberg J, Norrsell U. A system of unmyelinated afferents for innocuous mechanoreception in the human skin. Brain Res 1993; 628(1–2): 301–304.

79. Vallbo AB, Olausson H, Wessberg J. Unmyelinated afferents constitute a second system coding tactile stimuli of the human hairy skin. J Neurophysiol 1999; 81(6): 2753–2763.

80. Van Wezel BM, Ottenhoff FA, Duysens J. Dynamic control of location-specific information in tactile cutaneous reflexes from the foot during human walking. J Neurosci 1997, 17(10): 3804–3814.

81. van Wezel BM, van Engelen BG, Gabreels FJ, Gabreels-Festen AA, Duysens J. Abeta fibers mediate cutaneous reflexes during human walking. J Neurophysiol 2000; 83(5): 2980–2986.

82. Wiggermann NE, Werner RA, Keyserling WM. The effect of prolonged standing on touch sensitivity threshold of the foot: a pilot study. PM R 2012; 4(2): 117–122.

83. Wilson ML, Rome K, Hodgson D, Ball P. Effect of textured foot orthotics on static and dynamic postural stability in middle-aged females. Gait Posture 2008; 27(1): 36–42.

84. Zehr EP, Stein RB. What functions do reflexes serve during human locomotion? Prog Neurobiol 1999; 58(2): 185–205.

85. Zimmermann M. Das somatoviszerale sensorische System. In: Physiologie des Menschen. 29. Auflage, Springer Medizin Verlag: Heidelberg 2005.

4
Funktionelle Elektrostimulation in Therapie und Alltag

T. Böing

4.1
Einleitung

In Deutschland erleiden jedes Jahr über 270.000 Menschen einen Schlaganfall, knapp 25 % davon sind Rezidive. Ein weiterer großer Teil an Patienten lebt mit Multipler Sklerose, Schädel-Hirn-Trauma, inkompletten Rückenmarkverletzungen sowie anderen Beeinträchtigungen des Nervensystems. Diese Krankheitsbilder beeinflussen auf psychischer, sozialer und physischer Ebene nachhaltig. Bei den physischen Komponenten sind oftmals deutliche Funktionseinschränkungen der Hände, Arme und Beine zu beobachten. Das typische Gangbild bei ausgeprägter Fußheberschwäche zeigt in der Schwungbeinphase zumeist einen plantarflektierten Fuß in ausgeprägter Supinationsstellung, kombiniert mit einer Zirkumduktion in der Hüfte (Wernicke-Mann-Gangbild).

Insbesondere Patienten nach Schlaganfall zeigen häufig eine ausgeprägte Fußheberschwäche, dadurch bedingt ein erhöhtes Sturzrisiko sowie reduzierte Gehgeschwindigkeit und Gehstrecke. Drei Monate nach einem Schlaganfall ist bei 25 % der Patienten ein vollständiger Verlust der Fuß- und Beinfunktionen zu beobachten, bei knapp 70 % sind sie massiv beeinträchtigt; soziale Isolation entwickelt sich durch eine drastisch reduzierte Teilhabe am sozialen Le-

ben. Aus diesem Grunde stehen nicht nur die »Körperfunktionen und -strukturen« im Fokus einer Hilfsmittelversorgung, sondern gemäß der International Classification of Functioning, Disability, and Health **(Abb. 4.1)** mindestens gleichbedeutend die damit korrespondierenden Felder »Partizipation« und »Aktivität« [30].

Weiterhin war man über viele Jahre hinweg davon überzeugt, dass Patienten nach Schlaganfall bei ihrer Genesung lediglich ein bestimmtes »motorisches Plateau« erreichen können und dass darüber hinaus keine deutlichen Verbesserungen mehr möglich sind. Inzwischen ist jedoch bekannt, dass sich große Fortschritte sehr wohl auch später noch realisieren lassen. Zudem ist die weitläufige Meinung, dass jüngere und junge Menschen von therapeutischen Maßnahmen profitieren, inzwischen als schlichtweg falsch nachgewiesen worden: Ältere und alte Patienten zeigen ein mindestens gleichwertiges Therapiepotenzial und profitieren ebenfalls in einem sehr hohen Maße von therapeutischen Maßnahmen [11].

In der Regel werden Schlaganfallpatienten im Rahmen der Physiotherapie mit klassischen neurophysiologischen Techniken behandelt, wobei es allerdings keine Überlegenheit bestimmter Techiken gibt. Es ist somit für das Outcome unerheblich, ob Patienten nach Bobath, PNF, Vojta oder mithilfe anderer therapeutischer Techniken behandelt werden

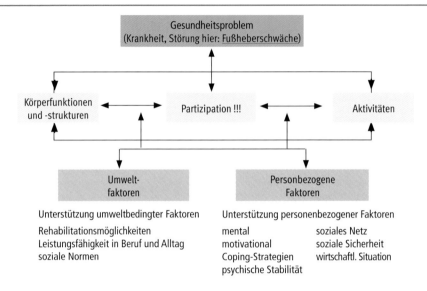

Abb. 4.1: Internationale Klassifikation der Funktionsfähigkeit, Behinderung und Gesundheit (ICF)

[18]. Vielmehr hat die Evidenz zugunsten bewegungstherapeutischer Interventionen deutlich zugenommen [6, 13, 17], ebenso konnte die Notwendigkeit eines weiterführenden, kraftorientierten ADL-Trainings nachgewiesen werden [5]. Um diesen aktivitätsfördernden Inhalten Folge leisten zu können, bedarf es individueller und patientenzentrierter Hilfsmittellösungen, die sowohl den Schweregrad der Fußheberschwäche als auch das Aktivitätsniveau des Patienten widerspiegeln. Diese Anforderungen erfüllen moderne Orthesen, die gezielt adaptiert werden können und damit ein dynamisches und physiologisches Gangbild durch den flexiblen Vorfuß- und Fersenbereich ermöglichen.

4.2
Funktionelle Elektrostimulation: Technik und Wirkmechanismus

Bei der Versorgung mit Orthesen ist es nach heutigem Kenntnisstand zweitrangig uner-

heblich, ob es sich um eine periphere oder zentralnervöse Indikation handelt. Während die funktionelle Elektrostimulation (FES) bei peripheren Lähmungen aufgrund anderer notwendiger Parameter zur Muskelstimulation klinisch noch nicht ausreichend erprobt wurde, hat sie sich bei zentralnervösen Diagnosen als möglicherweise sinnvolle Therapie- und Versorgungsoption etabliert [22]. Moderne FES-Systeme verbinden neueste medizinisch-technische Optionen mit therapeutischem Know-how und bieten in der Versorgung betroffener Patienten neue Perspektiven. Gütekriterien dieser Systeme sind:
- möglichst drahtlos,
- einhändig anzulegen,
- eindeutig zu repositionieren,
- für jeden einzelnen Patienten individuell konfigurierbar.

Zudem sind die meisten dieser Systeme leicht und unauffällig. Sie werden direkt am Körper getragen, können je nach Bedarf vom Patienten und Therapeuten ein- oder ausgeschaltet werden und sind sowohl für die stationäre und

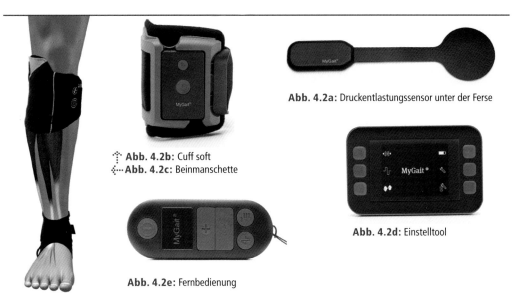

Abb. 4.2a: Druckentlastungssensor unter der Ferse

✧ **Abb. 4.2b:** Cuff soft
✧···**Abb. 4.2c:** Beinmanschette

Abb. 4.2d: Einstelltool

Abb. 4.2e: Fernbedienung

Abb. 4.2: Elemente eines modernen FES-Sytems

ambulante Rehabilitation als auch für den alltäglichen Einsatz im Privatbereich geeignet. Ein Druckentlastungssensor **(Abb. 4.2a)** unter der Ferse des betroffenen Beins signalisiert der Beinmanschette **(Abb. 4.2c)**, ob sich die Ferse auf dem Boden oder in der Luft befindet und wann die Stimulation somit erforderlich ist. Der Nervus peronaeus communis und der Musculus tibialis anterior werden in der Schwungbeinphase der betroffenen Extremität mittels der in der Manschette befindlichen Elektroden angesteuert und sorgen für eine ausbalancierte Eversion/Dorsalextension des Fußes. Mithilfe eines speziellen Einstelltools werden die patientenspezifischen Parameter konfiguriert **(Abb. 4.2d)**, sodass in jeder Schwungbeinphase eine zuverlässige Stimulation ausgelöst wird. Über die Fernbedienung **(Abb. 4.2e)** kann der Patient das Gerät bequem ein- und ausschalten sowie bei Bedarf die Stimulation in einem vorab definierten Stimulationsfenster nachregulieren.

Sofern ein Patient für die FES geeignet ist, lassen sich mithilfe der Oberflächen-Elektro-

stimulation hervorragende Versorgungsergebnisse erzielen:

- Verbesserung der Gangsicherheit und Stabilität auf ebenem, unebenem Terrain sowie Treppen und schrägen Ebenen infolge verbesserter Sprunggelenksstabilität,
- Reduktion des Sturzrisikos,
- Verbesserung der lokalen Blutzirkulation,
- Vermeidung oder Verzögerung einer Atrophie,
- Wiedererlernen motorischer Abläufe,
- Aufrechterhaltung bzw. Erweiterung des Bewegungsumfangs im Knie- und Sprunggelenk,
- verbesserte Knie- und Hüftkontrolle,
- Verbesserung des Physiological Cost Index,
- Verlängerung der Gehstrecke bei gleichzeitig ökonomischerem Gangbild
[1, 4, 8, 9, 10, 12, 14, 20, 24, 25, 26, 29].

Mögliche Nebenwirkungen der FES sind Hautirritationen im Bereich der Elektrodenapplikation und Stimulationssensitivität. Ebenso sollte sie keine Anwendung finden bei kognitiven Einschränkungen des Patienten

Tab. 4.1: Levels of Evidence

Level	Racing	Description
1a	Strong	The findings were supported by the results from a meta-analysis, when available or from the **results of 2 or more RCTs of at least »fair« quality.**
1b	Moderat	The findings were supported by **a single RCT of at least »fair« quality.**
2	Limited	The findings were supported by **at least one non-experimental study** with a minimum of 10 subjects in each arm (nonrandomized CT, cohort studies etc.).
3	Consensus	In the absence of evidence, **agreement by a group of experts** on the appropriate treatment course. Consensus opinion is regarded as the lowest form of evidence. As such, it is arguably not considered evidence at all.
4	Conflicting	**Disagreement between the findings of at least 2 RCTs.** Where there were more than 4 RCTs and the results of only one was conflicting, the conclusion was based oj the results of the majority of the studies, unless the study with conflicting results was of higher quality.

und Schwierigkeiten bei der Repositionierung.

Falls letztgenannte Aspekte jedoch nicht zutreffen, stellt die Oberflächenstimulation eine hervorragend geeignete Therapieoption dar.

4.3
Probleme der Leitliniensystematik

Die eingangs geforderte stärkere Gewichtung der ICF-Felder »Partizipation« und »Aktivität« spiegelt sich in den patientenzentrierten Beurteilungen der Versorgung mit FES wider [3]. Der FES-Versorgungsansatz beinhaltet somit funktionelle, edukative und psychosoziale Aspekte, wie wir sie aus dem Bereich der Sport- und Bewegungstherapie bereits kennen, wo sie sich nachhaltig bewährt haben [28]. Ungeachtet dessen kommen die Autoren der im Dezember 2015 publizierten DGNR-Leitlinie für die Rehabilitation der Mobilität nach Schlaganfall (ReMoS) zu einem niedrigen bis schwachen Empfehlungsgrad für die FES [7], während die kanadische Arbeitsgruppe um Teasell et al. von einem Evidenzlevel 1a (strong) spricht [27] **(Tab. 4.1).** Gründe für diese deutlich voneinander abweichenden Ergebnisse sind möglicherweise

■ ein heterogener Interpretationsspielraum in der GRADE-Methodik: Jeder Gutachter unterscheidet individuell in der stufenweisen Beurteilung nach folgenden Kriterien:
  – Qualität der Evidenz bezüglich jedes wichtigen Outcomes aller verfügbaren Studien?
  – Welche Outcomes sind entscheidend?
  – Abschließende Qualitätsbeurteilung der Evidenz für alle entscheidenden Outcomes?
  – Abwägung von Nutzen und Schaden?
  – Stärke der Empfehlung?
■ Berücksichtigung unterschiedlicher Zeitfenster relevanter FES-Studien.

Hier zeigt sich die große Schwierigkeit in der Systematik von Leitlinien: Eine einzelne Studie kann zwar Evidenzlevel 1a erreichen, wenn jedoch zu einer bestimmten Intervention nur diese eine randomisierte kontrollierte Studie existiert, kommt insgesamt nur eine niedrige bis schwache Empfehlung heraus. Eine starke Empfehlung hingegen kann und darf nur ausgesprochen werden, wenn entsprechende Metaanalysen von qualitativ hochrangigen Studien mit diesem Ergebnis vorliegen oder ein systematisches Review von qualitativ hochrangigen Studien zu dieser Intervention, alle mit dem gleichen Ergebnis, diesen Schluss zulässt.

Sollen dann sogar noch individuelle, patientenzentrierte Ergebnisse berücksichtigt werden (PRO = Patient Reported Outcome), kann es zu deutlichen Abweichungen von Leitlinien oder Evidenzniveaus kommen.

4.4 Gütekriterien der funktionellen Elektrostimulation

Zusammenfassend betrachtet gelten bei der Versorgung mit funktioneller Elektrostimulation folgende Gütekriterien:

- eine sorgfältige Anamnese mit Überprüfung der Indikationskriterien,
- eine systematische, wissenschaftliche Evidenz in Kombination mit individueller klinischer Empirie [15, 23],
- eine individuelle, auf die Bedürfnisse des Patienten abgestimmte Therapie [21],
- die Umsetzung in adäquaten Kompetenznetzen und Versorgungsinstitutionen [19]
- sowie eine sorgfältige und transparente Dokumentation.

Aus aktuellen Publikationen ist bekannt, dass Patienten zeitnah mobilisiert werden sollten, wobei »je früher, desto besser« kritisch zu hinterfragen ist [2]. Trotz bestehender Fußheberschwäche kann – sobald der Patient dafür geeignet ist – eine zeitnahc Mobilisation mithilfe bewährter orthetischer Versorgungen, aber auch durch die Verwendung funktioneller Elektrostimulation unterstützt und abgesichert werden. Hilfsmittel wirken vermutlich dabei umso besser, je früher sie zum Einsatz kommen, und können den Patienten zu deutlich mehr Teilhabe und Aktivität verhelfen.

Literatur

1. Awad LN, Reisman DS, Kesar TM, Binder-Macleod S. Targeting Paretic Propulsion To Improve Post-Stroke Walking Function: A Preliminary Study. Arch Phys Med Rehabil 2014; 95(5): 840–848.
2. Bernhardt J, Langhorne P, Lindley RI, Thrift AG, Ellery F, Collier J, Churilov L, Moodie M, Dewey H, Donnan G. Efficacy and safety of very early mobilisation within 24 h of stroke onset (AVERT): a randomised controlled trial. Lancet 2015; 386(9988): 46–55.
3. Böing T. Hilfsmittelversorgungen bei ZNS-bedingter Peroneusparese im ICF-Fokus von Aktivität und Teilhabe. Vortrag DGNR-Jahrestagung, Singen 2014.
4. Burridge J, Taylor P, Hagan S, Wood D, Swain I. The effects of common peroneal nerve stimulator on the effort and speed of walking: a randomized controlled clinical trial with chronic hemiplegic patients. Clin Rehabil 1997; 11: 201–210.
5. Carvalho C, Sunnerhagen K, Willén C. Walking performance and muscle strength in the later stage post-stroke: a nonlinear relationship. Arch Phys Med Rehabil 2013; 94(5): 845–850.
6. Cumming T, Thrift A, Collier J, Churilov L, Dewey H, Donnan G, Bernhardt J. Very early mobilization after stroke fast-tracks return to walking: further results from the phase II AVERT randomized controlled trial. Stroke 2011; 42(1): 153–158.
7. Dohle C, Quintern J, Saal S, Stephan KM, Tholen R, Wittenberg H. Rehabilitation der Mobilität nach Schlaganfall (ReMoS). Neurol Rehabil 2015; 21(7): 355–494.
8. Everaert D, Stein R, Abrams G, Dromerick A, Francisco G, Hafner B, Huskey T, Munin M, Nolan K, Kufta V. Effect of a Foot-Drop Stimulator and Ankle-Foot Orthosis on Walking Performance After Stroke : A Multicenter Randomized Controlled Trial. Neurorehabil Neural Repair 2013; 27(7): 579–591.
9. Kim JH, Kim Y, Kang HK, Jung KS, Chung Y, Hwang S. Functional electrical stimulation applied to gluteus medius and tibialis anterior corresponding gait cycle for stroke. Gait & Posture 2012; 36(1): 65–67.
10. Kluding P, Dunning K, O'Dell M, Wu S, Ginosian J, Feld J, McBride K. Foot Drop Stimulation Versus Ankle Foot Orthosis After Stroke. Stroke 2013; 44(6): 1660–1669.
11. Knecht S, Roßmüller J, Unrath M, Stephan KM, Berger K, Studer B. Old benefit as much as young patients with stroke from high-intensity neurorehabilitation: cohort analysis. J Neurol Neurosurg Psychiatry 2016; 87(5): 526–530.
12. Kottink A, Oostendorp L, Buurke J, Nene A, Hermens H, Ijzerman M. The orthotic effect of func-

tional electrical stimulation on the improvement of walking in stroke patients with a dropped foot: a systematic review. Artificial Organs 2014; 28: 577–586.

13. Kuyss S, Brauer S, Ada L. Higher-intensity treadmill walking during rehabilitation after stroke in feasible and not detrimental to walking pattern or quality: a pilot randomized trial. Clin Rehabil 2011; 25(4): 316–326.

14. Laufer Y, Ring H, Sprecher E, Hausdorff J. Gait in Individuals with Chronic Hemiparesis: One-Year Follow-up of the Effects of a Neuroprosthesis That Ameliorates Foot Drop. JNPT 2009; 33: 104–110.

15. Liepert J. Evidence-Based Methods in Motor Rehabilitation after Stroke. Fortschr Neurol Psychiatr 2012; (80): 388–393.

16. Mehrholz J, Elsner B, Werner C, Kugler J, Pohl M. Electromechanical-assisted training for walking after stroke. Cochrane Database of Systematic Reviews 2013; Issue 7. Art. No.: CD006185. DOI:10.1002/14651858.CD006185. pub3.

17. Pohl M, Mehrholz J, Ritschel C, Rückriem S. Speed-dependent treadmill training in ambulatory hemiparetic stroke patients: a randomized controlled trial. Stroke 2002; 33: 553–558.

18. Pollock A, Baer G, Pomeroy VM, Langhorne P. Physical rehabilitation approaches for the recovery of function and mobility following stroke. Cochrane Database of Systematic Reviews 2014; Issue 4. Art.No.: CD001920.DOI: 10.1002/14651858.CD001920.pub3.

19. Reese JP, Dodel R, Kolominsky-Rabas P. Neurologie. In: Pfaff H, Neugebauer E, Glaeske G, Schrappe M (Hrsg.). Lehrbuch Versorgungsforschung. Systematik – Methodik – Anwendung. Stuttgart 2011; Schattauer: 382–86.

20. Ring H, Treger I, Gruendlinger L, Hausdorff J. Neuroprosthesis for footdrop compared with an ankle-foot orthosis: effects on postural control during walking. Journal of Stroke and Cardiovascular Disease 2009; 18: 41–47.

21. Rothmann M, Burke L, Erickson P, Leidy N, Patrick D, Petrie C. Use of existing Patient Reported Outcome (PRO) instruments and their modification. PRO Task Force Report. Value Health 2009; 12: 1075–1083.

22. Schuhfried O, Crevenna R, Fialka-Moser V, Paternostro-Sluga T. Non-invasive neuromuscular electrical stimulation in patients with central nervous system lesions: an educational review. J Rehabil Med 2012; 44: 99–105.

23. Schupp W. DGRW-Update: Neurologie – Von empirischen Strategien hin zu evidenzbasierten Interventionen. Rehabilitation 2012; 50(6): 354–362.

24. Sheffler L, Taylor P, Gunzler D, Buurke J, Ijzerman M, Chae J. Randomized Controlled Trial of Surface Peroneal Nerve Stimulation for Motor Relearning in Lower Limb Hemiparesis. Archives of Physical Medicine and Rehabilitation 2013; 94: 1007–1014.

25. Springer S, Vatine JJ, Wolf A, Laufer Y. The effects of dual-channel functional electrical stimulation on stance phase sagittal kinematics in patients with hemiparesis. J Electromyogr Kinesiol 2013; 23: 476–482.

26. Taylor P, Burridge J, Dunkerley A, Lamb A, Wood D, Norton J. Patients' perceptions of the Odstock dropped foot stimulator (ODFS). Clinical Rehabilitation 1999; 13: 439–446.

27. Teasell R, Foley N, Salter K, Richardson M, Allen M, Hussein N, Bhogal S, Jutai J, Speechley M. Evidence-Based Review of Stroke Rehabilitation: executive summary, 16th edition (Online). www.ebrsr.com/sites/default/files/documents/executive-summary-srebr_final_16ed.pdf (Zugriff am 16.12.2016).

28. Vanden-Abeele J, Schüle K, Huber G. Wissenschaftliche Begründung der Sporttherapie. In: Schüle K, Huber G (Hrsg.). Grundlagen der Sporttherapie. Prävention, ambulante und stationäre Rehabilitation. München: Urban & Fischer 2000: 9–37.

29. Winter, T. Funktionelle Elektrostimulation in der Gangrehabilitation nach Schlaganfall. Neurol Rehabil 2011; 17(3): 266–267.

30. World Health Organization. International Classification of Functioning, Disability, and Health (ICF) 2001. www.who.int/classifications/icf/en/. (Zugriff am 28.11.2013) sites/default/files/documents/executive-summary-srebr_final_16ed.pdf (Zugriff am 16.12.2016).

31. Vanden-Abeele J, Schüle K, Huber G. Wissenschaftliche Begründung der Sporttherapie. In: Schüle K, Huber G (Hrsg.). Grundlagen der Sporttherapie. Prävention, ambulante und stationäre Rehabilitation. München: Urban & Fischer 2000: 9–37.

32. Winter, T. Funktionelle Elektrostimulation in der Gangrehabilitation nach Schlaganfall. Neurol Rehabil 2011; 17(3): 266–267.

33. World Health Organization. International Classification of Functioning, Disability, and Health (ICF) 2001. www.who.int/classifications/icf/en/ (Zugriff am 28.11.2016).

5
Neuroorthopädische Gangstörungen und aktivitätsfördernde Maßnahmen

R. Horst

5.1
Einführung

Aufrecht gehen zu können, ist eine der wesentlichen Fähigkeiten, die den Menschen auszeichnen. Sicheres und effizientes Gehen ermöglicht es dem Menschen, mit seiner Umwelt in Interaktion zu treten. Hierfür muss er in der Lage sein, sämtliche sensorische Informationen aufzunehmen und zu verarbeiten. Unter gesunden Umständen geschieht dies automatisch, d.h. weitestgehend ohne bewusste Kontrolle. Zudem erfordert effizientes, ökonomisches Gehen ein funktionsfähiges muskuloskelettales System. Einen Großteil der Informationen über die Stellung der Gelenke und Spannungszustände der Muskulatur, Faszien, Sehnen und Kapselstrukturen erhält das Gehirn über Mechanorezeptoren, dies beinhaltet auch die Position der Füße. Die stabile Basis ermöglicht die Aufrichtung des gesamten Körpers gegen die Schwerkraft (posturale Kontrolle). Diese ermöglicht eine unbewusste Kontrolle während des Gehens, damit der Mensch sich auf seine Umwelt konzentrieren kann, z.B. auf Verkehr achten, Gespräche führen, Hindernisse umgehen, und auf Unebenheiten und sowie plötzliche Veränderungen reagieren kann.

5.2
Strategien, um Stabilität beim Gehen zu gewährleisten

Da der Mensch bestrebt ist, sich nicht in Gefahr zu begeben, wählt er eine Strategie, die es ihm anhand seiner individuellen Potenziale ermöglicht, stabil zu bleiben. Wenn eine Gleichgewichtsstörung vorliegt, greift der Mensch – unabhängig von der Ursache – auf phylogenetisch ältere Muster zurück, um Stabilität beim Gehen wiederherzustellen. Bevor sich der Mensch in seiner Evolutionsgeschichte vor ca. 200.000 Jahren aufgerichtet hatte und sich zum bipedalen Fortbeweger entwickelte, musste er auch die Umwelt erkunden, um Nahrung zu suchen und um vor potenziellen Feinden zu fliehen. Unsere ersten Vorfahren stammen aus dem Wasser. Ohne Extremitäten stand lediglich der Rumpf zur Verfügung, um sich in diesem Medium fortzubewegen. Als die ersten Lebewesen das Land erreichten, erfolgte die Fortbewegung nach wie vor mit dem Rumpf, obwohl die rudimentären Extremitäten bereits angelegt waren. Für den Vierfüßler bildeten die Vorder- und Hinterpfoten den stabilen Fixpunkt, die Initiierung der Fortbewegung erfolgte durch den Rumpf. Erst als der Mensch sich aufrichtete, konnte er seine Hände als Greiforgan nutzen und Werkzeuge herstellen. Hierfür entwickelte sich die Funktion, den Daumen opponieren zu können, was strukturell zur Ausprägung des Daumensattelgelenks führte. Die Fähigkeit zu rennen, um zu jagen und vor Gefahren wegrennen zu können, wurde durch die Entwicklung des Großzehs und dessen langer Beugesehne ermöglicht. Diese Fähigkeiten mit den hierfür notwendigen strukturellen, anatomischen Entwicklungen haben sich in der Evolutionsgeschichte etwa zeitgleich abgespielt [21, 22]. Das was zuletzt kam, geht zuerst. Das heißt, die Fähigkeit, die intrinsische Hand- und Fußmuskulatur anzusteuern, ist im Falle einer Erkrankung am meisten beeinträchtigt und wird – nach Ausmaß der Pathologie – meist nicht vollständig wiedererlangt.

Bei Gangunsicherheiten können zwei grundsätzlich unterschiedliche Strategien zur Gewährleistung der Stabilität des Standbeines beobachtet werden: Abhängig vom individuellem Potenzial knickt entweder das Innengewölbe ein (Eversionstyp) oder die Außenfußkante wird beim Stehen und Gehen vermehrt belastet (Inversionstyp). Beide Fußfehlstellungen gehen mit weiter nach oben verlaufenden Kompensationsstrategien einher. Entweder

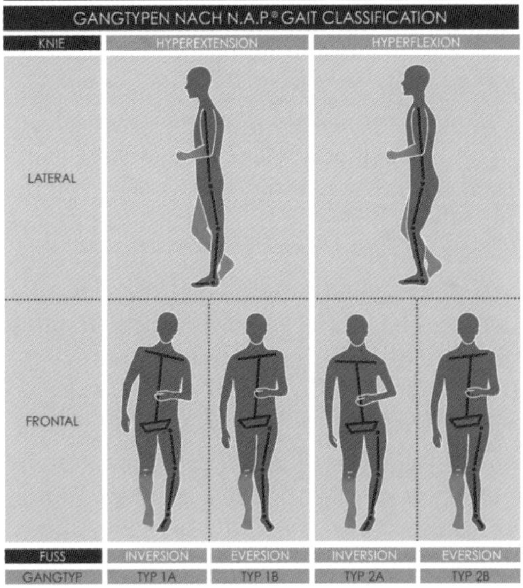

Abb. 5.1: Gangtypen nach N.A.P. Gait Classification [23]

wird das Knie vermehrt gebeugt oder vermehrt gestreckt (**Abb. 5.1**) [23]. Langfristig werden hierdurch Gelenke fehlbelastet, strukturelle Sekundärschäden folgen. Zudem verursacht dieser Verlust der posturalen Kontrolle, der mit der Unfähigkeit, sich auf verändernde Umweltbedingungen automatisch anpassen zu können, einhergeht, ein erhöhtes Sturzrisiko.

5.3
Biomechanische und neurophysiologische Voraussetzungen für Standbeinstabilität

Der stabile Vorfuß ist die Voraussetzung sowohl für die Hüftextension als auch für die Dorsalextension im oberen Sprunggelenk (Bewegung der Tibia über den Vorfuß) und die daraus resultierende kontrollierte Kniestreckung.

Die Stabilität des Großzehenballens wird durch die Aktivität der Mm. peronaei und der intrinsischen Fußmuskulatur gewährleistet. Der M. tibialis posterior richtet das mediale Fußgewölbe auf. Der stabile Vorfuß ermöglicht die Verlagerung des Körperschwerpunktes nach vorne oben, was durch die primäre Aktivität der Hüftextensoren und pelvitrochantäre Muskulatur erreicht wird. Die zweigelenkige ischiocrurale Muskulatur zieht die Tibia nach hinten oben und bewirkt eine Streckung im Knie.

Die Beschleunigung des kontralateralen Beines für die Schwungbeinphase bewirkt, dass die Tibia des Standbeines über den Vorfuß transportiert wird. Dies wird durch die exzentrische Aktivierung der Plantarflexoren stabilisiert. Das untere Sprunggelenk bewegt sich hierbei in Inversion (Talus rotiert nach außen auf dem stabilen Calcaneus). Die Aktivität der Mm. peronaei ist weiterhin wichtig, um der weiterlaufenden Bewegung Richtung Vorfußsupination entgegenzuwirken. Der zweigelenkige M. gastrocnemius zieht den

Femur nach hinten unten. Dieser passive Zügelmechanismus der ischiocruralen Muskulatur und des M. gastrocnemius erzeugt eine Streckung im Knie. Die Schwerkraft übt einen flexorisches Drehmoment auf das leicht flektierte Knie aus, das letztendlich durch die exzentrische Aktivierung des M. quadriceps stabilisiert werden muss [24].

5.4
Biomechanische und neurophysiologische Voraussetzungen für Schwungbeininitiierung

Die Plantarflexoren sind nicht nur wichtig für die Standbeinstabilität und die Vorwärtspropulsion des Körpers in der Abstoßphase, sondern auch für die Initiierung des Spielbeines [21]. Die Aktivität der langen Zehenflexoren, insbesondere des M. flexor hallucis longus und der Mm. peronaei im Zusammenspiel mit den Knieflexoren, ermöglichen die Fuß- und Zehenablösung in der initialen Schwungphase. Hierdurch werden sowohl die Hüftflexoren als auch der M. tibialis anterior vorgedehnt, sodass das Schwungbein automatisch nach vorne beschleunigt und der Fußrücken ohne viel Kraftaufwand nach dorsal angehoben wird. Ist die Extensionssynergie des Standbeines zu schwach, wird die nachfolgende Schwungbeinphase desselben Beines ebenfalls beeinträchtigt. In diesem Fall muss das Bein aktiv nach vorne angehoben werden. Dies erfordert Aufmerksamkeit und ist hinderlich für die Automatisierung des Gehens, was wiederum zur erhöhten Sturzgefahr beiträgt.

5.5
Mögliche Ursachen für Gangunsicherheit

Um sicher gehen zu können, muss der Mensch unterschiedliche Informationen aus der Peripherie aufnehmen, die nach zentral weitergeleitet werden, wo sie bewertet, selektiert, und mit vorherigen Erfahrungen integriert werden. Während dieses Prozesses vermittelt der Hirnstamm wiederum Nervenimpulse in die Peripherie, zu den Augen-, Kopf-, Nacken-, Rumpf- und Extremitätenmuskeln, mit dem Ziel, Gleichgewicht und das hierfür benötigte fokussierte Sehen zu gewährleisten. Der Cortex spielt hierbei auch eine Rolle. Aufgrund von vergangenen Erfahrungen, z. B. schon einmal auf einem unebenen oder glatten Boden gestürzt zu sein, wählt man ein entsprechendes Bewegungsmuster, um möglichst sicher gehen zu können. Fast jeder hat schon mal die Erfahrung gemacht, auf einem glatten Boden zu gehen. Man macht sich steif, um einen Sturz zu vermeiden. Die Erfahrung, dass diese motorische Strategie erfolgreich ist, führt dazu, dass sie gefestigt wird und bei wiederholten Gefahrensituationen hiervon Gebrauch gemacht werden kann. Sowohl periphere als auch zentrale Verletzungen oder Erkrankungen verursachen Gleichgewichtsstörungen oder bedeuten den Verlust der posturalen Kontrolle. Periphere Veränderungen beinhalten Verlust der Sensorik und des Lageempfindens, Schwäche der aufrichtenden Muskulatur und Muskelverkürzungen, die Gelenkfehlstellungen verursachen sowie Sehstörungen und/oder vestibuläre Störungen. Zentrale Verletzungen oder Erkrankungen (Upper Motor Neuron Syndrom = UMNS) verursachen eine Beeinträchtigung der Bewegung planenden und kontrollierenden Verarbeitungsprozesse sowie adaptive Prozesse peripherer Strukturen. Dietz und Berger haben bereits 1983 den Begriff der »Steifigkeit«, die durch eine Abnahme an Sarkomeren zustande kommt, beschrieben. Durch den Ausfall aktivierender Signale der zentralen motorischen Hirnzentren und den daraus resultierenden Muskelschwächen (Paresen) kommt es auch zu strukturellen Veränderungen der Muskelfasern [6]. Hufschmidt und Mauritz [11] haben in diesem Zusammenhang beschrieben, dass es zu einer Umwandlung von phasischen in tonische Muskelfasern kommen kann.

5.6 Schutzmechanismen

Erleidet der Mensch eine Verletzung, Erkrankung oder findet ein degenerativer Prozess statt, sei der primäre Ort des Geschehens zentral oder peripher, werden automatisch gesteuerte Mechanismen generiert, die dem Schutz des Organismus dienen. Zentrale Pathologien gehen mit Veränderungen in der Peripherie einher, und periphere Verletzungen verursachen zentrale Veränderungen. Somit sind alle Störungen letztendlich in einer neuro-orthopädischen Rückkoppelungsschleife!

Zunächst ist es für den Heilungsprozess wichtig, dass akut gefährdete Körperstrukturen ruhiggestellt werden. Hierfür werden über die direkte Verbindung des limbischen Systems mit dem vegetativen Nervensystem und dem Hormonsystem (z. B. über das Wechselspiel von Stress- und Wachstumshormonen) biochemische Prozesse automatisch in Gang gesetzt. Interessanterweise gibt es absteigende Nervenbahnen aus dem limbischen System, die direkten Zugang zu den Interneuronen auf Rückenmarksebene haben. Dies bedeutet, wenn z. B. Ruhigstellung, bzw. Stabilität notwendig sind – entweder, um Schmerzen oder um Stürze zu vermeiden –, erhalten Muskeln (Agonisten und Antagonisten) entsprechende Informationen, um Bewegung zu verhindern. Dies geschieht mehr oder weniger unbewusst, sodass Muskeln mit hohen tonischen Anteilen aktiviert werden und Muskeln mit primär phasischen Anteilen gehemmt werden. Zentrale Störungen wie Schlaganfall oder Schädel-Hirn-Traumata verursachen oft Symptome, die wie eine

Fußheberschwäche aussehen. Grund hierfür ist nicht wie oft vermutet wird eine Hyperaktivität der Plantarflexoren. Zudem weisen die Fußheber sogar des Öfteren ausreichende Kraft auf. Seit den Arbeiten von Dietz bzw. Benecke aus den 90ern ist klar, dass Ursache der zentralen Lähmung ganz überwiegend eine verminderte efferente zentrale Kontrolle ist [6]. Dies führt dann auch zu strukturellen Veränderungen der peripheren Muskeln. Die Plantarflexoren sind aufgrund ihrer Minderaktivität kompensatorisch steif, was mit einer Abnahme an Sarkomeren einhergeht. Diese Symptomatik (Minussymptom) wird oft mit einem neurophysiologisch bedingten Hypertonus (Plussymptom) verwechselt [5, 6, 18]. Zentrale Läsionen gehen nicht primär mit Schmerzempfinden einher. Durch die oben beschriebenen Veränderungen der kontraktilen und nicht kontraktilen Strukturen kommt es jedoch oft sekundär zu Muskelschmerzen und Fehlbelastungen der Knochen und Gelenke. Es entsteht ein Missverhältnis zwischen Belastung und Belastbarkeit, was die Schmerzsymptomatik aufrecht hält. Der neurologische Patient entwickelt nun sekundär orthopädische Komplikationen. Hier entsteht oft der Wunsch nach passiven Mitteln, sei dies medikamentös und/oder therapeutisch, um muskuläre Spannungen zu lösen bzw. Tonus zu senken. Dadurch entsteht in der Regel ein Circulus vitiosus: Der Betroffene muss sich noch steifer machen, um die Abnahme an Muskelaktivität zu kompensieren.

Letztendlich kann eine Verbesserung der Körperfunktionen nur durch das Trainieren dieser erzielt werden, und dies geht sogar mit einer Abnahme des Muskeltonus einher! [6]

5.7 Plastizität

Plastizität beschreibt die Anpassungsfähigkeit sämtlicher Körperstrukturen infolge von funktionellen Anforderungen.

Synaptische Plastizität

Ursprünglich wurde der Begriff »Plastizität« verwendet, um Veränderungen der synaptischen Übertragung zu beschreiben. Donald Hebb, ein kanadischer Psychologe, stellte die Hypothese auf, dass ein Stimulus, der zu einer synaptischen Übertragung führt (nicht konditionierter Stimulus), mit einem Stimulus, der die Synapse nicht reizt (konditionierter Stimulus), verknüpft werden kann, sodass letzterer allmählich die Synapse erregen wird. Er vermutete, dass kurzfristige funktionelle Veränderungen der synaptischen Effizienz langfristige strukturelle Veränderungen bewirken [10].

Heute sind Wissenschaftler sich einig, dass Plastizität auf vielen Ebenen des Nervensystems existiert und dass langfristige Veränderungen der morphologischen Struktur von Erfahrungen abhängen.

Morphologische Veränderungen, die infolge von Erfahrungen entstehen, sind auch recht stabil. Langfristige Veränderungen, die grundlegend für das motorische Lernen sind, können nur dann erreicht werden, wenn sinnvolle Handlungen in realen Situationen geübt werden [19, 20]. Briones et al. [3] haben festgestellt, dass plastische Veränderungen, die durch (sensomotorische) Erfahrungen entstehen, bestehen bleiben, auch wenn nach dem ursprünglichen Training eine Zeit lang nicht weiter geübt wird. Dies ist nicht der Fall, wenn reine Bewegungen, ohne dabei Lernerfahrungen zu machen, geübt werden. Vermutlich liegt dies daran, dass sich das Gehirn auf vergangene Erfahrungen berufen muss, um neue vorausschauen zu können [16].

Aus heutiger Sicht beschreibt Plastizität die Fähigkeit des Gehirns, sich an Aktivitäten durch strukturelle Umgestaltung anpassen zu können. Hierfür entschlüsselt das Gehirn Gedächtnisinhalte und speichert Erinnerungen ab. Neuronale Plastizität beinhaltet sowohl die Synaptogenese, die Entstehung von neuen Synapsen, die Langzeitverstärkung und -hem-mung (LTP bzw. LTD), synaptisches Sprouting, die Konnektivität und Reorganisation von Sprouts und Dendriten als auch Neurogenese oder Nervenwachstum. Darüber hinaus werden nicht neurale Komponenten ebenfalls durch Erfahrungen geprägt. Dies sind Angiogenese, die Ausprägung neuer Gefäßverbindungen, die Zunahme der Myelinisierung (auch im Erwachsenenalter), Astrozyten-Hypertrophie und Umhüllung der Synapsen durch Astrozyten, welche zu einem spezialisierten Informationsaustausch führen [1, 2, 7, 12, 13, 14, 16].

Kortikale Plastizität

Nicht nur die Stärke der synaptischen Übertragung und die Entstehung neuer Synapsen werden durch Erfahrungen geprägt, sondern auch die kortikale Repräsentation verschiedener Körperteile wird nach heutigen Kenntnissen durch Erfahrungen geprägt. Körperteile sind im Kortex in aktivitätsabhängigen Funktionsverbänden bzw. Netzwerken repräsentiert. Diese ermöglichen dem Individuum Zugriff auf situationsabhängige motorische Programme [8, 9].

Somit erfordert ein und dieselbe Bewegung, je nach Aktivität, bei der sie vorkommt, die Vernetzung unterschiedlicher Neurone. Repräsentationen sind somit aktivitätsabhängig und demzufolge dynamisch [4]. Folglich kann die Körperrepräsentation im Gehirn bei Verlust durch Nichtgebrauch und/oder Schmerzen durch das Üben von Aktivitäten wiederhergestellt werden. Dies bedeutet: Wenn man Gehen lernen möchte, muss man Gehen trainieren.

Aktivitätsabhängige Plastizität

Der Begriff der »aktivitätsabhängigen Plastizität« wurde bereits 1984 von Merzenich beschrieben [17]. Er hat in seinen Studien gezeigt, dass, wenn bestimmte Körperteile benutzt werden, um ein motorischen Problem zu lösen, diese sich in der kortikalen Repräsentation ausbreiten – auf Kosten derer, die nicht benutzt werden.

Für den Patienten, der die Plantarflexoren und Knieflexoren nicht nutzen kann, um stabil zu stehen (exzentrische Funktion), sein Gewicht nach vorne zu transportieren und sein Schwungbein zu initiieren (konzentrische Funktion), bedeutet dies, dass er weiter proximal gelegene Körperstrukturen einsetzen muss, um diese Aufgaben zu übernehmen. Hinzu kommt, dass er den Dehnungsverkürzungszyklus dieser Muskulatur nicht nutzen kann, was zu einem langsameren und somit weniger ökonomischeren Gehen führt. Das Schwungbein wird beispielsweise mit dem Anheben des Beckens (Circumduktion) oder einer Rotation nach dorsal eingeleitet und der Oberschenkel nach vorne angehoben. Der Rumpf stellt folglich nicht das Problem dar, sondern die Lösung des Problems.

5.8
Therapieplanung

Lange Zeit herrschte das Paradigma, dass das Üben von proximalen Körperteilen, z. B.

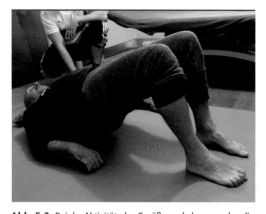

Abb. 5.2: Bei der Aktivität, das Gesäß anzuheben, werden die ischiocrurale Muskeln in ihrer maximalen Annäherung trainiert. Der stabile Vorfuß muss durch die Funktion der Mm. peronaeii gewährleistet sein

Beckenbewegungen gegen den therapeutischen Widerstand, eine wichtige Voraussetzung für die Ansteuerung der distalen Körperteile darstellt. Die Idee, stärkere Körperteile nutzen zu können, um Nervenimpulse zu generieren, die synaptisch auf die schwächeren weitergeleitet werden, ist in einigen neurophysiologischen Konzepten heute noch verankert. Dies entbehrt jedoch jeglicher Logik. Diese Vorgehensweise würde das Becken für die Spielbeininitiierung neuronal vernetzen und somit die Repräsentation des ohnehin minderrepräsentierten Fußes noch weiter in den Hintergrund verdrängen. Dies kann tatsächlich ein Ziel sein, beispielsweise bei einem Patienten mit einer Querschnittsymptomatik, je nach Läsionshöhe und Potenzialen, der mit Schienen versorgt ist, bei denen das Kniegelenk arretiert ist. Ein Patient nach Amputation, der mit einer Prothese aus schwerem Material und ebenfalls unbeweglichem Kniegelenk versorgt ist, benötigt ebenfalls eine Strategie, das Bein durch Anheben seines Beckens nach vorne setzen zu können. Patienten, die Potenziale der Knieflexoren haben, können jedoch lernen, das Bein nach vorne zu schwingen, ohne über das Becken zu kompensieren (wie im nachfolgenden klinischen Beispiel beschrieben ist). Der Fuß bleibt in diesem Fall nicht am Boden hängen, auch wenn die Zehenflexoren zu schwach sind, um die Zehen vom Boden in der initialen Schwungphase vom Boden durch Abzustoßen zu lösen. Man kann häufig feststellen, dass das Potenzial der Knieflexoren innerhalb anderer Aktivitäten vorhanden ist, z. B. bei aufgestellten Beinen in Rückenlage das Gesäß anheben zu können **(Abb. 5.2)**. Patienten sagen häufig, dass die Bewegung des Knies beim Gehen »nicht in ihrem Kopf ist«. Auf der Körperstruktur- und -funktionsebene können sie ihre ischiocrurale Muskulatur in maximale Annäherung gegen die Schwerkraft ansteuern, weichen jedoch nach wie vor mit dem Becken aus und nutzen ihr vorhandenes Potenzial bei der Ak-

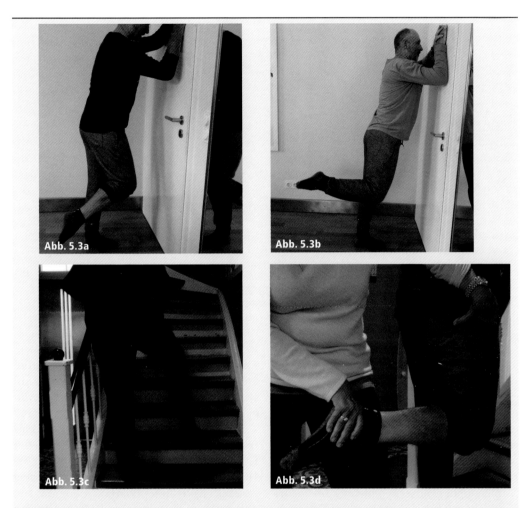

Abb. 5.3a: Vor der Therapie kann Herr S. sein Knie nicht gegen die Schwerkraft bis 90° flektieren und weicht mit seiner Hüfte aus. **5.3b:** Nach drei Therapieeinheiten ist er in der Lage, sein Knie gegen die Schwerkraft 90° zu flektieren bei stabiler Hüfte. **5.3c:** Beim Treppensteigen nutzt er die Potenziale auf Körperstruktur- und funktionsebene nicht. **5.3d:** Während der Aktivität Treppensteigen erhält Herr S. propriozeptives Feedback für seine Außenrotatoren, die sein Becken stabilisieren. Die Knieflexoren werden durch Zug und Führungswiderstand der Therapeutin trainiert

tivität Treppensteigen nicht **(Abb. 5.3a+b+c)**. Das Therapieziel ist es, die Knieflexion in Kombination mit Hüftextension wieder in das neuronale Netzwerk für die Spielbein-initiierung zu integrieren. Die Patienten müssen erfahren, wie ihre Körperstrukturen innerhalb der Aktivität funktionieren müssen **(Abb. 5.3d)**.

5.9
Klinisches Beispiel

Ein Anfang 50-jähriger Patient, Herr S., erlitt einen Mediainfarkt mit rechtsbetonter Hemi-parese und globaler Aphasie. Nach drei Monaten stationärer und weiterer drei Monate ambulanter Rehabilitation stellte er sich in

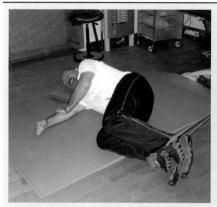 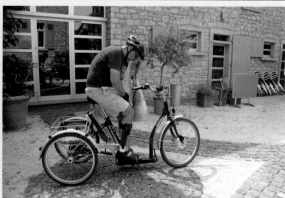

Abb. 5.4a: Bei der Aktivität, sich auf der weniger betroffenen Seite zu rollen, trainiert Herr S. seine ischiocrurale Muskulatur in der Funktion Knieflexion in der Synergie mit Hüftflexion **Abb. 5.4b:** Nach einigen Monaten ist er in der Lage, seinen Fuß selbstständig aus der Fußschlaufe zu ziehen. Hierfür benötigt er seine ischiocrurale Muskulatur ebenfalls in der Funktion Knieflexion in der Synergie mit Hüftflexion

der Praxis vor. Er kann mit einem Gehstock gehen, jedoch sehr unsicher. Tests bestätigen die von seiner Lebensgefährtin erläuterte Sturzgefahr. Herr S. möchte mit seinem Hund spazieren gehen und seine Mobilität mit Fahrradfahren und Autofahren erhöhen. Er weist den Gangtyp 1A auf (s. **Abb. 5.1**). Er wurde mit einer geeigneten Orthese versorgt, die es ihm ermöglichte, nach sechsmonatigem gezielten Training seine Tibia über den Vorfuß zu verlagern. Nachdem er eine stabile mittlere Standbeinphase erreicht hatte, bekam er eine neue Orthese mit entsprechender Einlagenversorgung verordnet, die ihm ermöglichte, die Abstoßphase zu trainieren. Seine Knieflexoren trainierte er selbstständig, zunächst in der Kombination mit Hüftflexion während der Aktivität, sich aus der Rückenlage auf die Seite zu rollen (**Abb. 5.4a**). Dieselbe Synergie benötigte er, um seinen Fuß aus der Schlaufe seines Fahrradpedals zu ziehen und sein Bein ins Auto zu bringen, was ihm dann nach einigen Monaten selbstständig gelang (**Abb. 5.4b**). Beim »Bridging« konnte er seine Knieflexoren in Kombination mit Hüftextension trainieren (s. **Abb. 5.2**). Nach nur drei Therapieeinheiten von jeweils einer Stunde war er koordinativ in der Lage, seine ischiocrurale Muskulatur

auch gegen die Schwerkraft in maximaler Annäherung zu halten (s. **Abb. 5.3a+b**). Im Verlauf von sechs Jahren ist es Herrn S. nicht nur gelungen, selbstständig 10 km Fahrrad zu fahren. Er kann alleine Autofahren und mit seinem Hund einen zweistündigen Spaziergang im Wald unternehmen. Hierfür zieht er seine letzte Orthese gelegentlich an. Für kürzere Gehstrecken benötigt er diese nicht. Herr S. hat seine Orthesen als »aktivitätsfördernde Trainingsgeräte« akzeptiert und mit Erfolg genutzt. Es konnte dokumentiert werden, dass er heute – sechs Jahre nach Beginn der Therapie – nicht mehr sturzgefährdet ist. Sein Dynamic Gait Index war anfangs 9/24 Punkte. Heute erreicht er 22 Punkte. Die Einzeltherapie ist immer mehr in den Hintergrund gerückt, und heute ist das primäre Ziel, seine allgemeine Ausdauer zu erhalten, die er in der Kleingruppe an Trainingsgeräten absolvieren kann. Dies motiviert ihn sehr, zumal es ihm gelungen ist, 10 kg abzunehmen, wodurch sich seine allgemeine Kondition enorm verbessert hat. Einzeltherapie benötigt er nur noch einmal pro Monat, hauptsächlich zur Kontrolle und zur Dokumentation, dass und wie seine Mobilität erhalten bleibt und die Sturzgefahr nicht wieder zunimmt.

Literatur

1. Anderson BJ, Alcantara AA, Greenough WT. Motor skill learning: changes in synaptic organization of the rat cerebellar cortex. Neurobiol Learn Memory 1996; 66: 221–229.
2. Black JE, Isaacs KR, Anderson BJ et al. Learning causes synaptogenesis, whereas motor activity causes angiogenesis, in cerebellar cortex of adult rats. Proceedings of the National Academy of Sciences of the USA 1990; 87: 5568–5572.
3. Briones TL, Klintsova AY, Greenough WT. Stability of synaptic plasticity in the adult rat cortex induced by complex environment exposure. Brain Res 2004; 1018: 130–135.
4. Daly JJ, Ruff RL. Construction of efficacious gait and upper limb functional interventions based on brain plasticity evidence and model-based measures for stroke patients. Scientific World J 2007; 20: 2031–2045.
5. Dietz V, Berger W. Normal and impaired regulation of muscle stiffness in gait: a new hypothesis about muscle hypertonia. Experimental Neurology 1983; 79: 680–687.
6. Dietz V. Klinik der Spastik – spastische Bewegungsstörung. Nervenarzt 2013; 84(12): 1508–1511.
7. Fields RD, Burnstock G. Purinergic signaling in neuronglia interactions. Nat Rev Neurosci 2006; 7: 423–436.
8. Ghez C, Krakauer J. The Organization of Movement. In: Kandel E, Schwartz JH, Jessell TM, eds. Principles of Neural Science. New York: McGraw Hill; 2000.
9. Graziano MS, Taylor CS, Moore T. In: Riehel A, Vaadia E, eds. Motor Cortex in voluntary Movements. Boca Raton: CRC Press; 2005: 171.
10. Hebb D. The Organisation of Behavior. New York: Wiley; 1949.
11. Hufschmidt A, Mauritz KH. Chronic transformation of muscle in spasticity: a peripheral contribution to increased tone. J Neurol Neurosurg Psychiatry. 1985 Jul; 48(7): 676–685.
12. Kleim JA, Lussnig E, Schwarz ER, Comery TA, Greenough WT. Synaptogenesis and Fos expression in the motor cortex of the adult rat after motor skill learning. J Neurosci 1996; 16: 4529–4535.
13. Kleim JA, Swain RA, Armstrong KA, Napper RM, Jones TA, Greenough WT. Selective synaptic plasticity within the cerebellar cortex following complex motor skill learning. Neurobiol Learn Memory 1998; 69: 274–289.
14. Kleim JA, Jones TA. Principles of experience-dependent neural plasticity: implications for rehabilitation after brain damage. J Speech Lang Hear Res 2008; 51(1): S225–239.
15. Leroi-Gourhan A. Gesture and Speech. Cambridge, Massachusetts & London: MIT Press 1993.
16. Markham JA, Greenough WT. Experience-driven brain plasticity: beyond the synapse. Neuron Glia Biol 2004; 1: 351–363.
17. Merzenich MM, Nelson RJ, Stryker MP et al. Somatosensory cortical map changes following digital amputation in adult monkey. J Comp Neurol 1984; 224: 591–605.
18. O'Dwyer NJ, Ada L, Neilson PD. Spasticity and muscle contracture following stroke. Brain 1996; 119: 1737–1749.
19. Plautz EJ, Milliken GW, Nudo RJ. Effects of repetetive motor training on movement representations in adult squirrel monkeys: role of use vs. learning. Neurobiol Learn Memory 2000; 74: 27–55.
20. Remple MS, Bruneau RM, Van den Berg PM et al. Sensitivity of cortical movement representations to motor experience: evidence that skill learning but not strength training induces cortical reorganization. Behav Brain Res 2001; 123: 133–141.
21. Rolian C, Lieberman DE, Hamill J, Scott JW, Werbel W. Walking, running and the evolution of short toes in humans. J Exp Biol 2009; 212: 713–721.
22. Rolian C, Lieberman DE, Hallgrímsson B. The coevoution of human hands and feet. Evolution 2010; 64–6: 1558–1568.
23. Sabbagh D, Horst R, Fior J, Gentz R. Ein interdisziplinäres Konzept zur orthetischen Versorgung von Gangstörungen nach einem Schlaganfall. Orthopädie Technik 2015; 7: 2–7.
24. Winter D. Biomechanics and Motor Control of Human Movement. John Wiley & Sons Ltd, New Jersey 2009.

6
Einsatz von Orthesen in der Neurorehabilitation

S. Lamprecht

6.1
Prädiktoren und Voraussetzungen für die außerhäusliche Gangfähigkeit

Ziele der Rehabilitation sind die optimale Funktionsfähigkeit, die größtmögliche Selbstständigkeit in häuslicher Umgebung und die bestmögliche Reintegration in das Alltagsleben des Patienten [36].

Für außerhäusliches Gehen gilt: Kann der Patient über 2,8 km/h gehen, dann ist er uneingeschränkt außerhäuslich gehfähig, geht er unter 2,3 km/h, ist nur ein eingeschränktes Gehen außerhalb des Hauses möglich. Liegt die Gehgeschwindigkeit des Patienten unter 1,8 km/h, ist ein außerhäusliches Gehen kaum möglich [55].

Zusätzlich wird eine Gangausdauer von mindestens 300 m Gehstrecke benötigt, um außerhäuslich gehen zu können. So sind die wichtigsten **Prädiktoren**, die auch gezielt in der neurologischen Rehabilitation trainiert werden müssen [64]:

- Posturale Kontrolle
- Ausdauer
- Kraft
- Einsatz von Hilfsmitteln und Orthesen

Voraussetzungen für außerhäusliche Gehfähigkeit sind [38, 42]:

- Bewältigte Gehstrecke von 300 m
- Geschwindigkeit: 80 m/min → 4,8 km/h über 13–27 m (Überqueren der Straße bei Grün)
- Selbstständige Bewältigung von Stufen von ca. 14 cm Höhe
- Kopfdrehen während des Gehens, ohne die posturale Stabilität zu verlieren

Auch sollte mit dem Patienten frühzeitig ein gezieltes Geschwindigkeitstraining durchgeführt werden, denn bei erhöhter Ganggeschwindigkeit geht der Patient symmetrischer, macht automatisch größere Schritte, hat eine bessere Bewegungsqualität und ein deutlich ökonomischeres Gehen und braucht zusätzlich noch weniger Gleichgewicht [5]. Schnelleres Gehen wird gerade auch mit einer sinnvollen orthetischen Versorgung besser und früher erreicht [6, 7, 43, 49].

In der neurologischen Rehabilitation ist das am häufigsten genannte Ziel das »Erlernen beziehungsweise das Verbessern des Gehens« [44]. Je stärker ein Proband Probleme beim Gehen hat, desto schwerer bewertet er subjektiv seine Einschränkungen durch den Schlaganfall [18].

6.2
Exkurs Gangphysiologie und -biomechanik

Ganganalyse

Das physiologische Gangtempo des Menschen beträgt 120 Schritte pro Minute. In diesem Rhythmus ist das Gehen am ökonomischsten, d.h. es benötigt am wenigsten Energie, und diese Frequenz ist bei allen Menschen gleich. Unsere Patienten gehen langsamer und brauchen demzufolge mehr Kraft und Gleichgewicht. Dies sind jedoch genau die Bereiche, in denen schädigungsbedingt die Probleme liegen.

Bei der Ganganalyse sind folgende Bewegungen zu beobachten:

■ Brustkorb bleibt stabil
■ Becken bewegt sich
■ Rotation der Spina nach vorne
■ Lateralflexion des Beckens nach kaudal

Gehen unterliegt dem Grundsatz der physiologischen Ökonomie – auch beim Patienten!

Ganganalyse nach Perry 1992

Bei der Ganganalyse nach Perry werden folgende Phasen eingeteilt:

a   Initial contact – initiale Standphase
b   Loading response – Stoßdämpfungsphase
c   Midstance – mittlere Standphase
d   Terminal stance – terminale Standphase
e   Prä swing – Abdruckphase
f   Initial swing – initiale Schwungphase
g   Midswing – mittlere Schwungphase
h   Terminal swing – terminale Schwungphase
(siehe auch **Abbildung 6.1a–h**, in Anlehnung an [20])

Gehen erlernen

1. Gehen mit Gangtrainern
2. Laufbandtraining
3. Gehen auf ebenem Boden, Hilfsmittel so viel nötig
4. Gehen auf unebenem Boden, Hilfsmittel so viel nötig
5. Gehen mit Störfaktoren (visuelle/akustische)
    – plus Ganggeschwindigkeit
    – plus posturale Anforderungen
    – plus Dual Task

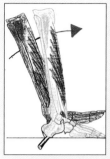

Abb. 6.1b (1):
Heel rocker Funktion
Während initial contact und loading response fällt das Körpergewicht nach vorne. Der Heel rocker sorgt dafür, dass dieser Schwung nicht verloren geht. Die Bewegungsachse verläuft durch den Drehpunkt am Fersenbein
⋯⋗ Mechanismus: Bodenreaktionskraftlinie liegt hinter dem Sprunggelenk und löst eine Plantarflexions- Drehmoment aus. Durch die runde Oberfläche des Tuber Calcanei wird Bodenkontakt hergestellt. Muskelaktion: Das Herunterfallen wird durch die exzentrische Muskelarbeit der prätibialen Muskulatur gebremst. Durch die Arbeit des Quadriceps folgt der Femur und ermöglicht so die Vorwärtsbewegung des gesamten Beines

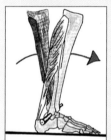

Abb. 6.1c (1):
Ankle rocker Funktion
Ankle rocker beschreibt die durch selektive Muskelkontrolle kontrollierte Dorsalextension im Sprunggelenk. Sie findet während Midstance statt. Bewegungsachse verläuft durch das Sprunggelenk
⋯⋗   Bodenreaktionskraftlinie bewegt sich vor das Sprunggelenk und löst daher ein zunehmendes Dorsalextensionsdrehmoment aus.
Muskelaktion: M. Soleus stabilisiert die Tibia und bewirkt gleichzeitig durch exzentrische Muskelarbeit die kontrollierte Dorsalextension

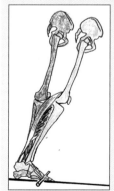

Abb. 6.1d (1):
Forefoot rocker
Ermöglicht eine weiter Vorwärtsbewegung des Beines, bei zunehmender kontrollierter Dorsalextension im Sprunggelenk. Ferse wird abgehoben während terminal stance. Bewegungsachse verläuft durch die Metatarsalphalangen
⋯⋗ Bodenreaktionskraftlinie an den Metatarsalköpfchen. Ferse hebt sich. Ist das Körpergewicht über den Drehpunkt (Metatarsalphalnagen und Sprunggelenk) hinaus nach vorne gekommen, entsteht eine beschleunigte Vorwärtsbewegung des Körpers.
Muskelreaktion: Gastrocnemius und Soleus arbeiten mit 80 % ihrer Maximalkraft an der Geschwindigkeitsreduktion der tibialen Bewegung in die Dorsalextension

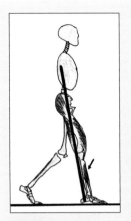

Abb. 6.1a:
Initial contact
⋯⟶ Exzentrische Aktion Fußheber: Ausschließlich der initiale Bodenkontakt. Doppelt unterstützt

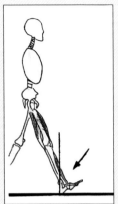

Abb. 6.1b:
Loading response
⋯⟶ Exzentrische Aktion Fußheber: Beginnt mit dem initialen Bodenkontakt und endet mit dem Abheben des kontralateralen Beines, wenn das Körpergewicht auf das ausgestreckte Bein verlagert wird. Doppelt unterstützt (s.a. **Abb. 6.2.b.1**)

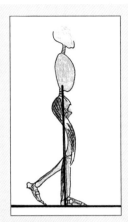

Abb. 6.1c:
Midstance
⋯⟶ Exzentrische Aktion Plantarflexoren: Beginnt mit dem Abheben des kontralateralen Fußes und endet mit der Fersenabhebung des Referenzbeines (s.a. **Abb. 6.2.c.1**)

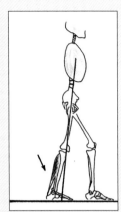

Abb. 6.1d:
Terminal stance
⋯⟶ Exzentrische Aktion Plantarflexoren: Beginnt mit der Fersenabhebung des Referenzbeines und endet mit dem intitial contact des kontralateralen Fußes (vollendet den Einbeinstand) (s.a. **Abb. 6.2.d.1**)

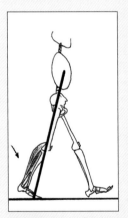

Abb. 6.1e:
Prä swing
⋯⟶ Konzentrische Aktion Plantarflexoren: Beginnt mit dem initial contact des kontralateralen Beines und endet mit dem Abheben des Referenzbeines. Doppelt unterstützt, gehört funktionell schon zu den Schwungphasen

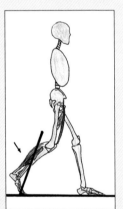

Abb. 6.1f:
Initial swing
⋯⟶ Beginnt mit dem Abheben des Referenzbeines und endet, wenn sich die Sprunggelenke überkreuzen

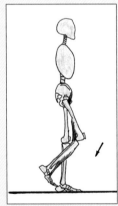

Abb. 6.1g:
Midswing
⋯⟶ Konzentrische Aktion Fußheber: Beginnt mit dem Überkreuzen der Tibia beider Beine und endet, wenn die Tibia des Referenzbeines vertikal zum Boden steht

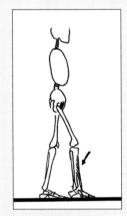

Abb. 6.1h:
Terminal swing
⋯⟶ Konzentrische Aktion Fußheber: Beginnt, wenn die Tibia des Referenzbeines vertikal zum Boden steht und endet, wenn der Fuß des Referenzbeines den Boden berührt

6.3
Frühmobilisation nach Schlaganfall und früher Einsatz von Orthesen

Bei der Gangrehabilitation sollte der Patient mit so vielen Hilfsmitteln trainieren, wie er benötigt. Es ist sehr wichtig, dass die Orthesenversorgung von Schlaganfallpatienten frühzeitig erfolgt. Ein früher Einsatz von Orthesen wird auch nach den Leitlinien »Technische Hilfsmittel« der DGN von 2012 empfohlen:»**Ein früher Einsatz von Hilfsmitteln wie Stock oder Sprunggelenksorthesen ist sinnvoll.** Patienten gehen mit einer Orthese signifikant schneller, sicherer und effizienter, das heißt, das Sturzrisiko ist gemindert und die Patienten verbrauchen weniger Energie pro zurückgelegter Wegstrecke« [8, 11, 26, 49].

Patienten, die nach einem **Schlaganfall früh mobilisiert** werden, erreichen früher eine unabhängige Gehfähigkeit und haben bessere funktionsmotorische Fähigkeiten [40]. Durch die frühe Mobilisation können die Patienten früher mit einem Gehtraining beginnen und benötigen weniger Ausweichbewegungen. Orthesengebrauch führt zu funktionellen Verbesserungen, auch die Patienten bemerken eine Verbesserung der Gehfähigkeit und der Sicherheit [62]. Außerdem wurde eine verbesserte Gewichtsübernahme auf das betroffene Bein durch eine Orthese gezeigt, dadurch ergibt sich auch eine verbesserte Gangsymmetrie und eine höhere Geschwindigkeit [6, 7, 43, 49]. Gehtraining mit einer Schienenversorgung zeigt gleiche positive Effekte wie ein Laufbandtraining [34].

Der Einsatz von Sprunggelenksorthesen ist auch im **chronischen Stadium** sinnvoll und wird von den Patienten gut toleriert [30]. Unbestritten ist, dass eine Orthese für den jeweiligen Patienten gut angepasst werden muss.

Wird in der StrokeUnit früh mobilisiert wie gefordert [10], sollte nicht nur in den ersten 24 Stunden vertikalisiert werden, sondern falls möglich auch mit dem Gangtraining begonnen werden.

Spastizität entwickelt sich erst innerhalb von Tagen oder Wochen [15], wobei nicht jeder Schlaganfallpatient zwangsläufig eine Spastik entwickelt. So kann es zu einem Wettlauf zwischen Gehfähigkeit (Funktion) und der Entwicklung einer Spastizität kommen. Umso wichtiger ist deshalb, frühzeitig mit dem Gehen zu beginnen. Das Gehen ist nicht nur das am häufigsten genannte Ziel in der Therapie, es ist gleichzeitig ein funktionelles Ganzkörpertraining und auch für kognitiv eingeschränkte Patienten leicht abrufbar, da das Gehen durch sogenannte »Central Pattern Generators« [12, 13, 14, 22] reflektorisch erfolgt. Dies erklärt auch, dass Gehen für viele Patienten leichter durchzuführen ist als Stehen. Frühzeitiges Gehen ist außerdem enorm wichtig, um eine Dekonditionierung gerade auch bei älteren Patienten und einen erlernter Nichtgebrauch und damit eine negative Plastizität zu verhindern. Gerade in der Frühphase ist das Gehen oft das wichtigste Ziel. Falls nötig, muss deshalb auch früh eine orthetische Versorgung der hier oft noch schlaffen Fußfunktion erfolgen. Es sollte mit so viel Hilfsmittel wie nötig gearbeitet werden. Der Einsatz von Hilfsmittel in der Frühphase sollte erfolgen
- so früh wie möglich,
- mit ausreichender Unterstützung,
- so viel wie nötig,
- mit individueller Anpassung.

Hauptindikationen für eine Versorgung mit Hilfsmitteln sind ein Hängenbleiben mit dem Fuß in der Schwungbeinphase, eine unkontrollierte Verlagerung der Tibia in der Standbeinphase (nach ventral, dies hat ein zu stark gebeugtes Knie zu Folge, oder auch nach dorsal, dies führt dann zu einer Überstreckung im Kniegelenk) und eine Inversionsfehlstellung des Fußes. Oft können schwer betroffene Patienten auch bei schlaffen Armen gut mit einem Rollator mit Unterarmauflagen oder, falls sie noch unsicherer sind, mit einem Gehwagen mit Unterarmauflagen gehen. Es ist wichtig, die Patienten möglichst früh in dieser gesicherten Position zum schnelleren Gehen zu ermutigen. Viele Patienten profitieren durch eine Unterstützung des schwachen Fußhebers, da sonst dem Patienten nichts anderes übrigbleibt, als dieses Defizit zu **kompensieren**. Dabei wird oft die Hüfte hochgezogen oder eine Zirkumduktion durchgeführt. Dies ist die ökonomischste Kompensation eines schwachen Fußhebers bzw. einer Plantarflexions-Stellung des oberen Sprunggelenks und wird, falls sich Spastizität in der Wade entwickelt, noch nötiger, da durch die Spastik in der Wade der Fuß noch deutlicher in der Plantarflexionsstellung steht. Das gesamte Bein wird dabei oft steif gehalten, da sich dann das Bein gesamthaft leichter und energiesparender vorschwingen lässt. Um diese Ausweichbewegung zu vermeiden oder zu reduzieren, ist es unbedingt notwendig, den Fuß zu unterstützen, damit er in 90°-Stellung gehalten werden kann. Individuell angefertigte Orthesen aus »Scotch Cast« sind eine intermediäre und schnelle Lösung in der Klinik; entsprechende Teams sind einzurichten [41]. Oft wird versucht, die Dorsalextension mit einem so genannten gewickelten Peroneuszügel zu verbessern. Leider ist dies zwar besser als nichts, jedoch häufig insuffizient, und der Patient kann ihn häufig auch nicht ganztägig nutzen. Als Alternative können in der frühen Phase auch vorkonfektionierte einfache Orthesen verordnet werden oder eben Scotch Casts angefertigt werden.

Es sollte besser mit einem wie oben angesprochenen Unterarmrollator oder Gehwagen gegangen werden, als den Patienten mit einem 4-Punkt-Stock zu versorgen. Dieser verhindert ein schnelleres Gehen und führt so zu mehr Kraft- und Energieaufwand beim Gehen. Auch werden beim Gehen mit höherer Geschwindigkeit eine bessere Symmetrie und eine größere Schrittlänge erreicht. Ein Hirtenstab bringt, wie in den Leitlinien »Technische Hilfsmittel« der DGN gezeigt, keine Verbesserung des Gehens oder der Ausweichbewegungen:

»Für Hemiparese-Patienten wird immer wieder diskutiert, dass der Gebrauch von einseitigen Gehstützen auf der nicht betroffenen Seite ein asymmetrisches Gangmuster mit Rumpfseitneigung fördert. Als Konsequenz werden Hirtenstäbe (Griff in Brusthöhe), eine hohe Einstellung von Gehstöcken (Referenz ist der Trochanter major) oder deren Nichtgebrauch empfohlen. Dagegen spricht die größere Sturzgefahr. Auch konnten ganganalytische Studien keinen Einfluss der Art oder der Höhe der Gehstütze auf die Gangsymmetrie, Rumpfkinematik und das Aktivierungsmuster verschiedener Bein- und Rumpfmuskeln nachweisen (Tyson u. Ashburn 1994). Unabhängig von der Art und Höhe mindern Stöcke im Vergleich zum Gehen ohne Stock die Gewichtsübernahme um ca. 15 %, die Aktivitäten ausgewählter Beinmuskeln unterscheiden sich nicht mit Ausnahme des M. glutaeus medius, dessen Aktivität der Gebrauch des Stockes mit der nicht betroffenen Hand mindert. Die Gangsymmetrie und die Rumpfkinematik sind unverändert. Stöcke müssen frühzeitig verordnet werden. Der Patient muss sich sicher fühlen. Die Art und Höhe des Stocks haben keinen Einfluss auf das Gangmuster.«

So kann dies eine Unteramgehstütze, ein normaler Gehstock oder ein Nordic Walking-Stock (der in einer üblichen Höhe, d. h. 90 Grad Ellenbogenwinkel eingestellt wird) sein.

Auch intensives Gehtraining auf dem Laufband wird durch eine suffiziente Orthese erleichtert. Die Orthese sollte sowohl auf dem Laufband getragen werden als auch beim Gehen auf dem Boden.

Bei schweren Formen der Spastik mit bereits bestehender Kontraktur, beispielsweise im oberen Sprunggelenk, ist das serielle Anlegen von Gipsverbänden zur Korrektur üblich [58].

6.4
Hilfsmittel in der Neuroreha

Hilfsmittel wie Rollstühle, Orthesen, Gehstöcke, Hilfen für das Bad, die Toilette und im Haushalt sowie Kommunikationshilfen usw. sind integraler Bestandteil der neurologischen Rehabilitation.

Es besteht ein Reha-Auftrag, Patienten frühzeitig mit Hilfsmitteln wie Rollstühlen, Orthesen, Gehstöcken gerade auch in der Neuroreha zu versorgen. Damit sind, falls notwendig, Rollstühle, aber auch häusliche Hilfsmittel, sogenannte Rehatechnik, also Hilfen für das Bad, die Toilette, im Haushalt, sowie Kommunikationshilfen gemeint, sofern eindeutig absehbar ist, dass der betroffene Patient die Hilfsmittel anschließend auch für zu Hause weiter benötigt. Da sich der potentiell erreichbare Therapieerfolg, z. B. in Bezug auf Gehen, aber zu Beginn einer Maßnahme häufig noch nicht zuverlässig vorhersagen lässt, wird eine HiMi-Versorgung oftmals erst durchgeführt, wenn Entlassdatum und -zustand absehbar sind. In den ersten Wochen einer Reha-Maßnahme werden Hilfsmittel meist noch nicht bewilligt, da oft noch unklar ist, ob sie (bei weiterer Remission) auch langfristig noch benötigt werden oder ob sie im Langzeitverlauf eine Über- und damit Fehlversorgung darstellen. In diesem Fall muss die jeweilige Reha-Einrichtung das Hilfsmittel für die Zeit des Aufenthalts zur Verfügung stellen, z. B. als Therapie-, Pflege- oder Trainingsmittel.

»Technische Hilfsmittel« sind nach den Leitlinien der DGN ein integraler Bestandteil der neurologischen Rehabilitation. Sie können dazu beitragen, Behinderten oder von Behinderung bedrohten Menschen die Teilnahme am Leben in der Gesellschaft zu ermöglichen oder zu sichern oder sie soweit wie möglich unabhängig von der Pflege machen.

Die am häufigsten verordneten Hilfsmittel für hemiplegische Patienten dienen der Förderung **der Mobilität** (z. B. Rollstühle, Stöcke, Orthesen). Wichtig ist, **rechtzeitig** an die Hilfsmittelversorgung zu denken und den Patienten die Hilfsmittel in der Klinik bereits **ausprobieren** zu lassen. Grundlegend dabei ist die Einordnung der verschiedenen auf dem Markt angebotenen Hilfsmittel nach **funktionellen** Gesichtspunkten. Hilfsmittel dienen nicht nur der Kompensation von Defiziten, sondern sie sollen dem Patienten auch die Möglichkeit bieten, möglichst **früh selbstständig aktiv** zu üben. Der Arzt und die Therapeuten sollten sich im Verlauf der Rehabilitation immer wieder fragen, ob der Patient das verordnete Hilfsmittel noch benötigt, um keine **unnötige Abhängigkeit** zu schaffen. Da es nicht nur wichtig ist, die Orthesenversorgung sehr früh anzustreben, sondern auch die richtige Orthese für den Patienten zu finden, hat sich in der Klinik bewährt, ein Expertenteam aus speziell geschulten Physiotherapeuten für die untere Extremität, Ergotherapeuten für die obere Extremität und einem Orthopädietechniker mit fundiertem Wissen zusammenzustellen. In sogenannten Orthesensprechstunden können dann die Patienten vom speziell geschulten Team aus Physiotherapeut und Orthopädietechniker frühzeitig beraten werden und entscheiden, welche individuelle Orthese für den Patienten die beste Lösung sein könnte. Da die Reha mit Orthese deutlich effektiver wird, muss eine sinnvolle Versorgung soweit möglich frühzeitig angestrebt werden, damit intensiver und sicherer mobilisiert werden kann. Damit kann erreicht werden, dass die Patienten früher selbstständig gehen können, auch verringert sich der erlernte »Nichtgebrauch des Gehens«, der ganz klar in der Zeit, in der der Patient immobilisiert im Rollstuhl sitzt, erfolgt. Dadurch wird die negative Plastizität durch Immobilisierung verhindert. Der Patient kann mit Orthese mit weniger Ausweichbewegungen gehen, erreicht ein schnelleres und damit ökonomischeres Tempo, geht sicherer, und die Sturzgefahr reduziert sich deutlich. Es ist durchaus logisch, dass das ökonomisierte Gehen auch Auswirkungen auf die Handfunktion haben oder auch zu weniger Spastizität in der oberen Extremität führen kann.

6.5
Ziele einer Orthesenversorgung

Sprunggelenkorthesen sollten nach funktionellen Gesichtspunkten beurteilt werden (s. a. Anhang: Exkurs Gangzyklus). Wesentliche Kriterien sind das Ausmaß des Dorsiflexions- und Plantarflexionsstopps, außerdem die Minderung einer Inversionsfehlstellung, aber auch kosmetische Überlegungen können eine Rolle spielen. Hauptindikationen sind ein Hängenbleiben mit dem Fuß (Plantarflexionsstopp), die übermäßige Vorverlagerung der Tibia in der Standbeinphase (Dorsiflexionsstopp) und die Inversionsfehlstellung. Wie groß ist der Plantarflexionsstopp? Das Ausmaß ist relevant für die Sicherung der Bodenfreiheit in der Schwungbeinphase. Zu beachten ist, dass ein übermäßiger Plantarflexionsstopp eine Knieflexion in der initialen Standbeinphase begünstigt, weswegen er gerade so groß sein soll, dass der Patient nicht in der Spielbeinphase hängen bleibt. Wie groß ist der Dorsiflexionsstopp? Sein Ausmaß ist relevant für die Vorverlagerung der Tibia (und damit des Körperschwerpunktes) in der Standbeinphase. Zu beachten ist, dass ein übermäßiger Dorsiflexionsstopp eine Kniehyperextension und eine verkürzte Schrittlänge begünstigt.

1. *Ausreichende Stabilität in der Standbeinphase*
   - plane Auftrittsfläche »Ankerfunktion«
   - Unterschenkelvorlage mit Knieextension (größere Schrittlänge beim gesunden Bein)
   - Durch die Unterschenkelvorlage kann oft auch eine bessere Stabilisation des Knies erreicht werden (Reduzierung/

Verhinderung des Genu recurvatum)
   - Vorfußabdruck (Geschwindigkeit)
2. *Durchschwung in der Spielbeinphase gewährleisten*
   - Dorsalflexion im Fuß stabilisieren
   - Beinlänge verkürzen, die durch einen in Plantarflexion eingestellten Fuß entsteht (Spastik der Wade), dadurch entfällt die Zirkumduktion

Es werden positive Effekte im Sinne einer Spastikreduktion durch diverse starre, dynamische oder Lycra-Splints im Sprunggelenk und Fuß [31] beschrieben.

6.6
Hilfsmittel bei MS-Patienten

Gerade bei MS-Patienten ist es sehr häufig, dass die **Spielbeinphase** unterstützt werden muss. MS-Patienten haben zu Beginn fast immer eine Schwäche des Fußhebers, oft kombiniert mit einer Schwäche der Hüftflexoren. Diese Kombination führt zusammen mit der krankheitsspezifischen Fatigue schnell zu einer Ermüdung beim Gehen und einer Ausweichbewegung bzw. einem Hängenbleiben in der Spielbeinphase. Wenn die Fußheberschwäche frühzeitig mit einem adäquaten Hilfsmittel unterstützt wird, kann die Gehstrecke erhalten und auch verbessert werden. Allerdings muss hier funktionell durch die zusätzliche Schwäche des Hüftbeugers mit einer sehr leichten Orthese gearbeitet werden. Jedes Gewicht wirkt erschwerend für die Spielbeinphase. Eine schwerere Orthese ist damit nicht nur uneffektiv, sondern auch kontraproduktiv. Dies ist einer der Gründe, wieso MS-Patienten häufig Orthesen nicht gut tolerieren. Hier hat sich neben einer Gleitspitze am Schuh und/ oder einem kleinen Absatz auch eine leichte Bandage bewährt. Erst bei einer deutlicheren Fußheberschwäche mit bestehender Spastik in der Wade sollte eine vor allem **leichte** ventrale Orthese angedacht werden. Erfährt der Patient eine tatsächliche Hilfe, wird er eine Orthese schnell und gerne annehmen. Dies gilt im Übrigen für alle Orthesen und Hilfsmittel. Werden diese ihrem Namen »*Hilfs*mittel« gerecht, werden sie auch von den meisten Patienten gerne angenommen und getragen. Dies ist wiederum ein Grund, wieso die Hilfsmittelversorgung und damit auch die Orthesenversorgung von gut geschulten Teams erfolgen sollten. Eine Orthese, die getragen wird, nützt, eine Orthese/Hilfsmittel, die/das herumliegt, verursacht unnötige Kosten.

6.7
Orthesen für die untere Extremität

Welche Orthesen sollten eineingesetzt werden? Hier ist es durchaus nützlich, eine Einteilung des Defizits vorzunehmen.

Leichte Fußparese mit stabilem unteren Sprunggelenk

Versorgungsvorschläge:
- ■ *Schuhzurichtung – Gleitspitze*
  - – Vorteil: mit jedem Hilfsmittel kombinierbar, billig, schnell
  - – Hartkunstoff
- ■ *Knöchelbandage mit Elastikband und Steckverschluss*
  - – Bei allen Schnürschuhen und barfuß einsetzbar (Barfußoption keine Kassenleistung)
  - – Vorteile: Sehr leicht, optisch unauffällig, nur bei Bedarf einsetzbar, einfache Handhabung
- ■ *Einlage mit Stretchbändern zur Regulierung der Pronation und Supination*
  - – Aktive Zuggurtung zur stufenlosen Regulierung bei Pronation und Supination
  - – Verbindung mit individueller sensomotorischer Einlage

- – Vorteile: geringes Gewicht, minimale Stabilisierung des unteren Sprunggelenkes, Sprunggelenk bleibt mobil
- – Nachteile: Handling Für Einhänder schwierig, bei Ödem ungünstig, wenig Hebel/Einwirkung, da das Sprunggelenk mobil bleibt und dadurch zu wenig Unterstützung in Dorsalextension erfolgen kann
- ■ *Spitzfußbandage mit Verstärkungselement, Strumpf und lateralen Zügen*
  - – Indikationen:
    - • Fußheberlähmung, alle Ausprägungsgrade
    - • besonders für leichte bis mittlere Fuß- und Zehenheberparesen
  - – Wirkungsweise:
    Zwei distale elastische Zügel, zur 8er-Schlinge verklettet, gestatten eine freie Plantarflexion und bewirken in der Schwungphase eine gute Fußrückstellung. Dadurch nahezu physiologische Fußabwicklung. Seitlicher Halt durch unelastische laterale Zügel zur Vermeidung des Umknickens.
  - – Merkmale/Komponenten:
    textile Fußheberorthese zur dynamischen Kompensation schlaffer Lähmungen mit elastischen Zügeln zur 8er-Zügelung und unelastischen lateralen Zügen
  - – Vorteile: geringes Gewicht, leichte Stabilisierung des unteren Sprunggelenkes, Sprunggelenk bleibt mobil
  - – Nachteil: Handling für Einhänder schlecht, bei Ödem ungünstig, Anlegen kann durch die vorgegebene Reihenfolge der Zügel für manche Patienten sehr schwierig sein
- ■ *Sensomotorische Einlage*
  - – Individuelle Anfertigung nach Abdruck
  - – Veränderung des Muskeltonus
  - – Verbesserte Propriozeption und damit oft Verbesserung des Gleichgewichts
  - – Vorteil: Kann Fußfehlstellungen etwas korrigieren, kann Spastik reduzieren,

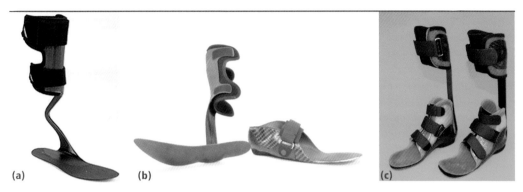

(a)   (b)   (c)

Abb. 6.2: (a) Dynamische Fußheberorthese (DFO) Walk on Reaction, Fa. Otto Bock; **(b)** Ventrale Schiene zum Ausgleich der Fußheberschwäche in Kombination mit DFO zur zirkulären Fußfassung und Rückfußstabilisierung; **(c)** Carbonfaser-Kunststoff-(CFK-) Orthese mit zirkulärer Fußfassung

kann das Krallen der Zehen oder auch Probleme mit Babinski reduzieren
– Nachteil: Kosten
– Verordnungsempfehlung: 1 Paar Fußorthesen in Sonderbau
– Wirtschaftliche Aufzahlung je nach Kostenträger ca. 70,- bis 150,-€
– Lieferzeit: ca. 1 Woche ab Genehmigung durch den Kostenträger

Mittelschwere Fußparese ohne Instabilität im unteren Sprunggelenk

Versorgungsvorschläge:
- *Dynamische Unterschenkelorthese mit beweglichem Steg*
  – Durch Gummizug kann die Fußhebung und die Pro- und Supination individuell eingestellt werden
  – Einhandbedienung möglich
  – Thermoplastisches Material kann individuell angepasst werden
  – Es wird ein individuell angepasstes Fußbett eingearbeitet → sensomotorische Einlage
  – Vorteile: Passt in fast jeden Schuh (Ausnahme: Sandalen ohne verstellbaren Fersenriemen, Slipper, Stiefel ohne Schnürung)
  – Nachteil: zu geringe Hebelwirkung, deshalb oft insuffizient!

- *Dynamische Unterschenkelorthese mit ventraler Anlage*
  – Abrollung erfolgt über den Vorfuß,
  – Dynamik erfolgt über Nachgiebigkeit und Rückstellkräfte des Faserstegs
  – 90 Grad Winkel OSG
  – Vorfußanhebung während der Schwungphase
  – Anwendung bei leichten Genu recurvatum
  – Kombination mit individueller sensomotorischer Einlage (separate Verordnung notwendig)
  – Vorteil: Knie kann stabilisiert werden. Dies hängt von der Höhe des Fersenkeils ab.
  – Nachteil: Das Genu recurvatum kann bei zu wenig Unterlagerung der Ferse verstärkt werden
  – Walk On Reaction (Fa. Otto Bock)
  – Hervorragendes Platzangebot im Konfektionsschuh
  – Kombination mit individueller sensomotorischer Einlage (separate Verordnung notwendig)
  – Geringes Gewicht
  – Vorteil: Ist gut für Einhänder anziehbar, gute Anpassbarkeit – thermoplastisch verformbar
  – Verordnungsempfehlung: Dynamische Fußheberorthese Walk on Reaction, Fa. Otto Bock, HiMiNr.: 23.03.02.6014 **(Abb. 6.2a)**

Mittlere/Schwere Fußparese mit instabilem unteren Sprunggelenk

Versorgungsvorschlag:

■ *Vorkonfektionierten Fußheberschienen (siehe oben: Walk on reaction) in Verbindung mit DFO (Dynamic foot orthesis) in individueller Anfertigung*
  – Bei Instabilität im unteren Sprunggelenk und zusätzlicher Fußheberschwäche
  – Vorteile: Wenig Gewicht, Knie kann mit stabilisiert werden
  – Nachteile: Muss individuell eingestellt werden, sonst durch ventrale Anlage mehr Knieextension, alternierendes Treppensteigen nicht möglich. Aufstehen kann erschwert sein, da der Fuß nicht sehr weit nach hinten genommen werden kann. Aufwendige Versorgung, sollte gut akzeptiert und getragen werden. Vermutlich orthopädischer Schuh notwendig
  – Verordnungsempfehlung: Ventrale Schiene zum Ausgleich der Fußheberschwäche in Kombination mit DFO zur zirkulären Fußfassung und Rückfußstabilisierung **(Abb. 6.2b)**
  – Lieferzeit: ca. 2 Wochen ab Genehmigung durch den Kostenträger

Schwere Fußparese mit instabilem Sprunggelenk

Versorgungsvorschlag

■ *Orthese mit speziellen Gelenken*
  – Vorteil: Gelenke können individuell in Dorsalextension oder Plantarflexion fixiert werden.
  – Nachteil: Gewicht
  – Individuell angefertigte CFK-(Carbonfaser-Kunststoff-)Orthese mit zirkulärer Fußfassung
  – Bei Instabilität im USG, zusätzlicher Fußheberschwäche
  – Genu recurvatum
  – Spitzfuß
  – Ausgeprägtem Knick-Senkfuß (Val-

gus-Tendenz Kniegelenk)
  – Nachteil: Teuer, orthopädischer Schuh zusätzlich, schwer anzuziehen
  – Verordnungsempfehlung: US Orthesen CFK-Technik mit C-Feder dorsal bzw. ventral mit separatem Innenschuh zur zirkulären Fußfassung und Rückfußstabilisierung **(Abb. 6.2c)**
  – Lieferzeit: ca. 4 Wochen ab Genehmigung durch den Kostenträger

Alternative zur Orthesenversorgung: Funktionelle Elektrostimulation (FES)

Indikation ist bei einer zentralen Lähmung der Fußmuskulatur gegeben. Die FES hat auch einen positiven Einfluss auf spastische Muskulatur, auch bei einer Pro-und Supinationsfehlstellung.

Vorteile der FES: FES erfordert Belastung auf dem betroffenen Bein, das führt oft dazu, dass die betroffene Seite besser belastet wird. Die Stromstärke ist nachregulierbar. Dies ist bei der physiologischen Erschöpfung aktivierter Typ-II-Muskelfasern (bei unphysiologischer repetitiver Stimulation) bei MS-Patienten sehr wichtig.

■ Fördert die aktive Muskelkontraktion in genau abgestimmten Phasen des Gangzyklus
■ Training der Muskulatur
■ Trainingsmodus ist zusätzlich möglich

Der Nachteil der FES liegt sicherlich hauptsächlich noch im Preis. Außerdem können evtl. Reizungen an der Haut bei Stromempfindlichkeit auftreten. Hier kann auf Stoffelektroden ausgewichen werden oder an ein Implantat (Actigait) gedacht werden.

Mehrere Untersuchungen belegen die positiven Effekte der FES-Systeme [2].

Da die Wirkung des FES besonders in der Spielbeinphase zum Tragen kommt, ist FES ganz besonders effektiv bei MS-Patienten, da bei diesen Patienten, wie oben erwähnt, häufig das funktionelle Hauptproblem in der Spielbeinphase besteht. Aber auch bei anderen Erkrankungen kann die FES in Teilen der Standbeinphase (Initial Contact und auch Midstance) zur Verbesserung des Gehens beitragen. Zwischen Sprunggelenksorthesen und funktioneller Elektrostimulation des N. peronaeus zeigten sich bei außerhäuslich gehfähigen Patienten in den funktionellen Parametern (Ganggeschwindigkeit, Schrittzahl) **keine Unterschiede**. Hingegen waren die Patienten bezüglich Anstrengung, Gangstabilität, Gangqualität, Komfort und äußerer Erscheinung mit der Elektrostimulation zufriedener [67] als mit Orthesen.

Die Verbesserung von motorischen Funktionen und die Reduktion des spastischen Muskeltonus nach therapeutisch supervidierter funktioneller Elektrostimulation wurde in Untersuchen nachgewiesen [68, 46, 53]. Ebenso wurde eine Reduktion der Spastik durch Anwendung von Orthesen mit integrierter funktioneller Elektrostimulation [52] und eine Kombination von FES mit Tape-Verbänden beschrieben [3]. In anderen Studien wurden keine FES-Effekte auf Spastik gefunden [17, 32].

Hilfsmittel bei ausgeprägten Fehlstellungen/ Kontrakturen in den Fußgelenken

Patienten mit Fußheberparese, starker Spastik, Kontrakturen und Supinationsfehlstellung können manchmal auch von einem speziellen **Schuh** wie einem Arthrodesenschuh oder ähnlichem profitieren. Wichtig ist aber dabei, dass die Patienten die richtigen Schuhe auch im Hause tragen, um Stürze zu vermeiden. Folgende Schuhzurichtungen sind dabei **zusätzlich** möglich:

- Einlage
- Spitzfußausgleich (herausnehmbar oder auf die Sohle anzubringen)
- Außenranderhöhung
- Außenrandverbreiterung
- Gleitspitze
- Entfernung der Abrollhilfe
- Auch mit Klettverschlüssen oder als Sandale lieferbar

- (beim Schnürschuh bessere Stabilität bei starker Supinationsfehlstellung durch Spastik)
- bei manchen Kassen als »Versteifungsschuh« zu beantragen
- ohne Umbau ca. 400,- €
  - Vorteil: verbessert die Gehfähigkeit von chronischen Patienten mit Kontrakturen in den Sprunggelenken
  - Nachteil: Anziehen ohne Hilfe meist nicht möglich.

Kniegelenksorthesen

Eine orthetische Versorgung des Kniegelenks, sei es zur Minderung einer Hyperextension oder einer übermäßigen Flexion in der Standbeinphase, hat sich nicht durchgesetzt [41].

Eine Hyperextension des Knies hat funktionell betrachtet verschieden Gründe. Häufig besteht eine Insuffizienz des Tibialis anterior, oft kombiniert mit einer Schwäche des Quadriceps und hier besonders des Vastus medialis. Deshalb verlieren neurologische Patienten sehr früh die physiologische Beinachse und das Knie zeigt eine Valgus Stellung und eine Innenrotation. Der Vastus medials atrophiert schnell und ist auch bei chronischen Schlaganfallpatienten im Vergleich zu der ischiokruralen Muskulatur stärker von der Parese betroffen [51]. Deshalb erreicht man funktionell oft schon alleine durch eine effektive Fußheberschiene eine Verbesserung der Kniekontrolle. Zusätzlich sollte jedoch unbedingt an ein funktionelles Krafttraining speziell des Vastus medialis gedacht werden.

Dynamische Redressionsschiene

Dynamische Redressionschienen werden bei bestehenden Kontrakturen eingesetzt. Sie dienen aber auch dazu, Kontrakturen zu verhindern oder zumindest einzuschränken.

Eine besondere Anwendung finden dynamische Redressionsschienen bei auftretenden Spasmen, hier wirken sie gegen Kontrakturen. Bei einsetzenden Krämpfen geben sie im entsprechenden Moment nach und halten nicht dagegen. Somit drückt die Extremität nicht gegen die Schiene, was oft Druckstellen, Dekubiti und Schmerzen verursacht und dadurch zu einer Verstärkung der Spastizität beitragen kann. Nach Abklingen der einschießenden Spastik wird das Gelenk wieder in seine Ursprungsposition zurückgeführt. Die dynamischen Redressionsschienen weisen eine lineare Kraftentwicklung auf. Diese wichtige Eigenschaft trägt besonders zur Verbesserung der Beweglichkeit der Gelenke bei, somit wird auch die bessere Mobilisierung spastischer Muskulatur unterstützt. Die Kraft der Feder der Redressionsschiene muss immer unterhalb des Dehnreflexes eingestellt werden.

Nutzen bei der Erreichung des Therapieziels:
- Stufenlos einstellbare dynamische Extension oder Flexion des Gelenks.
- Verbesserung/Wiederherstellung der Gelenkbeweglichkeit
- Sichere und schrittweise Gelenkmobilisation
- Dehnung, Mobilisierung von spastischer Muskulatur
- Verbesserung der Ruheposition
- Verhinderung von Knorpelschäden

Dabei ist es wichtig, sich über die Zielsetzung im Klaren zu sein. Dynamische Redressionsschienen können bei der oberen und der unteren Extremität eingesetzt werden. Bei der oberen Extremität in der Regel im Handgelenk und Ellenbogengelenk und bei der unteren Extremität häufig im Kniegelenk und auch im oberen Sprunggelenk. Werden dynamische Redressionsschienen angewandt, dann sollte eine funktionelle Verbesserung und damit Einsatz der Extremität angestrebt werden. Dies kann zum Beispiel eine Wiederherstellung der Stehfähigkeit auch im Stehtrainer sein, oder für die obere Extremität eine bessere Arm-/Handfunktion.

Zusammenfassung

- Die Leitlinien empfehlen, frühzeitig eine Versorgung mit Orthesen zu gewährleisten, da die Patienten mit einer Orthese früher, sicherer, besser, mehr und länger gehen.
- Bei MS-Patienten muss das Gewicht der Orthese beachtet werden, da diese Patienten funktionell Probleme mit der Spielbeinphase haben (Schwäche der Fußheber und der Hüftbeuger, wie auch bei anderen neurologischen Krankheitsbildern)
- Es muss beachtet werden, dass ein Überstrecken des Knies meist aus einer Schwäche der Oberschenkelmuskulatur (M. quadriceps) gemeinsam mit einer Schwäche des M. tibialis anterior und der Wadenmuskulatur resultiert. Deshalb müssen diese Muskeln auch auftrainiert werden. Das Genu recurvatum sollte also primär durch Training und zusätzlich durch eine ventrale Unterschenkel-Orthese (oder eine FES) korrigiert werden und nicht durch eine Knieorthese.
- Je stärker die Spastik (der Wade), desto weniger sollte die Orthese im oberen Sprunggelenk nachgeben. Dies bedeutet: kein Gelenk in der Orthese, die Dynamik, die der Patient zum Abrollen benötigt, erfolgt durch die Nachgiebigkeit des Materials. Je stärker die Spastik und je schwerer das Gewicht des Patienten, desto rigider das Material der Orthese, damit keine Plantarflexion zugelassen wird. Der Nachteil ist dann, dass der Patient beim Aufstehen das Bein nicht ganz so weit nach hinten stellen kann und auch das alternierende Treppensteigen schwer möglich ist.
- Fehlstellungen des unteren Sprunggelenks müssen unbedingt sofort orthetisch versorgt werden.
- Es sollte unbedingt begleitend immer auch an Waden-Dehnungen und Mobilisierung des oberen Sprunggelenkes gedacht werden, idealerweise auch im Eigentraining und auf einem Keil stehend (siehe **Kasten 6.1**).

Kasten 6.1

Empfehlung zur Orthesenversorgung der S1 Leitlinie der DGN von 2012 und der Leitlinie S2k »Rehabilitation von sensomotorischen Störungen«

- Mit Orthesen des Sprunggelenks gehen Patienten sicherer und qualitativ besser, eine Spastik wird nicht provoziert. Daher ist bei berechtigter Indikation keine zögerliche Verordnung angezeigt.
- Die Orthese führt zu keiner Tonuszunahme der Spastik, im Gegenteil: Die Spastik der Plantarflexoren ist bei angelegter Schiene gemäß dem dynamischen EMG der Wadenmuskulatur geringer [25].
- Es werden positive Effekte im Sinne einer Spastikreduktion durch Orthesen Sprunggelenk und Fuß [29] beschrieben.
- Schienen und Orthesen sind häufig eingesetzte Hilfsmittel zur Tonusreduktion.
- Im Fall einer Inversionsfehlstellung mit Risiko des Supinationstraumas gehen die Patienten mit Schiene symmetrischer, belasten das paretische Bein mehr, treten besser auf und rollen länger ab [24].
- Die Orthese bewirkt eine geschwindigkeitsunabhängige Fazilitation des M. quadriceps, die es wiederum dem Patienten erlaubt, mehr Gewicht auf das paretische Bein in der Standbeinphase zu übernehmen [25].

6.8
Orthesen für die obere Extremität

Schienen und Orthesen sind häufig eingesetzte Hilfsmittel zur Tonusreduktion. Eine Orthese im klassischen Sinne ist ein von einem Orthopädietechniker hergestelltes Hilfsmittel, während unter dem Begriff Schiene (immer häufiger wird auch der englische Fachterminus »splint« verwendet) auch durch Therapeuten selbst angefertigte Hilfsmittel aus schnell aushärtenden, leichtgewichtigen Materialien, ein sogenannter Cast, verstanden wird.

Eine eindeutige Evidenz für die Wirksamkeit eines Castings der oberen Extremität fehlt [39]. Allerdings werden positive Effekte im Sinne einer Spastikreduktion durch diverse starre, dynamische oder Lycra-Splints im Bereich von Ellenbogen und Handgelenk [21, 48] beschrieben.

Bei der oberen Extremität muss zwischen:
- **Lagerungsorthesen**
- **Funktionsorthesen** und
- **Therapieorthesen**

unterschieden werden.

Lagerungsorthesen

Lagerungsorthesen in der Frühphase sollen verhindern, dass sich Fehlstellungen entwickeln, die Hand unphysiologisch liegt und es damit zu Schulter-Hand-Syndromen und Ödemen an Händen und Unterarm kommt. Ob dies eine Lagerungsorthese erreichen kann oder durch die Lagerungsorthese die Hand nicht vielmehr inaktiviert wird, muss der Therapeut nach gründlicher Abwägung bei jedem Patienten individuell entscheiden; vor allem vor dem Hintergrund, dass bei den vorliegenden Studien keine besonderen Effekte von Lagerungsorthesen nachgewiesen wurden [61].

Entscheidend ist jedoch die **Funktion**. Ist eine Funktion vorhanden, ist es wichtig, diese zu trainieren und auch den Patienten und die Angehörigen zu intensivem Training zu ermutigen.

Falls beginnende Funktionen zu erkennen sind, sollten in der Regel keine Lagerungsorthesen benutzt werden, egal ob selbstgefertigt als Cast, eine individuelle vom Orthopädiehaus gefertigte Lagerungsorthese oder eine vorkonfektionierte Lagerungsorthese. Als Lagerungskonzept können spezielle Kissen oder auch das MOBILAS Konzept benutzt werden. Das MOBILAS Konzept versteht sich als Handlagerungskonzept und Automobilisation, es bietet vielseitige Möglichkeiten zum Eigentraining und als Therapiegerät.

Besteht jedoch in der Anfangsphase eine starke Dorsalflexion, die zu Schwellungen und eventuell zu Schmerzen führt, sollte an eine Lagerungsorthese gedacht werden.

Grundsätzliches zur Lagerungsorthese
- Der Einsatz von Lagerungsorthesen darf auf keinen Fall aufkommende Funktionen behindern
- Bei Händen mit Funktion muss ein klares Tragekonzept erstellt werden (Nachtschiene)
- Funktionstraining steht im Vordergrund
- Die Orthese sollte nicht zu Immobilisation führen
- Überkorrekturen sind zu vermeiden
- Tonusänderungen sind zu berücksichtigen
- Selbstständiges An- und Ausziehen muss möglich sein

Lagerungsorthesen gibt es in vielen Variationen. Fertigt ein Orthopädiehaus eine individuelle Lagerungsorthese an, hat es sich bewährt, eine dorsale Orthese zu verwenden. Durch den spastischen Zug wird die Hand in Palmarflexion gezogen, und damit kann es ähnlich wie beim Fuß zu einer Subluxation des Os naviculare kommen. Der Patient gibt meist Schmerzen dorsal an. Dieser Druck, der nach dorsal geht, und der dorsale Schmerz können sehr gut durch eine dorsale Lagerungsorthese verbessert werden.

Funktionsorthesen

Ziel: *»Die beste Therapie für die paretische Hand ist, sie im Alltag zu nutzen und sie so in das Körperschema zurückzuholen. Orthesen können helfen, diesen Weg zu vereinfachen«* [57].

Funktionsorthesen werden oft aus weichem Material wie z. B. Silikon gefertigt. Sie sollten nachgeben und doch sehr gute sogenannte »Rückstellkräfte« besitzen. Eine Funktionsorthese stabilisiert z. B. das Handgelenk und hilft bei der Entfaltung der Mittelhand. Dadurch kann eine Funktionsorthese eine

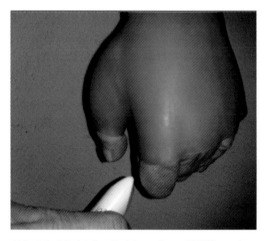

Abb. 6.3: Beispiel einer Funktionsorthese: CFK/Silikonorthese Spiralorthese mit dynamischer Daumenführung

Greiffunktion ermöglichen oder verbessern. Ebenso kann eine entsprechende Daumenführung eine Greiffunktion erst ermöglichen.

Therapieziele
- Selbstständiges An- und Ausziehen der Orthese
- Verbesserung der physiologischen Lagerung
- Verbesserung der Möglichkeit selbstständiger Nahrungsaufnahme
- Führen der Hand in eine physiologische Stellung, Verbesserung der Schreibfähigkeit

Chronische Patienten
Patienten mit einer deutlichen Palmarflexion und nicht entfalteten Mittelhandknochen profitieren häufig von einer Funktionsorthese, diese wird individuell vom Orthopädietechniker angefertigt und idealerweise aus Silikon gefertigt. Silikon hat optimale Rückstellkräfte und ist doch sehr weich und angenehm zu tragen. So bekommt der Patient keine Druckstellen, da das Silikon bei stärkerem Zug der Muskulatur in die Flexion nachgibt, und danach werden die Hand und die Mittelhandknochen immer wieder in die geforderte Ausgangstellung zurückführt. Durch

diese Funktionsorthese wird es für Patienten, die zwar eine spastische Komponente in der Hand aufweisen, gegebenenfalls kombiniert mit bindegewebigen Veränderungen, wieder möglich zu greifen und somit die Hand mehr einzusetzen. Wird die Hand mehr eingesetzt, führt dies häufig zu einer Reduktion des spastischen Muskeltonus und einer Verbesserung der Beweglichkeit, außerdem wirkt dies dem »erlernten Nichtgebrauch« entgegen. Sinnvoll ist eine Funktionsorthese jedoch nur, wenn eine Funktion vorhanden ist und durch die Orthese die Hand dann im Alltag wieder besser eingesetzt werden kann.

Trainingsorthesen

Trainingsorthesen ermöglichen ein Greifen und werden speziell zu Trainingszwecken angewandt. Bei manchen Trainingsorthesen gelingt auch ein Einsatz im Alltag.

Trainingsorthesen können Patienten mit beginnender Flexionsaktivität der Finger, aber fehlender oder ungenügender Extensionsfähigkeit ermöglichen, die gegriffenen Gegenstände auch wieder loszulassen. Eine wichtige Komponente ist das hohe repetitive aufgabenspezifische Training. Dies wird sehr motiviert von den Patienten durchgeführt, da durch die Schiene das Greifen erst möglich ist und damit die Patienten wieder erfolgreich greifen und wieder loslassen können. Trainingsorthesen für die obere Extremität (z. B. SaeboFlex) reduzieren den spastischen Muskeltonus bei verbesserter motorischer Funktion [28].

FES der oberen Extremität

Die funktionelle Elektrostimulation zeigt in mehreren randomisierten kontrollierten Studien eine positive Wirkung auf alltagsrelevante Funktionen wie Greifen und Loslassen von Gegenständen. Die Verbesserung von motorischer Funktion und Reduktion des spastischen Muskeltonus nach therapeutisch

supervidierter funktioneller Elektrostimulation wurde berichtet [29, 46, 53, 59, 68].

Eine FES der oberen Extremität zeigte in einer nicht kontrollierten Studie eine leichte Verbesserung der Spastik [23] ebenso wie bei der Kombination von FES mit Tape-Verbänden [3]. Auch eine Reduktion der Spastik durch Anwendung von **Funktionsorthesen mit integrierter funktioneller Elektrostimulation** wurde nachgewiesen [67, 52].

Ebenfalls konnte ein positiver Effekt bei täglicher selbstständiger Anwendung der FES im häuslichen Umfeld gezeigt werden [1]. Darüber hinaus gibt es Hinweise auf eine Reduktion von Schmerz und Subluxation des Humeruskopfes sowie Verbesserung der Mobilität im Bereich des Schultergelenkes [65].

Schulterorthesen bei subluxierter Schulter

Indikation: Schlaffe und schmerzhafte Bewegungseinschränkungen der Schulter- und Armmuskulatur durch hochgradige Hemiparese bis -plegie.

Da frühzeitige und intensive aufgabenorientierte Aktivierung für die Funktion des Armes und auch für die Entwicklung der proximalen Schultermuskulatur essenziell ist, sollte frühzeitig aktiv oder zumindest assistiv aktiviert werden. Ist die Schulter subluxiert und befürchtet der Therapeut Schmerzen bei der Bewegung oder die Entwicklung einer schmerzhaften Schulter, muss trotzdem aktiv/assistiv/passiv aktiviert werden, zur Sicherheit dann unterhalb 60 Grad Elevation. Bei einer subluxierten Schulter mit starker Schultermuskelatrophie sollte jedoch durch eine Schulterbandage eine bessere Positionierung des Schultergelenks ermöglicht werden. Wird der Arm mit der Schulterbandage nicht intensiv beübt, kann die Hand durch die Schulterbandage häufig vermehrte Schwellung aufzeigen, dies jedoch in keinem bedenklichen Ausmaß.

Es ist zur Sicherheit besser, viele Aktivitäten mit einer Schulterorthese durchzuführen als weniger oder sogar keine Aktivität aus Vorsicht, keine Schulterschmerzen zu provozieren. So kann die Schulterorthese beim aktiven/assistiven/passiven Üben, aber auch beim Gangtraining oder beim gerätegestützten Training getragen werden. Beim Gangtraining ist eine Schulterbandage wichtig, da der Arm nicht hängen soll, da das Armgewicht an den passiven Strukturen der Schulter ziehen kann. Verbessern sich beim Patienten die proximalen und distalen Funktionen und bestehen keine Schmerzen, sollte auf die Schulterorthese auch wieder verzichtet werden.

Tab. 6.1: Empfehlungen für den Einsatz spezifischer Hilfsmittel

Hilfsmittel	Quelle	Patienten-gruppe	Was wurde untersucht?	Ergebnisse	Hand-lungsemp-fehlung
Gehhilfen (Stöcke)	Tyson u. Asburn 1994	Schlaganfall, chronisch	Einfluss verschiedener Stockmodelle und -höhen auf die Gangqualität und -geschwindigkeit	Es fand sich kein Unterschied zwischen den verschiedenen Modellen Die Höhe der Hilfsmittel hatte keinen Einfluss auf die Gangqualität und -geschwindigkeit	kann
Schulterorthesen	Zorowitz et al. 1995	Schlaganfall, subakut	Einfluss verschiedener Schulterorthesenmodelle zur Behandlung einer Subluxation	Alle getesteten Modelle verbesserten die vertikale Symmetrie Nur eine Vollschulterorthese verbesserte die Position des Humeruskopfes Alle anderen Modelle hatten keinen Einfluss auf die Humeruskopfstellung	sollte
Schulterorthesen	Hesse et al. 2008	Schlaganfall, subakut	Einfluss einer Vollschulterorthese (Omo-Neurexa) auf Schultersubluxation	Die Orthese konnte die Subluxation verbessern und hatte einen positiven Einfluss auf die Gangsicherheit	sollte
Orthese der oberen Extremität	Hesse et al. 2011	tetra- und hemiparetische Patienten	Anwendbarkeit von kleinen Magneten zur Unterstützung der paretischen Hand	Hochparetische Patienten konnten das magnetische Besteck nutzen; ästhetischer als Handschlaufe	kann
Orthese der unteren Extremität	Hesse et al. 1996	Schlaganfall, subakut	dynamische Sprunggelenkorthese (SGO, Valenser Schiene)	Mit SGO gingen die Patienten sicherer und schneller als nur mit Schuhen oder barfuß	soll
Orthese der unteren Extremität	Hesse et al. 1999	Schlaganfall, subakut	Einfluss einer dynamischen SGO (Valenser Schiene) auf die Gangqualität	Das Tragen der SGO verbesserte die Gangqualität, d.h. besserer initialer Fersenkontakt, bessere Tibiavorverlagerung, zeitlich bessere Aktivierung der Unterschenkelmuskulatur	soll
Orthese der unteren Extremität	de Witt et al. 2004	Schlaganfall, chronisch	Einfluss einer SGO bei Patienten, die mindestens 6 Monate eine SGO getragen hatten	Patienten gingen mit SGO schneller, ausdauernder und sicherer als ohne SGO	soll
Orthese der unteren Extremität	Pohl u. Mehrholz 2006	Schlaganfall, subakut	Einfluss einer individuell angepassten Light-Cast-SGO	Patienten gingen mit SGO sicherer und schneller	soll

Orthese der unteren Extremität	Milkenberg u. Reid 1981	Paraparetiker	Einfluss von Knie-Fuß-Orthesen (KAFO)	Patienten gingen mit KAFO sicherer, ausdauernder und schneller	sollte
Orthese der unteren Extremität	Bernardi et al. 1995	Paraparetiker	Einfluss einer reziproken KAFO auf die energetische Güte	Patienten mit KAFO wiesen eine bessere energetische Güte auf als ohne	sollte
Kommunikation	Van de Sandt-Koendermann 2011	Schlaganfall, subakut und chronisch	Computersoftware zur Verbesserung der Aphasie	Verschiedene Computerprogramme sind sicher und beliebt in der Anwendung und können helfen, die Sprachfunktion zu verbessern	sollte
Kommunikation	Rossini 2009	Schlaganfall	Anwendbarkeit von »Brain-Machine-Interfaces«	Brain-Machine-Interfaces könnten in der Zukunft eine Option zur Verbesserung der Kommunikation sein	kann
Protektoren	Sawka et al. 2007	geriatrische Patienten	Effekte von Hüftprotektoren	Das Tragen von Hüftprotektoren konnte die Komplikation einer Femurfraktur minimieren	kann

Literatur

1. Alon G, Sunnerhagen KS, Geurts A et al. A home-based, self-administered stimulation program to improve selected hand functions of chronic stroke. NeuroRehabilitation 2003; 18: 215–225.
2. Barrett CL, Mann GE, Taylor PN, Strike P. A randomized trial to investigate the effects of functional electrical stimulation and therapeutic exercise on walking performance for people with multiple sclerosis. Mult Scler 2009; 15(4): 493–504.
3. Baricich A, Carda S, Bertoni M et al. A single-blinded, randomized pilot study of botulinum toxin type A combined with non-pharmacological treatment for spastic foot. J Rehabil Med 2008; 40: 870–872.
4. Bernardi M, Canale I, Felici F et al. Ergonomy of paraplegic patients working with a reciprocing gait orthosis. Paraplegia 1995; 33: 458–463.
5. Bernardi M et al. Cost of walking and locomotor impairment. J Electromyogr Kinesiol 1999; 9: 149–157.
6. Bestmann A, Sonntag D, Hesse S. Der Einfluß von Sprunggelenkorthesen und Stützen auf das Gehen hemiparetischer Patienten. Neurol Rehabil 2000; 6(3): 117–120.
7. Burdett RG. Gait comparison of subjects with hemiplegia walking unbraced with ankle-foot orthosis, and with Air-Stirrup brace . Phys Ther 1988; 68(8): 1197–203.
8. Cakar E, Durmus O, Tekin L et al. The ankle-foot orthosis improves balance and reduces fall risk of chronic spastic hemiparetic patients. Eur J Phys Rehabil Med 2010; 46: 363–368.
9. Carvalho C, Sunnerhagen K, Willén C. Walking performance and muscle strength in the later stage poststroke: A nonlinear relationship. Arch Phys Med Rehabil 2013; 94(5): 845–850.
10. Cumming T, Thrift A, Collier J et al. Very early mobilization after stroke fast-tracks return to walking: Further results from the phase II AVERT randomized controlled trial. Stroke 2011; 42(1): 153–158.
11. de Witt DC, Buurke JH, Nijlant JM et al. The effect of an ankle-foot orthosis on walking ability in chronic stroke patients: a randomized controlled trial. Clin Rehabil 2004; 18: 550–557.
12. Dietz V: Spinal cord pattern generators for locomotion. Clin Neurophysiol 2003; 114: 1379–1389.
13. Dietz V, Colombo G, Jensen L: Locomotor activity in spinal man. Lancet 1994; 344: 1260–1263.
14. Dietz V: Do human bipeds use quadrupedal coordination? Trends Neurosci 2002; 25: 462–467.
15. Dietz V, Sinkjaer T. Spastic movement disorder: impaired reflex function and altered muscle mechanics. Lancet Neurol 2007; 6: 725–733.
16. Elliott JH, Turner T, Clavisi O et al. Living systematic reviews: An emerging opportunity to narrow the evidence-practice gap. PLoS Med 2014; 11(2): e1001603. DOI: 10.1371/journal.pmed.1001603. eCollection; 2014
17. Embrey DG, Holtz SL, Alon G et al. Functional electrical stimulation to dorsiflexors and plantar flexors during gait to improve walking in adults with chronic hemiplegia. Arch Phys Med Rehabil 2010; 91: 687–696.

18. Farinella N.: ICF und Partizipation – Effekte einer Gruppentherapie nach Schlaganfall; Bachelorarbeit; SRH Fachhochschule für Gesundheit; 2012.
19. Freivogel S, Schmalohr D, Mehrholz J. Improved walking ability and reduced therapeutic stress with an electromechanical gait device. J Rehabil Med 2009; 41: 734–739.
20. Götz Naumann K. Gehen verstehen. Stuttgart: Thieme Verlag 2015.
21. Gracies JM, Marosszeky JE, Renton R et al. Short-term effects of dynamic lycra splints on upper limb in hemiplegic patients. Arch Phys Med Rehabil 2000; 81: 1547–1555.
22. Grillner S: Control of locomotion in bipeds, tetrapods and fish. In: Brooks VB (ed.): Handbook of physiology, the nervous system, vol. II, motor control, part 2. Bethesda, MD: American Physiological Society 1981: 1179–236.
23. Hendricks HT, IJzerman MJ, de Kroon JR et al. Functional electrical stimulation by means of the 'Ness Handmaster Orthosis' in chronic stroke patients: an exploratory study. Clin Rehabil 2001; 15: 217–220.
24. Hesse S, Bardeleben A, Grunden J et al. Vorstellung einer neuen Schulterorthese zur Behandlung der schmerzhaften Schulter von hochparetischen Patienten in der Frührehabilitation. Neurologie & Rehabilitation 2008; 14: 89–92.
25. Hesse S, Bardeleben A, Werner C. Kleine Magnete unterstützen die paretische Hand beim Essen. Praxis Ergotherapie 2011; 24: 209–211.
26. Hesse S, Lücke D, Jahnke MT et al. Gait function in spastic hemiparetic patients walking bearfoot, with firm shoes, and with an ankle-foot orthosis. Int J Rehab Res 1996; 19: 133–141.
27. Hesse S, Werner C, Konrad M et al. Non-velocity-related effects of a rigid double-stopped ankle-foot orthosis on gait and lower limb muscle activity of hemiparetic subjects with an equinovarus deformity. Stroke 1999; 30: 1855–1861.
28. Hoffman HB, Blakey GL. New design of dynamic orthoses for neurological conditions. NeuroRehabilitation 2011; 28: 55–61.
29. Hummelsheim H, Maier-Loth ML, Eickhof C. The functional value of electrical muscle stimulation for the rehabilitation of the hand in stroke patients. Scand J Rehabil Med 1997; 29: 3–10.
30. Hung JW, Chen PC, Yu MY et al. Long-term effect of an anterior ankle-foot orthosis on functional walking ability of chronic stroke patients. Am J Phys Med Rehabil 2011; 90: 8–16.
31. Iwata M, Kondo I, Sato Y et al. An ankle-foot orthosis with inhibitor bar: effect on hemiplegic gait. Arch Phys Med Rehabil 2003; 84: 924–927.
32. Johnson C. The effect of combined use of botulinum toxin type A and functional electric stimulation in the treatment of spastic drop foot after stroke: a preliminary investigation. Arch Phys Med Rehabil 2004; 85: 902–909.
33. Kim JH, Kim Y, Kang HK et al. Functional electrical stimulation applied to gluteus medius and tibialis anterior corresponding gait cycle for stroke. Gait & Posture 2012; 36(1): 65–67.
34. Kosak MC, Reding MJ, Comparison of partial body weight-supported treadmill gait training versus aggressive bracing assisted walking post stroke. Neurorehabil Neural Repair 2000; 14(1): 13–19.
35. Kowalczewski et al. Upper extremity functional elevtric stimulation-assisted exercises on a worksttion in the subacute phase of stroke recovery; Arch Phy. Med Rehabil. 2007; 88: 833–839.
36. Kwakkel G, Kollen B, Lindeman E. Understanding the pattern of functional recovery after stroke: facts and theories. Restor Neurol Neurosci 2004; 22(3–5): 281–99.
37. Lamontagne A, FungJ Stroke 2004; 35 (11): 2543–2548.
38. Lamontagne A et al. »Stroke affects the coordination« Neurorehab 2007.
39. Lannin NA, Novak I, Cusick A. A systematic review of upper extremity casting for children and adults with central nervous system motor disorders. Clin Rehabil 2007; 21: 963–976.
40. Leitlinie DGN »Rehabilitation von sensomotorischen Störungen«, 2012 www.dgn.org/leitlinien/2430-ll-88-2012-rehabilitation-von-sensomotorischen-stoerungen
41. Leitlinie DGN »Technische Hilfsmittel«, 2012. www.dgn.org/leitlinien/2438-ll-97-2012-technische-hilfsmittel
42. Lerner-Frankiel MB et al. Functional community ambulation: what are your criteria? Clinical Management 1990: 6: 12–15.
43. Leung J, Moseley A. Impact of ankle-foot orthoses on gait and leg muscle activity in adults with hemiplegia: systematic literature review. Phys Ther 2003; 89: 39–55.
44. Mehrholz, J. Neuroreha nach Schlaganfall. Stuttgart: Georg Thieme Verlag 2011.
45. Milkenberg R., Reid S. Spinal cord lesions and lower extremity bracing: an overview and follow-up study. Paraplegia 1981; 19: 379–385.
46. Nelles G. Leitlinien für Diagnostik und Therapie in der Neurologie: Rehabilitation von sensomotorischen Störungen. Im Internet: www.awmf.org/uploads/tx_szleitlinien/030-123l_S2k_Rehabilitation_sensomotorische_Störungen_2012-09.pdf; Stand: 27.12.2014
47. Ng SSM, Hui-Chan CWY. Transcutaneous electrical stimulation on acupoints combined with task-related training to improve motor function and walking performance in an individual 7 years poststroke: a case study. J Neurol Phys Ther 2010; 34: 208–213.
48. Perry J. Gait Analysis. New York: Slack 1992.

49. Pizzi A, Carlucci G, Falsini C et al. Application of a volar static splint in poststroke spasticity of the upper limb. Arch Phys Med Rehabil 2005a; 86: 1855–1859.

50. Pohl M, Mehrholz J. Immediate effects of an individually designed functional ankle-foot orthosis on stance and gait in hemiparetic patients. Clin Rehabil 2006; 20(4): 324–330.

51. Pollock A, Baer G, Pomeroy VM, Langhorne P. Physiotherapy treatment approaches for the recovery of posturalcontrol and lower limb function follwing stroke: A systematic review. The Cochrane Library 2009; 1.

52. Prado-Medeiros CL, Silva MP, Lessi GC, Alves MZ, Tannus A, Lindquist AR, Salvini TF. Muscle atrophy and functional deficits of knee extensors and flexors in people with chronic stroke. Department of Physical Therapy, Federal University of São Carlos, São Carlos, São Paulo, Phys Ther. 2012; 92(3): 429–439. Epub 2011 Dec 1.

53. Ring H, Rosenthal N. Controlled study of neuroprosthetic functional electrical stimulation in sub-acute post-strokerehabilitation. J Rehabil Med 2005; 37: 32–36.

54. Rossini PM. Implications of brain plasticity to brain-machine interfaces operations a potential paradox? IntRev Neurobiol 2009; 86: 81–90

55. Sabut SK, Sikdar C, Mondal R et al. Restoration of gait and motor recovery by functional electrical stimulation therapy in persons with stroke. Disabil Rehabil 2010; 32: 1594–1603.

56. Sawka AM, Boulos P, Beattie K et al. Hip protectors decrease hip fracture risk in elderly nursing home residents: a Bayesian meta-analysis. J Clin Epidemiol 2007; 60: 336–344.

57. Schid A, Duncun PW, Studenski S, Lai SM, Richards L, Perera S, Wu SS. Improvements in speed – based gait classifications are meaningful. Stroke. 2007; 38(7): 2096–2100.

58. Steil J. Persönliche Mitteilung 2016.

59. Stoeckmann T. Casting for the person with spasticity. Top Stroke Rehabil 2001; 8: 27–35.

60. Sullivan JE, Hedman LD. Effects of home-based sensory and motor amplitude electrical stimulation on arm dysfunction in chronic stroke. Clin Rehabil 2007; 21: 142–150.

61. Tyson SF, Ashburn A. The influence of walking aids on hemiplegic gait. Physiother Theory Pract 1994; 10: 77–86

62. Tyson SF, Kent RM. Orthotic devices after stroke and other non-progressive brain lesions. Cochrane Database Syst Rev 2009 Jan 21;(1): CD003694. doi: 10.1002/14651858.CD003694. pub2.

63. Tyson SF, Rogerson L Assistive walking devices in nonambulation patients undergoing rehabilitation after stroke: the effects on functional mobi-lity walking impairments, and patients' opinion. Arch Phys Med Rehabil 2009; 90(3): 475–479.

64. Tyson SF et al Effects of an Ankle-Foot Orthosis on Balance and Walking After Stroke: A Systematic Review and Pooled Meta-Analysis Archives of Physical Medicine and Rehabilitation 2013; 94: 1377–85.

65. Van de Port IG, Kwakkel G, Lindemann E. Community ambulation in Patients with chronic stroke: how is it related to gait speed? J Rehabil Med 2008; 40(1): 23–27.

66. Van de Sandt-Koenderman M. Aphasia rehabilitation and the role of computer technology: can we keep up with modern times? Int J Speech Lang Pathol 2011 Feb; 13(1): 21–7. doi: 10.3109/17549507.2010.502973.

67. van Swigchem R, Vloothuis J, den Boer J et al. Is transcutaneous peroneal stimulation beneficial to patients with chronic stroke using an ankle-foot orthosis? A within-subjects study of patients' satisfaction, walking speed and physical activity level. J Rehabil Med 2010; 42: 117–121.

68. Vuagnat H, Chantraine A. Shoulder pain in hemiplegia revisited: contribution of functional electrical stimulation and other therapies. J Rehabil Med 2003; 35: 49–54.

69. Weingarden HP, Zeilig G, Heruti R et al. Hybrid functional electrical stimulation orthosis system for the upper limb: effects on spasticity in chronic stable hemiplegia. Am J Phys Med Rehabil 1998; 77: 276–281.

70. Yan T, Hui-Chan CWY, Li LSW. Functional electrical stimulation improves motor recovery of the lower extremity and walking ability of subjects with first acute stroke: a randomized placebo-controlled trial. Stroke 2005; 36, 80–85.

71. Zorowitz RD, Idank D, Ikai T et al. Shoulder subluxation after stroke: a comparison of four supports. Arch Phys Med Rehabil 1995; 76: 763–771.

7
Teilhabeorientierung in der Neurologischen Rehabilitation

C. Pott

7.1
Einführung

Diese Kapitel beleuchtet den Begriff »Teilhabe« im Hinblick auf die sensomotorische Neurorehabilitation. Es mangelt an einer allgemein akzeptierten Definition des Konstrukts Teilhabe und die Operationalisierung bereitet Schwierigkeiten, weil viele weitere Konzepte assoziieren. Das Kapitel bezieht sich vorrangig auf den Teilhabe-Begriff der Internationalen Klassifikation der Funktionsfähigkeit, Behinderung und Gesundheit ICF.

Dieser Teil des Buches diskutiert die Kontextfaktoren hinsichtlich ihrer Bedeutung für die (motorische) Rehabilitation und unter dem Aspekt eines maßgeblichen Einflusses auf die Teilhabe. Besonders essentiell sind psycho-emotionale Faktoren, wie Selbstwirksamkeit, für das Wiedererlernen von Fertigkeiten und deren Übertrag in das reale Leben. Patientenzentrierung in der Teilhabe-orientierten Rehabilitation bildet sich durch die Auseinandersetzung mit psycho-emotionalen Kontextfaktoren und einer partizipativen Entscheidungsfindung im Sinne des Topdown-Modells ab.

Rechtzeitig sollten Teilhabeziele unter Einbezug der Bezugspersonen formuliert werden. Das Kapitel stellt den gegenwärtigen Stand des Zielsetzungsprozesses in der Neurorehabilitation dar, beschreibt beispielhaft Methoden und die darin verwendeten Instrumente.

Um die gesetzliche Forderung nach dem Wiederherstellen von Teilhabe zu erfüllen, müssen in frühen Phasen der Rehabilitation zunächst vorrangig basale Aktivitäten des täglichen Lebens als Fähigkeiten geübt werden, dafür ist ein gewisses Ausmaß an Körperfunktionen erforderlich. Um die Restitution der Funktionen nach erworbener Hirnschädigung zu erzielen, müssen sie ausreichend viel trainiert werden. Unter Einbezug der prognostischen Faktoren und der Betrachtung des Rehabilitationsverlaufes, wird abgewogen, welche Aktivitäten konsekutiv in welchem Kontext geübt werden müssen. Es ist noch nicht abschließend geklärt, in welchem Verhältnis funktionelles Üben, Training von Aktivitäten und Arten von Teilhabeleistungen im realen Alltagskontext notwendig sind, um selbstbestimmte Teilhabe zu ermöglichen.

Assessments sind Bestandteile des Clinical Reasonings, das ausgehend von den Zielen definierte Testverfahren auswählt. Assessments dienen dem Quantifizieren von Teilhabe, Aktivitäten und Funktionen, der Interventionsplanung und dem Nachweis der Therapieerfolge, besonders auf Teilhabe-Ebene.

Die praxisnahe Vorstellung von »Projektarbeit« dient als Beispiel einer interdisziplinär geführten Gruppenintervention. Das Kapitel schließt mit dem Blick auf das Thema »Schnittstellenmanagement und Nachsorge«.

7.2
Teilhabe ist gesetzlich verankert

Das übergeordnete Ziel jeder Rehabilitations-maßnahme ist nicht das Verbessern funktioneller Parameter, sondern das Wiedererlangen gesellschaftlicher Teilhabe.

Gesetzlich verankert ist die Forderung sowohl im deutschen Sozialgesetzbuch IX als auch in der UN-Behindertenrechtskonvention und im aktuellen (umstrittenen) Entwurf des Bundesteilhabegesetzes. Das Sozialgesetzbuch IX führt im § 4 SGB IX die Ziele der Rehabilitation auf. Es verlangt dort »... die Teilhabe am Leben in der Gesellschaft sowie eine möglichst selbständige und selbstbestimmte Lebensführung ...« ebenso wie die Teilhabe am Arbeitsleben. Die Behindertenrechtskonvention fordert die »Inklusion«. Unter den Allgemeinen Grundsätzen (Art. 3) heißt es in der Konvention: »Die volle und wirksame Teilhabe an der Gesellschaft und Einbeziehung in die Gesellschaft.« Es besteht also eine gesetzliche Forderung nach Teilhabe der Menschen, bei denen eine Beeinträchtigung durch eine neurologische Erkrankung droht oder besteht. Dabei ist zu berücksichtigen, dass Beeinträchtigungen der Teilhabe nicht aus einer hierarchischen Abhängigkeit von gestörten Funktionen entstehen, sondern aus der Komplexität aller funktionellen Beeinträchtigungen und Kontextfaktoren resultieren [26].

7.3
Der Teilhabe-Begriff in der neurologischen Rehabilitation

Es mangelt an einer allgemein akzeptierten Definition des Konstrukts Teilhabe, und die Operationalisierung bereitet Schwierigkeiten, weil viele weitere Konzepte assoziieren. Inklusion, Lebensgewohnheiten, community integration, Lebensqualität, Zufriedenheit und subjektives Wohlgefühl sollten als mögliche Bestandteile einer Teilhabe-Theorie Gegenstand weiterer wissenschaftlicher Untersuchungen werden [74]. Viele neurorehabilitative Ansätze beziehen sich auf die Teilhabe-Definition in der Internationalen Klassifikation der Funktionsfähigkeit, Behinderung und Gesundheit ICF (DIMDI); **(Abb 7.1).**

Die ICF beinhaltet zwei Teile mit jeweils zwei Komponenten:
1) Funktionsfähigkeit und Behinderung, mit den Komponenten Partizipation auf Ebene der Gesellschaft und Aktivität auf Ebene der Person;

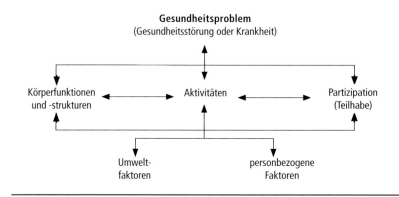

Gesundheitsproblem
(Gesundheitsstörung oder Krankheit)

Körperfunktionen und -strukturen   Aktivitäten   Partizipation (Teilhabe)

Umwelt-faktoren   personbezogene Faktoren

Abb. 7.1: Internationale Klassifikation der Funktionsfähigkeit, Behinderung und Gesundheit (ICF)

2) Kontextfaktoren, mit den Komponenten personbezogene Kontextfaktoren und Umweltfaktoren.

7.4
Definition von Teilhabe in der ICF

Die ICF-Klassifikation stellt Teilhabe dem Aktivitätsbegriff gegenüber und definiert zunächst Aktivität als »die Durchführung einer Aufgabe oder einer Handlung (Aktion) durch einen Menschen«. Partizipation (vom englischen Begriff participation) wird als Synonym für »Teilhabe« verstanden und dem Aktivitätsbegriff gegenübergestellt: Partizipation hingegen ist »das Einbezogensein in eine Lebenssituation«. Das Vorgängermodell, die International Classification of Impairment, Disability and Handicap ICIDH, unterschied die Begriffe Impairment (Schädigung), Disability (Fähigkeitsstörung) und Handicap (soziale Beeinträchtigung/Behinderung). Behindertenverbände initiierten eine positive Umformulierung: z. B. Teilhabe statt Behinderung. Die unterschiedlichen Konzepte Fähigkeitsstörung und Behinderung wurden in der ICIDH in **zwei** Listen kategorisiert. Die aktuelle ICF-Fassung hingegen beinhaltet eine **gemeinsame** Auflistung in neun Domänen »Aktivität

und Partizipation«. Das gemeinsame Auflisten in den neun Kapiteln erschwert das Differenzieren zwischen Aktivität und Partizipation. Obwohl die Argumente für das Erstellen einer gemeinsamen Liste offengelegt und diskutiert wurden, bemängeln Rehabilitationsexperten die unzureichende Trennung von Aktivität und Partizipation als Nachteil und favorisieren eine Trennung der Domänen [74].

7.5
Lösungsvorschläge zur Operationalisierung des Teilhabe-Begriffs

Nordenfelt kritisiert, dass die Konzepte Aktivität und Partizipation der ICF nicht kohärent seien, da sie die grundlegende Unterscheidung der Handlungstheorie zwischen »**Capacitiy**/inner possibility of action« (Kapazität/innere Möglichkeit zur Aktion) und »**Opportunity**/external possibilty of action« (Gelegenheit/äußere Möglichkeit zur Aktion) (**Abb. 7.2**) nicht ausreichend berücksichtigen. In seiner handlungstheoretisch fundierten Argumentation fasst Nordenfelt Capacity als Aspekt des potentiellen Handelns auf, während Partizipation für ihn den Aspekt der Durchführung (Performance) derselben Handlung darstellt [62]. Er schlägt vor, Aktivität und Partizipati-

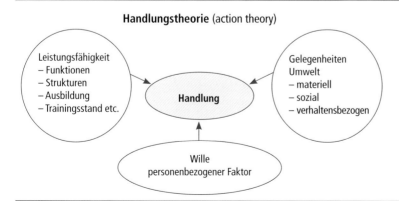

Abb. 7.2: Handlungstheorie nach Nordenfelt

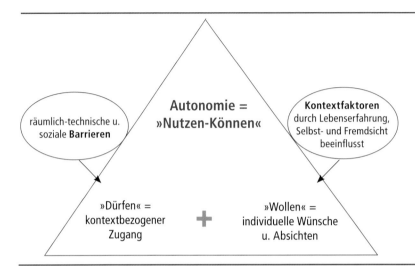

Abb. 7.3: Autonomie ist Bestandteil von Teilhabe

on (activity and participation) durch den Begriff Aktion (action) zu ersetzen [63].

Im Teilhabe-Bericht der Bundesregierung über die Lebenslagen von Menschen mit Beeinträchtigungen wird Autonomie gleichgesetzt mit »Nutzen-Können« und definiert als das Kondensat resultierend aus dem »Dürfen«, d.h. dem kontextbezogenen Zugang, dem räumlich-technische und soziale Schranken entgegenstehen können, und dem »Wollen«, d.h. den individuellen Wünschen und Absichten, die durch Faktoren der Lebenserfahrung, Selbst- und Fremdsicht beeinflusst sein können [13]. Dieser Zusammenhang ist in **Abbildung 7.3** dargestellt.

Die Betrachtungsweise des Teilhabeberichts affirmiert Nordenfelts handlungstheoretische Argumentation einer grundlegenden Separation zwischen »**inneren**« und »**äußeren**« **Zugangsmöglichkeiten** zur und Anteilen an **Partizipation** [62]. Schuntermann, als maßgeblicher Akteur der Implementierung der ICF ins deutsche Gesundheitssystem, befürwortet Nordenfelts Ansatz. Er untermauert das Konzept der Aktivitäten und bezieht die Begriffe »Leistungsfähigkeit« und »Leistung« auf die Aktivitätsebene [87]. Für den Begriff der Partizipation stünde dann jedoch ein entsprechender theoretischer Bezug bzw.

eine dementsprechende Operationalisierung noch aus. Ewert und Schliehe weisen auf die Diskussion hin, das Aktivitätskonzept der »Interventionsebene« und das »Teilhabekonzept« der sozialrechtlichen Ebene, speziell den Menschenrechten zuzuordnen [22]. Wendel und Schenk zu Schweinsberg beschreiben (den bisher nicht publizierten) Vorschlag Geyhs, »Leistungsfähigkeit« auf Aktivitäten und »Leistung« auf Partizipation zu beziehen [105] und nähern sich damit ebenfalls der Sichtweise Nordenfels an. **Tabelle 7.1** stellt die unterschiedlichen Interpretation des Teilhabebegriffs zusammenfassend dar.

Tab. 7.1: Mögliche Interpretation der Konstrukte »Aktivität« und »Teilhabe« und Zuordnung zu den Beurteilungsmerkmalen »Leistung« und »Leistungsfähigkeit«

Aktivität	Partizipation
= Capacity als potentielles Handeln Nordenfeldt	= Performanz einer Handlung Nordenfeldt
= Leistungsfähigkeit u. Leistung Schuntermann	= ? Schuntermann
= Interventionsebene Ewert und Schliehe	= Sozialrechtliche Ebene Ewert und Schliehe
= Leistungsfähigkeit Wendel und Schweinsberg (nach Geyh)	= Leistung Wendel und Schweinsberg (nach Geyh)

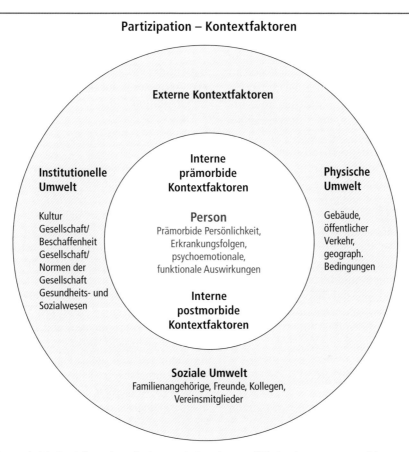

Partizipation – Kontextfaktoren

Externe Kontextfaktoren

Institutionelle Umwelt

Kultur
Gesellschaft/
Beschaffenheit
Gesellschaft/
Normen der
Gesellschaft
Gesundheits- und
Sozialwesen

Interne
prämorbide
Kontextfaktoren

Person
Prämorbide Persönlichkeit,
Erkrankungsfolgen,
psychoemotionale,
funktionale Auswirkungen

Interne
postmorbide
Kontextfaktoren

Physische Umwelt

Gebäude,
öffentlicher
Verkehr,
geograph.
Bedingungen

Soziale Umwelt
Familienangehörige, Freunde, Kollegen,
Vereinsmitglieder

Abb. 7.4: Komplexität der einflussnehmenden internen (prä- und postmorbiden) und externen Kontextfaktoren

7.6
Kontextfaktoren beeinflussen die Teilhabe

Die ICF unterscheidet zwischen Umweltfaktoren und personbezogenen Faktoren (**Abb. 7.1**). »Umweltfaktoren bilden die materielle, soziale und einstellungsbezogene Umwelt, in der Menschen leben und ihr Leben gestalten. Umweltfaktoren spielen eine wichtige Rolle, wie Einstellung oder Verhalten z. B. im Sinne einer Unterstützung versus einer Überfürsorglichkeit. Personbezogene Faktoren sind der spezielle Hintergrund des Lebens und der Lebensführung eines Menschen und umfassen Gegebenheiten des Menschen, die

nicht Teil ihres Gesundheitsproblems oder -zustands sind.« [20]

Teilhabe kann nie losgelöst von den Kontextfaktoren betrachtet werden, und zunehmend erkennen Therapeuten und Wissenschaftler deren besondere Bedeutung. Für Schuntermann »sind Kontextfaktoren integraler Bestandteil der Definition ... von Teilhabe« [87]. Externe Kontextfaktoren oder Umweltfaktoren können weiter spezifiziert werden als Faktoren der physischen Umwelt, der institutionellen und der sozialen Umwelt. Defekte Rolltreppen im öffentlichen Nahverkehr, barrierefreie Gebäude, Kopfsteinpflaster etc. zählen zu den Faktoren der physischen Umwelt. Kulturelle Besonderheiten, gesellschaftliche Normen, Ressourcen des Gesundheitssystems gehören zu den institutionellen Faktoren, die Einstellungen von Familienangehörigen, Freunden und Arbeitskollegen zur sozialen Umwelt. Bei den internen, personbezogenen, Faktoren sollte zwischen prä- und postmorbiden Merkmalen unterschieden werden. Prämorbide Eigenschaften wie erhöhter Leistungsanspruch erfordern andere psychologische oder neuropsychologische Interventionen als z. B. eine Awareness-Störung. **Abbildung 7.4** stellt die Komplexität der einflussnehmenden prä- und postmorbiden internen/personbezogenen und externen/Umweltfaktoren dar.

Es muss nicht betont werden, dass nicht das bloße Sammeln und Listen der Faktoren, sondern die präzise Analyse der Zusammenhänge sämtlicher Faktoren mit den Zielen und Einschränkungen das Punctum saliens der Rehabilitation bildet.

Klassifikation Kontextfaktoren

Die WHO-Forschungsgruppen klassifizierten die Umweltfaktoren in fünf Kapiteln, die personbezogenen Faktoren jedoch nicht und begründeten dies mit einer großen soziokulturellen Unterschiedlichkeit. Kritiker einer Klassifikation der personbezogenen Faktoren argumentieren mit ethischen Aspekten wie Stigmatisierung und dem Hinweis auf datenschutzrechtliche Bedenken. Befürworter aufseiten des Medizinischen Dienstes der Krankenkassen nehmen Stellung zu den Befürchtungen, negieren eine Gefährdung der Patienten, heben die Valenz einer Klassifikation der Kontextfaktoren für das Wiedererlangen der Teilhabe hervor und formulieren eine eigene Klassifikation [37, 67]. Müller und Geyh identifizierten mittels systematischer Literaturrecherche derzeit acht existierende Klassifikationen der personbezogenen Faktoren, die auf unterschiedlichen Hintergründen basieren, aber eine deutliche Kongruenz aufweisen [60]. Die Existenz einer solch großen

Anzahl belegt den Bedarf einer Klassifikation auch dieser Faktoren.

Bedeutung von psycho-emotionalen Kontextfaktoren für die Teilhabe-orientierte Rehabilitation

Resilienz

Zunehmend geraten psycho-emotionale Einflussfaktoren in den Fokus wissenschaftlicher Betrachtungen, weil sie den (motorischen) Lernprozess und den Reha-Verlauf deutlich beeinflussen. Einer davon ist die Resilienz. Unter Resilienz wird die »psychische Widerstandsfähigkeit gegenüber biologischen, psychologischen und psychosozialen Entwicklungsrisiken« verstanden [107]. Resilienz offenbart sich dann, wenn ein Mensch eine Risikosituation aufgrund der vorhandenen Fähigkeiten positiv bewältigt. Zu den sechs Resilienzfaktoren gehören die **Selbst- und Fremdwahrnehmung**, **Selbstwirksamkeitserwartung**, **Selbststeuerung**, **Soziale Kompetenz**, **Problemlösefähigkeit** und **Adaptive Bewältigungskompetenz** (Abb. 7.5).

Die Resilienzfaktoren unterscheiden sich von anderen personalen Faktoren darin, dass sie erworben werden können und nicht angeboren oder genetisch bedingt sind [30].

Obwohl das Kapitel nicht sämtliche Faktoren ausführlich reflektieren kann, scheint die Auseinandersetzung mit den genannten Fähigkeitsmerkmalen der Resilienz notwendig, um die Patienten beim Erreichen ihrer Teil-

Resilienz					
Selbstwirksamkeitserwartung	Selbststeuerung	Selbst- und Fremdwahrnehmung	Soziale Kompetenz	Adaptive Bewältigungskompetenz	Problemlösefähigkeit

Abb. 7.5: Faktoren der Resilienz (nach Fröhlich-Gildhoff und Rönnau-Böse) [30]

habe-Ziele zu unterstützen. Einige Autoren beschreiben an anderer Stelle Interventionsmaßnahmen z. B. unter dem Aspekt einer verbesserten Selbstwahrnehmung oder adaptiven Bewältigungskompetenz bei Patienten mit neuropsychologischen Störungen [5, 23].

Selbstwirksamkeit

Der Resilienzfaktor »Selbstwirksamkeit« gewinnt in jüngerer Zeit an Bedeutung im Hinblick auf die große Korrelation mit Partizipation als Reha-Outcome-Parameter [10, 42]. Bandura versteht unter »Selbstwirksamkeit« die »Persönliche Einschätzung der eigenen Kompetenzen, mit Schwierigkeiten und Barrieren im täglichen Leben zurechtzukommen« [2]. Eine Reihe von Studien und Reviews belegen den Zusammenhang zwischen Selbstwirksamkeit und Partizipation: Selbstwirksamkeit nimmt größeren Einfluss auf die Teilhabe, gemessen mit »Gehfähigkeit im Alltag«, als Störungen der physischen Körperfunktionen wie Kraft [80]. Schlaganfallpatienten mit einer größeren Selbstwirksamkeit bewältigten ADL-Aufgaben besser als Patienten, deren Selbstwirksamkeit niedrig war [48]; insbesondere das Vertrauen in posturale Fähigkeiten (»balance self-efficacy«) beeinflusst die Teilhabefähigkeit [85].

Bisher untersuchten Wissenschaftler den Einfluss sämtlicher Resilienzfaktoren noch nicht weitreichend, und insgesamt ist die Datenlage als gering einzustufen. Doch die Auseinandersetzung mit Konzeptionen, die eine psycho-emotionale Stabilisierung in den Vordergrund stellen, nimmt zu. Zwei Ansätze machen dies erkennbar: das Shared Decision Making und das Empowerment-Konzept.

Shared Decision Making

Die Übersetzung des im angloamerikanischem Sprachgebrauchs schon seit den 1970er-Jahren etablierten Begriffs »shared decision making« (SDM) lautet »geteilte Entscheidungsfindung« [83]. »Partizipative Entscheidungsfindung PEF« wird häufig synonym verwendet. **SDM** steht im Gegensatz zum **paternalistischen Verständnis**, in dem der Arzt die Rolle des Informationsträgers innehat und die für den Patienten relevanten Entscheidungen trifft. Dieses Modell gründet sich auf die Annahme allgemeingültiger Gesundheitsziele und deren Kongruenz zwischen Arzt und Patient. Das SDM-Modell hingegen ist mit dem Konzept des patient-centredness vergleichbar, das auf einer biopsychosozialen Perspektive basiert. Diese fokussiert das Wahrnehmen des Patienten als Individuum mit dem Ziel einer »therapeutischen Allianz«, um die Verantwortung zu teilen [58]. SDM umfasst den gesamten Prozess zwischen dem Patienten und dem ärztlich-therapeutisch-pflegenden Team und beinhaltet alle Elemente des Informationsaustausches und der Entscheidungsfindung von der Diagnose bis zur Therapie. Inwieweit der Patient in Informations- und Entscheidungsprozesse einbezogen werden kann, hängt vom Krankheitsereignis und dem Stadium ab. Im Falle eines Schädel-Hirn-Traumas entscheidet des ärztliche Team über die Akutversorgung. Im weiteren Verlauf und bei Chronifizierung nimmt das SDM zu. Kognitive Beeinträchtigungen durch das Krankheitsgeschehen, wie bei einer Demenz, schränken SDM ein **(Abb. 7.6)**. Es ist wichtig, Angehörige so intensiv wie möglich in das SDM einzubeziehen.

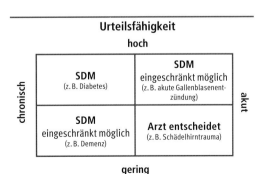

Abb. 7.6: Ausmaß Shared Deccision Making in Abhängigkeit vom Krankheitsereignis und Stadium (mod. nach Isfort et al. [41])

Der Patientenwunsch, an Entscheidungen teilzuhaben, fällt höher aus als das tatsächliche Ausmaß der Einbindung, obwohl die wenigen vorhandenen Untersuchungen zum SDM indizieren, dass eine SDM-Strategie zu gesteigerter Patientenzufriedenheit und verbesserten Behandlungsergebnissen zu weiteren positiven Effekten wie eine geringere Inanspruchnahme von Gesundheitsleistungen führt [83]. Ein RCT belegt die Abnahme der Schubrate bei MS-Patienten [39]. Bezogen auf die Datenlage in Deutschland steckt die Forschung zum SDM noch in den Kinderschuhen, und es sind nur wenige Studien bekannt, in denen das Konzept des SDM empirisch erfasst wurde. Vor dem Hintergrund des zunehmenden Rationalisierungsbedarfs im Gesundheitswesen ist jedoch ein wachsendes Interesse zu beobachten.

Empowerment-Konzept

Im Zusammenhang mit der Beachtung der Resilienzfaktoren stehen Empowerment und Shared-Decision-Konzeptionen. »Empowerment« kann mit »Bestärkung« übersetzt werden. Theunissen und Plaute definieren den Begriff als einen »Prozess, in dem Betroffene ihre Angelegenheiten selbst in die Hand nehmen, sich dabei ihrer eigenen Fähigkeiten bewusst werden, eigene Kräfte entwickeln und soziale Ressourcen nutzen«. Leitperspektive ist die »selbstbestimmte Bewältigung und Gestaltung des eigenen Lebens« [100]. In der Rehabilitation erzeugt der Vergleich mit dem prämorbiden Zustand negative Empfindungen und verschlechtert möglicherweise das Lernen, diesen Aspekt sollte das therapeutische Gespräch mit dem Patienten erläutern [106]. Es scheint essentiell wichtig zu sein, dem Patienten Bewältigungsstrategien an die Hand zu geben, um ihn zum eigenständigen Experten für sich selber zu befähigen. Österreichische Wissenschaftler empfehlen das Verwenden eines Empowerment-Assessments in der Schlaganfallrehabilitation, um

Teilhabe-relevante Aspekte zu erfassen [64]. Ein interdisziplinärer ganzheitlicher Ansatz, der die bereits genannten Aspekte wie Patientenzentrierung, Selbstbefähigung und Förderung der Resilienzfaktoren berücksichtigt, ist das Top-down-Modell [26].

Top-down-Modell

Der Top-down-Ansatz ist ein geeigneter interdisziplinärer Prozess zur patientenzentrierten Zielfindung und Therapieplanung [26] **(Abb. 7.7)**.

Das Top-down-Modell beschreibt das Vorgehen bei der Anamnesebefragung, Befunderhebung und Therapiegestaltung. Übergeordnetes Ziel liegt im Erreichen einer bestmöglichen Alltagskompetenz. Der Ansatz integriert eine Teilhabe-orientierte Zielsetzung und sehr genaue multifaktorielle Betrachtung aller Kontextfaktoren. Der Therapeut der jeweiligen Disziplin erfasst durch Befragen des Patienten und der Angehörigen, was die Teilhabe beeinträchtigt und welche konkreten Schwierigkeiten beim Bewältigen des Alltags auftreten. Ausgehend vom im Team reflektierten und mit dem Patienten festgelegten Teilhabe-Ziel und unter Berücksichtigung der einflussnehmenden hemmenden und fördernden Faktoren werden Aktivitäten im Alltagskontext geübt. Ein »smartes« Teilhabe-Ziel (Pott 2016) lautet beispielsweise: »Sicher in 45 Minuten mit Unterarmgehstütze den Weg mit öffentlichen Verkehrsmitteln zur Arbeitsstelle zurücklegen können.« Lokomotionstraining findet unter Berücksichtigung der Prinzipien des Motorischen Lernens vorrangig im Alltagskontext statt [72]. Störungen der Körperfunktion und -struktur finden erst später und nur dann Beachtung, wenn sie Hauptprobleme der Teilhabe-Beeinträchtigung sind. So vereinbaren der Therapeut und der Patient z. B. ein individuelles Selbsttrainingsprogramm zur Kontrakturprophylaxe, Verbesserung der Posturalen Kontrolle usw. Demgegenüber steht in

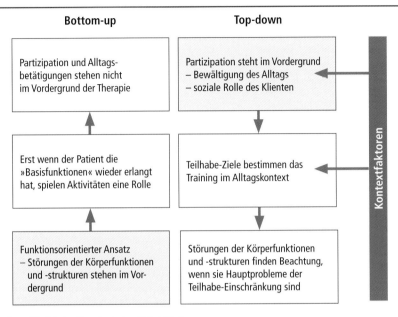

Bottom-up

Partizipation und Alltags-
betätigungen stehen nicht
im Vordergrund der Therapie

Erst wenn der Patient die
»Basisfunktionen« wieder erlangt
hat, spielen Aktivitäten eine Rolle

Funktionsorientierter Ansatz
– Störungen der Körperfunktionen
und -strukturen stehen im Vordergrund

Top-down

Partizipation steht im Vordergrund
– Bewältigung des Alltags
– soziale Rolle des Klienten

Teilhabe-Ziele bestimmen das
Training im Alltagskontext

Störungen der Körperfunktionen
und -strukturen finden Beachtung,
wenn sie Hauptprobleme der
Teilhabe-Einschränkung sind

Kontextfaktoren

Abb. 7.7: Das Top-down-Modell der Neurologischen Rehabilitation

funktionsorientierten Rehabilitationsansätzen bzw. Bottom-up-Ansätzen das Training von Basisfunktionen im Vordergrund mit der inhärenten Annahme, dass sich die Behinderung linear aus der Funktionsstörung erklärt.

7.7
Assessment von Teilhabe in der Neurologischen Rehabilitation

Assessments sind Bestandteile des Clinical Reasonings, das ausgehend von den Zielen zu bestimmten Testverfahren führt. Die Messinstrumente dienen dem Generieren von Hypothesen, wie sich die ICF-Komponenten gegenseitig bedingen, dem Quantifizieren von Teilhabe, Aktivitäten und Funktionen, der Interventionsplanung und dem Nachweis der Therapieerfolge. Im Top-down-Modell **(Abb. 7.8)** fragt die Therapeutin nach den Beeinträchtigungen im Alltag, entwickelt eine

Hypothese, welche Aktivitätseinschränkungen die Teilhabe beeinträchtigen und misst diese mittels standardisierter Assessments [7]. Durch das Untersuchen, welche Aktivitäten wie und in welchem Umfang möglich sind, bildet sie eine Vermutung, welche Funktionsdefizite ursächlich sind und quantifiziert auch diese mittels standardisierter Assessments.

ICF als Assessment-Instrument?

Die ICF ist kein Assessment-Instrument, aber sie enthält Ansätze, um den Schweregrad eines funktionalen Problems zu operationalisieren. Verschiedene Beurteilungsmerkmale quantifizieren die ICF-Komponenten auf Item-Ebene. Das erste (allgemeine) Beurteilungsmerkmal gibt das Ausmaß eines Problems von »nicht vorhanden« bis »erheblich ausgeprägt« an, gemessen mittels fünfstufiger Skala von 0 bis 4. Beim Verwenden des Skalierungsvorschlages im klinischen Alltag tauchen Unsicherheiten auf, denn der Skalierungsvorschlag mischt zeitliche Aspekte mit

Tab. 7.2: Das erste ICF-Beurteilungsmerkmal als fünfstufige Skala mit Prozentangaben

xxx.4:	Problem voll ausgeprägt (vollständig, komplett ...)	96–100 %
xxx.3:	Problem erheblich ausgeprägt (hoch, extrem ...)	50–95 %
xxx.2:	Problem mäßig ausgeprägt (mittel, ziemlich ...)	25–49 %
xxx.1:	Problem leicht ausgeprägt (gering, niedrig ...)	5–24 %
xxx.0:	Problem nicht vorhanden (kein, ohne, vernachlässigbar ...)	0–4 %

dem Aspekt der Beeinträchtigung der täglichen Lebensführung: »Kein Problem heißt, dass die Person keine Schwierigkeiten hat, leichtes Problem heißt, dass eine Schwierigkeit weniger als 25 % der Zeit mit einer Intensität vorliegt, die die Person tolerieren kann, und die in den letzten 30 Tagen selten auftrat, mäßiges Problem heißt, dass eine Schwierigkeit weniger als 50 % der Zeit mit einer Intensität vorliegt, die die Person in ihrer täglichen Lebensführung stört, und die in den letzten 30 Tagen gelegentlich auftrat, erhebliches Problem heißt ...« (etc.)

Ein Problem kann aber **dauerhaft** auftreten und die tägliche Lebensführung nur **wenig** beeinträchtigen. Eine weitere Schwierigkeit liegt darin, dass die fünfstufige Skala im klinischen Alltag als Intervallskala interpretiert wird. Ein Blick auf die prozentuale Verteilung zeigt jedoch, dass die Abstände nicht gleich groß sind (5–24 %, 25–49 % und 50–95 %) **(Tab. 7.2)**.

7.8
Beurteilungsmerkmal Leistungsfähigkeit und Leistung

Für Aktivitäten und Partizipation repräsentieren die Qualifikatoren Leistungsfähigkeit und Leistung weitere Beurteilungsmerkmale. Die ICF definiert das Beurteilungsmerkmal Leistung mit »was ein Mensch in seiner gegenwärtigen tatsächlichen Umwelt tut. Weil die übliche Umwelt seinen sozialen Kontext umfasst, kann unter Leistung auch das Einbezogen sein in eine Lebenssituation oder die gelebte Erfahrung von Menschen in ihrem üblichen Kontext, in welchem sie leben, verstanden werden«. »Leistungsfähigkeit« ist »die Fähigkeit eines Menschen, eine Aufgabe oder eine Handlung durchzuführen« [20], dieses Konstrukt zielt darauf, das höchste Ausmaß an Funktionsfähigkeit in einer standardisierten Umwelt zu erfassen, um die verschiedenen Einflüsse der jeweils unterschiedlichen Umwelt auf die Fähigkeit des Menschen zu eliminieren. Solch eine standardisierte Umwelt kann sein: »eine reale künstliche standardisierte Testumwelt oder eine fiktive Umwelt, von der angenommen werden kann, dass sie einen einheitlichen Einfluss ausübt« [20]. Die Konzeption der sich gegenüberstehenden Qualifikatoren wirft Fragen auf, die bis heue nicht beantwortet werden. Einige Experten empfehlen das Zuordnen der Konstrukte zu den Komponenten »Aktivität« und »Teilhabe« (s. o.; **Tab. 7.1**).

7.9
Standardisierte Messinstrumente

Einrichtungsintern entwickelte Dokumentationssysteme integrieren die ICF häufig zum Quantifizieren von Defiziten. Aufgrund der geschilderten Schwierigkeiten ist das parallele Verwenden von standardisierten Instrumenten ausdrücklich zu empfehlen. Es existiert eine Vielzahl von Outcome-Messinstrumenten, die zur Messung von Teilhabe in der Neurologischen Rehabilitation eingesetzt werden können. Ein systematisches Review gibt einen Überblick bezüglich der Unterschiede und Hinweise auf die Praktikabilität z. B. im Hinblick auf Item-Anzahl und das Vorliegen einer validierten deutschen Version, denn die große Mehrheit der Messinstrumente wurde in englischer Sprache publiziert [74]. In originär deutscher Sprache validiert wurden der Index zur Messung der Einschränkungen der Teilhabe IMET [17] und der Selbstständigkeits-Index für die Neurologische und Geriatrische Rehabilitation SINGER [31, 69], übersetzt und evaluiert wurden Measure of Participation and Activities Questionnaire IMPACT-S [84], Impact of Partizipation Questionnaire und das World Health Organization Disability Assessment Schedule II WHODAS II [70]. Zusätzlich existieren weitere, nicht validierte bzw. publizierte Übersetzungen (zur Übersicht siehe [74]). Das Integrieren von standardisierten Teilhabe-Assessments in die Rehabilitation gelingt nur schleppend. Um es zu fazilitieren, sollte die wissenschaftliche Auseinandersetzung verschiedener Berufsgruppen mit Assessments zur Erfassung der Teilhabe fokussiert auf einzelne Domänen stattfinden; z. B. der Ergotherapie mit »Selbstversorgung«, Physiotherapie mit »Mobilität«, der Neuropsychologie mit »Lernen und Wissensanwendung« etc. Dadurch werden spezifische Parameter der einzelnen Domänen besser beleuchtet und die Operationalisierung gefördert. Eine **zunächst berufsgruppeninterne** Beschäftigung mit Assessments für spezifische Domänen bzw. untergeordneten Items und der **unerlässliche anschließende interdisziplinärere Diskurs** über Messinstrumente zur Erfassung der Teilhabe werden das Verständnis von Partizipation vertiefen [74].

Berücksichtigen der Patientenperspektive auch in der Assessment-Wahl

Aus zweierlei Gründen ist das Erfassen der Patientenperspektive beim Messen des Reha-Outcomes bedeutsam: Erstens gibt es Divergenzen in der Einschätzung, zweitens entscheidet die subjektive Meinung über Wohlbefinden und Zufriedenheit mit der Rehabilitation. Das Rehabilitationsteam schätzt Patienten in der Regel besser ein, da es diese

häufig mit einer Referenzgruppe schwerer beeinträchtigter Patienten oder die Fortschritte im Verlauf mit dem Eingangsstatus vergleicht; Wendel und Schenk zu Schweinsberg vermuten »Aggravationen auf Seiten der Betroffenen und Angehörigen ... (und)... eine zu optimistische Einschätzung der TherapeutInnen« [105]. Pöppl postuliert die »Möglichkeit des Selbsturteils zunehmend als Methode der Wahl« und beruft sich dabei auf verschiedene Rehabilitationsexperten [68]. Reed schlägt vor, Aktivitäten durch Fremdeinschätzung zu erfassen und bei Teilhabe auf die Selbsteinschätzung zurückzugreifen [78].

Das Verwenden von Fragebögen, die als Selbst- oder Fremdbeurteilung – durch Angehörige oder Therapeuten – vorliegen, ermöglicht das Erfassen des Reha-Ergebnisses aus verschiedenen Perspektiven und deckt Diskrepanzen in der Einschätzung auf. Dies formiert einen differenzierteren Blick auf die Ergebnisqualität und dient darüber hinaus einer weiterführenden Auseinandersetzung mit dem Teilhabe-Begriff. Das Patient Reported Outcome Measurement Information System (PROMIS) entwickelt Instrumente zum standardisierten Bewerten aus der Patientenperspektive (Patient Reported Outcomes, PROs; siehe **Anhang**).

Akzelerometer für die motorische Rehabilitation

Der Einsatz von Beschleunigungsmessgeräten (Akzelerometer) ist eine weitere Möglichkeit, den objektivierbaren Aspekt von Partizipation zu dokumentieren. Tragbare Systeme quantifizieren Bewegungseinsatz im realen Lebensumfeld im und außer Haus [33, 93].

Eine Dokumentation mit Akzelerometern bildet ab, in welchem Ausmaß Aktivitäten ins tägliche Leben integriert werden. Das Dokumentationssystem sollte aber Erfassungsmöglichkeiten subjektiver Aspekte wie Anstrengungsgrad oder Zufriedenheit addieren.

7.10
Zielfindung und Training

Zielsetzung als Basis der Rehabilitation

Nicht selten weichen Patienten- und Therapeutenziele voneinander ab. Klassisches Beispiel ist der global von Patienten geäußerte Wunsch, »es soll so werden wie früher« oder »wieder gehen können«. Häufig sehen sich Therapeuten mit unrealistischen Zielen konfrontiert, z. B. wenn Patienten in der chronischen Phase das Ziel formulieren, den stark paretischen Arm wieder vollständig bewegen zu können, obwohl der Arm nicht aktiv zu bewegen ist. Eine mangelnde Awareness, aber auch unterschiedliches Wissen über die neurologische Krankheit führen zu divergierenden oder unrealistischen Zielvorstellungen. Der Zielfindungsprozess kann dann besonders mühsam sein, speziell unter dem Druck limitierter zeitlicher Ressourcen in der eigenen Berufsdisziplin, aber auch und besonders im Hinblick auf interdisziplinäre Teambesprechungen. Doch die Notwendigkeit der einrichtungsinternen Implementierung eines standardisierten Zielsetzungsprozesses liegt auf der Hand, und viele wissenschaftliche Ergebnisse stützen diese These.

Ein Review, welches die Gruppe von Schlaganfallpatienten untersuchte, belegt die positiven Effekte von Zielvereinbarungen im Hinblick auf funktionelle Verbesserungen, Performanz, positiven Einfluss auf die Selbstwirksamkeit und das Gefühl des Eingebundenseins in den Rehabilitationsprozess [98]. Gut definierte Ziele stärken die Arbeitsbeziehung zwischen Therapeuten und Patienten und sorgen für messbare Fortschritte. Wade fordert, dass Zielsetzung eine Kernkompetenz eines jeden Mitglieds des Rehabilitationsteams sein sollte [104]. Zielsetzung unterstützt den Patienten auch in anderen Belangen: Sie kann Angst reduzieren [57] und die Bewältigung der Grenzen

von Funktionswiederherstellung fördern [67].

Das Setzen und Erreichen von Zielen kann im Lichte des operanten Konditionierens, d. h. dem lerntheoretischen Prinzip einer Erfolgsrückkopplungsverstärkung wie beim Shaping [27], gesehen werden. Die Aktivierung des dopaminergen Belohnungssystems durch Rückmeldung des Erfolges verstärkt den Lernerfolg und die Motivation [96]. Das Rückmelden der Zielerreichung spielt daher eine große Rolle in standardisierten Zielsetzungsprozessen, wie dem SMARTAAR-Goal-Prozess [1] und ist wichtiger Bestandteil der Projektarbeit.

Nichterreichen von Zielen

Häufig äußern Therapeuten Bedenken bezüglich des emotionalen Wohlbefindens der Patienten, wenn gemeinsam festgelegte Ziele nicht erreicht werden können. Aber weder der Patient noch der Therapeut können die Gesamtheit aller Faktoren voraussehen, die Ziele unerreichbar machen, oder welche Ziele möglicherweise erst zu einem zukünftigen späteren Zeitpunkt erreicht werden können. Therapeuten müssen der herausfordernden Situation gerecht werden, wenn sie zur gleichen Zeit die Hoffnung und Motivation der Patienten aufrechterhalten, mit Enttäuschungen umgehen und eine realistische Erwartungshaltung fördern möchten. Das Nichterreichen von Zielen führt nicht zwangsläufig zu Enttäuschung und Frustration, im Gegenteil: Diese therapeutisch begleiteten Erfahrungen helfen, Grenzen zu akzeptieren und sich von unerreichbaren Zielen zu lösen [90].

Ein standardisierter Zielsetzungsprozess stellt somit den Schlüssel für die erfolgreiche Teilhabe-orientierte Rehabilitation dar (siehe **Abb. 7.8**).

Wade forderte schon 2009 das Erstellen einer Review-basierten Synthese zum Thema »Zielfindung in der Neurologischen Rehabilitation« auf Grundlage der vorliegenden Evi-

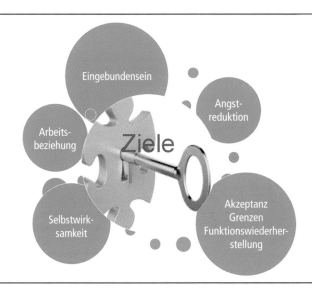

Eingebundensein

Angst-
reduktion

Arbeits-
beziehung

Ziele

Selbstwirk-
samkeit

Akzeptanz
Grenzen
Funktionswiederher-
stellung

Abb. 7.8: Ein standardisierter Zielsetzungsprozess ist der Schlüssel für erfolgreiche Rehabilitation

denz in benachbarten Feldern, wie der Sport-
wissenschaft, oder völlig anderen Bereichen,
wie der Unternehmensführung. Ebenso betont er die Notwendigkeit von Studien im Feld
der Rehabilitationsforschung, zur Bestätigung
der These, dass die Erkenntnisse aus anderen
Bereichen in die Rehabilitation übertragen
werden können – und speziell, ob die Ergebnisse generalisierbar sind bei der Gruppe von
Betroffenen mit kognitiven Defiziten und psy-
chiatrischen Problemen [104].

Mangelnde Implementation patienten-
zentrierter Zielfindung

Die meisten klinischen Praktiker wissen um
die Wertigkeit der Zieldefinition und die Effektivität von standardisierten Zielverein-
barungsinstrumenten, doch das praktische
Umsetzen scheint gebremst und muss angesichts der aktuell vorliegenden Forschungsergebnisse als insuffizient beurteilt werden. So
kritisieren die Autoren eines systematischen
Reviews die fehlende Implementierung von
patientenzentrierter Zielvereinbarung in
der Rehabilitation von Schlaganfallpatienten [81]. Die Übersichtsarbeit von Buchholz
und Kohlmann fasst zusammen, dass der

Forschungsstand zum Thema »Reha-Zie-
le« basierend auf empirischer Datenlage in
Deutschland als sehr gering einzustufen ist
[12]. Sie begründen dies mit der mangelnden
Etablierung eines als Standard geltenden und
akzeptierten Zielerfassungsinstrumentes, die
Autoren eines Reviews kritisieren ebenfalls
die Heterogenität der Zielsetzungsverfahren
in der Schlaganfallrehabilitation [98]. Ein
neueres Review aus dem Jahr 2015 stellt die
Verbesserungen physischer Defizite durch
Zielsetzung infrage, betont aber dessen Bedeutung für psychische Outcome-Parameter
[53]. Rosewilliam und Kollegen identifizierten als Gründe für die unzureichende Patientenzentrierung bei der Zielfestlegung eine
Inkongruenz zwischen dem Therapeuten
und dem Patienten beim Festlegen, Kommunizieren und Festlegen von Zielen sowie
den Einfluss von Glaubensüberzeugungen,
persönlichen (Charakter-)Eigenschaften, Ar-
beitskultur, den Ansatz/das Interventions-
modell der Einrichtung und die Limitierun-
gen im Wissen auf beiden Seiten [82]. Locke
und Latham betonen den Mangel an einer akzeptierten universalen Zielsetzungstheorie,
demgegenüber stünden eine Vielzahl verfügbarer – aber nicht überprüfter – Theorien be-

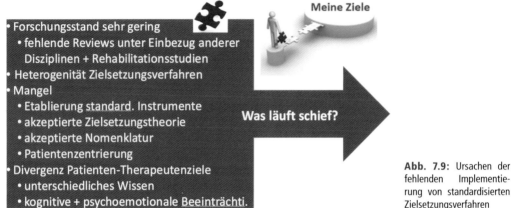

Abb. 7.9: Ursachen der fehlenden Implementierung von standardisierten Zielsetzungsverfahren

züglich des Konstrukts »Ziel«; der Mangel an standardisierter Terminologie erschwert das Herstellen von Evidenz suppletorisch [55].

Abbildung 7.9 stellt die Gründe für die fehlende Implementierung von patientenzentrierter Zielvereinbarung zusammenfassend dar.

Theoretische Basis der Zielfindung

Theoretische Basis des Zielfindungsprozesses bildet die Zielfindungstheorie (Goal-Setting-Theory), die Locke und Latham Ende der 60er-Jahre publizierten und immer wieder in Bezug zur klinischen Umsetzung reflektierten [55]. Laut **Goal-Setting-Theory** führen **schwierige** und **herausfordernde Ziele** bis zu einer bestimmten Leistungsobergrenze, im Vergleich zu mittleren oder leicht zu erreichenden Zielen zu **besseren Leistungen**; **präzise Ziele** bewirken im Vergleich zu **allgemeinen** oder **unspezifischen Zielen** (z. B. auf die Instruktion »gib Dein Bestes«) **bessere Leistungen**.

Methoden und Instrumente

Beim Etablieren formalisierter Zielsetzung in der Rehabilitation können Teams auf systematisch strukturierte Prozesse zurückgreifen, als Beispiele **formalisierter Methoden** seien hier die Prozesse G-AP, SMARTER und SMARTAAR genannt. Diese Prozesse beinhalten unterschiedliche **Instrumente** oder **Strategien**. Beispielhaft werden aufgrund des an dieser Stelle zu limitierenden Umfangs in Kürze im Folgenden die Instrumente RUMBA, SMART, GAS und das COPM beschrieben.

Zielsetzungsprozess: Methoden

- *SMARTER-Prozess:* In australischen Behandlungspfaden zur Aphasie-Therapie wird der SMARTER-Prozess als Methode zur patientenzentrierten Zielsetzung bei Menschen mit Sprachbeeinträchtigung durch eine Hirnverletzung empfohlen (Clinical Centre for Research Excellence in Aphasia Rehabilitation). Über die »Wade'sche« Definition des Akronyms SMARTER hinaus beschreibt die australische Arbeitsgruppe um Hersh und Kollegen SMARTER als strukturierten, in einer multizentrischen Studie evaluierten, Zielsetzungsprozess **(Abb. 7.10)** in der Aphasie-Therapie [39, 75].
- *SMARTAAR Goal Process:* Die Agentur für Klinische Innovation (Agency for Clinical Innovation ACI) in New South Wales NSW, Australien, entwickelte ein im Netz

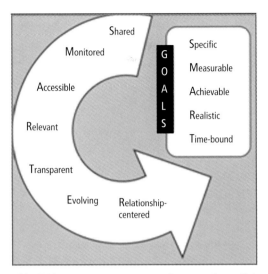

Abb. 7.10: SMARTER-Prozess zur patientenzentrierten Zielsetzung bei Menschen mit Sprachbeeinträchtigung durch eine Hirnverletzung [39]

Tab. 7.3: Erweiterung des bekannten Akronyms SMART zum SMARTAAR-Goal-Prozess (nach Badge et al. [1])

A	*Action:* Plan/Strukturierung der Aktivitäten des Reha-Teams, anderen Diensten des Sozial- und Gesundheitssystems und der Bezugspersonen
A	*Achievement:* Rating/Messen der Zielerreichung; die Autoren des Handbuches betonen die Wichtigkeit, den Fortschritt zu messen, dies scheint ihnen wichtiger als die Frage, welche Skala benutzt wird
R	*Reporting:* Fortschritte innerhalb des Zielsetzungsprozesses müssen berichtet werden, um sicherzustellen, dass die Ziele ihre motivierende Funktion behalten und um das weitere geplante Vorgehen, basierend auf dem Grad der aktuellen Zielerreichung, zu planen

finden Sie schwieriger seit dem Ereignis?«, »Was möchten Sie, dass es Ihnen leichter fällt?«, »Bitte visualisieren Sie einen ›idealen Tag‹ … Wie würde dieser Tag aussehen?« [1].

Neben den informellen Strategien kommen formale Werkzeugen, d.h. standardisierte Assessments wie das Canadian Occupational Performance Measure COPM oder die Goal Attainment Skala zum Einsatz.

■ *Goal Setting and Action Planning (G-AP):* Bei der Methode »Goal Setting and Action Planning (G-AP) Framework« (Zielsetzung und Aktionsplanung-Ansatz) handelt es sich um einen systematischen Zielsetzungsprozess mit der primären Absicht der Zielprozessoptimierung unter dem Fokus der Patientenzentrierung. Dieser Ansatz wurde von der englischen Ergotherapeutin Leslie Scobbie in der ambulanten wohnortnahen Schlaganfallrehabilitation entwickelt [90]. Die theoretische Basis bilden neben der oben genannten Zielfindungstheorie die sozial-kognitive Theorie (Social Cognitive Theory) und der prozessorientierte Ansatz (Health Action Process Approach). Bestandteile des G-AP sind das Zielgespräch, die Zielfestlegung, die Aktions- und Coping-Planung, die Evaluation und das Feedback. Im Prozess wird die **Selbstwirksamkeitserwartung** mit-

frei zugängliches Ziel-Training-Arbeitsbuch (Link-Liste am Ende des Kapitels), das auf Erfahrungen mit Schädel-Hirn-Verletzten basiert [1]. Theoretisches Fundament des SMARTAAR Goal Process (**Tab. 7.3**) ist der »Ermöglichungs-Ansatz« (enablement approach). Das Arbeitsbuch beschreibt die Strukturierung des Zielsetzungsprozesses und enthält zudem eine Reihe von pragmatischen Hinweisen und Beispielen, um die praktische Umsetzung zu fazilitieren. Die Arbeitsgruppe differenziert bezüglich des Vorgehens zwei Instrumente: die **informellen** und/oder **formalen Werkzeuge (standardisierter Assessments)**. Zu den informellen Strategien gehört z.B. das Identified Oriented Goal Setting, basierend auf dem Motivational Interviewing, das sich wiederum aus Carl Rogers Ansatz der nondirektiven, klientenzentrierten Gesprächsführung formierte [59]. Falls Patienten Schwierigkeiten in der Formulierung von Zielen zeigen, können Fragen helfen: »Wie können Sie wissen, wann es an der Zeit ist, die Reha zu beenden und nicht mehr zu uns zu kommen?«, »Was tels **Selbstbeurteilung** durch die Patienten eingeschätzt. Als Kernelement enthält der G-AP-Ansatz das gemeinsame antizipatorische Entwickeln von **Copingstrategien** des interdisziplinären Reha-Teams gemeinsam mit dem Patienten bei vermuteten Barrieren durch vorab identifizierte Kontextfaktoren.

Zielsetzungsprozess: Zielinstrumente

Die folgenden Abschnitte stellen beispielhaft Instrumente und Modelle vor, um die Zielvereinbarung und -dokumentation zu erleichtern, sie ersetzen nicht die systematische Literatursuche, um einen Überblick über aktuell empfohlene vorhandene Instrumente zu gewinnen [97].

- *RUMBA:* Die RUMBA-Regel wurde 1973 von der kalifornischen Medizinischen Gesellschaft entwickelt [86]. Das Akronym »RUMBA« steht dabei für die in **Tabelle 7.4** aufgeführten Parameter.
- *SMART:* Originär stammt der Begriff »Smart« aus dem Bereich des Projektmanagements [21], hat aber inzwischen Einzug in viele Bereiche gehalten z. B. in die Mitarbeiterführung und auch in die Rehabilitation. »Smart« kann übersetzt werden mit »schlau«, »flink«, »gewitzt«, SMART steht als Akronym aber auch für die in **Tabelle 7.5** genannten Eigenschaften.

Ein Beispiel für ein SMART-Ziel könnte lauten: »In drei Tagen den Weg zur Toilette in 10 Minuten sicher mit einem Stock gehen können« oder »In 1 Woche ohne Hilfe selbstständig den Oberkörper in 45 Minuten bekleiden«.

Das Formulieren von SMART-Zielen eignet sich aus mehreren Gründen für die Neurologische Reha: Sie sind simpel, wenig zeitintensiv und für alle Beteiligten (d.h. Patienten, Angehörige und das Reha-Team) leicht verständlich [91]. Koinzident bietet das Arbeiten mit SMART-Zielen Vorteile für den Therapeuten, weil es das zielgerichtete Arbeiten und das Clinical Reaso-

Tab. 7.4: Das RUMBA-Akronym als Instrument für die Zielfestlegung

R	Relevant: kausaler Zusammenhang zwischen formuliertem Ziel und Person
U	Understandable / verständlich: Das Ziel ist nachvollziehbar formuliert
M	Mesurable / messbar: Das Erreichen eines Ziels ist einfach, zuverlässig und wiederholbar messbar
B	Behaviorable: Das Ziel muss durch eine Verhaltensänderung erreichbar sein
A	Achievable / erreichbar: Das Erreichen des Ziels ist realistisch

Tab. 7.5: Das SMART-Akronym als Instrument für die Zielfestlegung

S	Spezifisch / spezifisch, genau
M	Measurable / messbar, überprüfbar
A	Achievable / erreichbar, realistisch
R	Relevant / relevant, für den Patienten bedeutsam
T	Timed / zeitlich geplant und begrenzt

ning im Hinblick auf die prognostische Einschätzung bzgl. funktioneller Verbesserungen schult.

Das Formulieren von SMART-Zielen fällt leichter, wenn Patienten über eine ungestörte Krankheitseinsicht und Möglichkeiten zur realistischen Selbsteinschätzung verfügen. SMART-Ziele eignen sich aber auch zur Befähigung, sich mit dem Ereignis oder der Krankheit und möglichen Behinderungsfolgen kognitiv und emotional besser auseinandersetzen zu können, und ist deshalb auch für Patienten mit Awareness-Störungen geeignet.

Die Fragen, ob Ziele in der Neurologischen Rehabilitation »SMART« (s. u.) sein müssen, wird bis heute kontrovers diskutiert. Wade fordert: »In der Zwischenzeit sollten wir Ziele mit unseren Patienten vereinbaren, die nicht notwendigerweise komplett ›SMART‹ sein müssen, und einige Ziele müssen überhaupt nicht ›SMART‹ sein.« [104]. Der Fokus müsse auf einer

Tab. 7.6: Das SMARTER-Akronym als Instrument für die Zielfestlegung (nach Wade [104])

S	Specific / spezifisch
M	Measurable / messbar
A	Achievable / erreichbar
R	Relevant / relevant
T	Timed / zeitlich terminiert
E	Ethical, exciting, enjoyable, extending, evaluated, engaging, energizing / ethisch, anregend, angenehm, ausgedehnt, bewertet, verpflichtend, antreibend
R	Recorded, reviewed, rewarded, realistic, relevant, resourced, research-based/aufgezeichnet, geprüft, belohnt, realistisch, relevant, mit Ressourcen ausgestattet, forschungsbasiert

Tab. 7.7: Das SMARTER-Akronym als Beschreibung des Zielvereinbarungsprozesses (nach Hersh et al. [39])

S	Shared / gemeinsamer Prozess
M	Monitored / überwacht/reflektiert
A	Accessible / zugänglich
R	Relevant / wichtig
T	Transparent / durchsichtig
E	Evolving / sich entwickelnd
R	Relationship-centred / beziehungszentriert

Performanceverbesserung, nicht auf Zielerreichung liegen, und Ziele müssen nicht erreichbar sein [55].

- *SMARTERE Ziele:* SMART-Ziele können weiter »smarter« spezifiziert werden [104]. Eine kursorische Literaturrecherche ergab, dass die Erweiterung um die Buchstaben »E« und »R« bisher nur im angloamerikanischem Sprachgebrauch verwendet werden, dabei stehen die Buchstaben »E« für ethical, exciting, enjoyable, extending, evaluated, engaging, energizing und »R« für recorded, reviewed, rewarded, realistic, relevant, resourced, research-based (**Tab. 7.6**).
  Das Akronym SMARTER beziffert ebenfalls einen strukturierten, in einer multizentrischen Studie evaluierten, Zielsetzungsprozess in der Aphasietherapie ([39, 74] siehe **Tab. 7.7** und **Abb. 7.10**).

- *Goal-Attainment-Scale (GAS):* Thomas Kiresuk und Robert Sherman entwickelten 1968 die Goal Attainment Scale für die Evaluation im Bereich der klinischen Psychologie [44]. Aufgrund der guten Responsivität eignet sich die Goal Attainment Scale insbesondere für die Verlaufsmessung. Es handelt es sich um ein zuverlässiges, empfindliches und aussagekräftiges Assessment, das z. B. bei MS-Patienten empfohlen wird [77]. Die GAS ist je nach individuellen Patientenzielen modifizierbar und variabel. Im klinischen Alltag ist sie einfach durchführbar und auch für Patienten mit leichten verbalen und/oder kognitiven Einschränkungen gut verständlich. Die 5-stufige Skalierung der GAS reicht von –2 bis +2. Das realistischerweise angestrebte verbal bzw. schriftlich fixierte Ziel kodiert der Interviewer mit 0, ein davon abweichendes etwas schlechteres Ergebnis mit –1 und ein noch entfernteres Ziel mit –2; einem Ziel, das besser als das angestrebte ausfallen könnte, wird +1 zugewiesen, einem sehr viel besseren Outcome +2.
  Aktuell sind wir mit einer geringen Anzahl von Daten, erhoben im klinischen Setting der Neuroreha, konfrontiert. Beim Einsatz als Messinstrument bei Menschen mit erworbenen Hirnverletzungen ist der Einsatz der GAS durch den Mangel an Einsicht, das Leiden unter Komorbidität und psychischen Problemen erschwert [9] und eine weitere kritische rehabilitationswissenschaftliche Auseinandersetzung erforderlich [49]. Angesichts der geäußerten Einwände und des nicht zu vernachlässigenden Zeitaufwandes sollte der Einsatz der GAS im klinischen Setting kritisch vom gesamten Rehabilitationsteam geprüft werden.

- Das *Canadian Occupational Performance Measure COPM* [52] eignet sich als betätigungsorientiertes und patientenzentriertes Assessmentinstrument für die Befunderhebung, Therapieplanung und Ergebnisevaluation [34]. Das COPM dient dem Erfassen von Tätigkeiten, die eine Person in ihrem täglichen Leben durchführt bzw. vor der Erkrankung regelmäßig bewältigte. Mit Unterstützung der Therapeutin bewertet der Patient das Ausführen der Handlung vor dem Hintergrund der affektiven, kognitiven und physischen Fähigkeiten. Der Einfluss der Umwelt auf die Betätigung und das Rollenverständnis sind relevant. Das kanadische Modell (Canadian Model of Occupational Performance [CMOP]) bietet den theoretischen Bezugsrahmen des Instruments: Es definiert »Betätigung« als sinnvolle und zweckgebundene Aktivität in den drei Bereichen Selbstversorgung, Produktivität und Freizeit. Das Modell beleuchtet Zusammenhänge zwischen der Betätigung, der Person und der Umwelt. Im Vordergrund steht die Evaluation der individuellen Patientenziele, daraus resultiert die Therapieplanung. Zum Einsatz des COPM liegen viele Publikationen vor, die eine Empfehlung des COPM im klinischen Alltag stützen. Der relativ hohe Zeitaufwand sollte allerdings Berücksichtigung beim Beantworten der Frage finden, welches Instrument in der Einrichtung implementiert werden könnte.

Implementierung von Zielsetzungsprozessen

Wie oben ausgeführt, ist ein strukturierter Zielsetzungsprozess noch nicht flächendeckend in der Neurorehabilitation implementiert. Notwendige Schritte dafür sind die theoretische und praktische Auseinandersetzung mit vorhandenen Prozessen und Instrumenten, die Reflexion zugrundeliegender Modelle und psychologischer Prozesse, die Entwicklung eines Leitfadens, die Schulung des Teams, eine Probephase und eine Evaluationsphase.

7.11 Trainingsprinzipien

Evidenzbasierung

Das motorische Training in der Neurologischen Rehabilitation ist evidenzbasiert und patientenzentriert. Leitlinien und Behandlungspfade bestimmen die Interventionsauswahl und das Setting (siehe Kap. 2 in diesem Buch).

Prinzipien des Motorischen Lernens

Neben dem praktischen Einsatz von den in den Leitlinien empfohlenen Therapieverfahren berücksichtigt der Therapeut die Prinzipien der Lernpsychologie und des Motorischen Lernens, die in der Literatur ausführlich beschrieben sind. Das »Motorische Lernen« besitzt historische Wurzeln in der Psychologie, Sport- und Neurowissenschaft [106]. Als zentrale Strategie in der motorischen Neurorehabilitation wurde es erstmals umfassend von den beiden australischen Physiotherapeutinnen Carr und Shepherd beschrieben und als »Motor Relearning Programme« [15] bezeichnet.

Zu den Prinzipien dieses Ansatzes gehören aufgaben-/zielorientiertes Üben, Repetition, Trainingsstruktur, Üben in (Klein-)Gruppe, verteiltes und randomisiertes Training, Shaping, Fokus der Aufmerksamkeit, Häufigkeit und Beschaffenheit der Rückmeldung, Selbstkontrolle/Autonomie und Fähigkeitskonzepte wie Selbstwirksamkeit/Empowerment [27]. Ziel des Trainings ist der Erwerb sowohl physischer, im Sinne konditioneller und aufgabenspezifischer, als auch psychischer Fähigkeiten, die in den individuellen Alltag der Patienten integriert werden können.

Phasen der Rehabilitation

Um die gesetzliche Forderung nach dem Wiederherstellen von Teilhabe zu erfüllen, müssen in frühen Phasen der Rehabilitation zunächst vorrangig basale Aktivitäten des täglichen Lebens geübt werden. Dafür ist ein gewisses Ausmaß an Körperfunktionen erforderlich. Damit Funktionsrestitution nach erworbener Hirnschädigung erreicht werden kann, müssen Funktionen ausreichend viel trainiert werden. Unter Einbezug der Prognosefaktoren und der Betrachtung des Rehabilitationsverlaufes wird abgewogen, welche Aktivitäten in welchem Kontext geübt werden müssen. Es ist noch nicht abschließend geklärt, in welchem Verhältnis funktionelles Üben, Training von Aktivitäten und Arten von Teilhabeleistungen im realen Alltagskontext notwendig sind. Das Beantworten dieser Frage setzt das differenzierte Betrachten von Prozessen der Restitution, der Automatisierung, der Generalisierung, des Transfers und der Nachhaltigkeit durch Kompensation, Adaptation und Akzeptanz voraus.

Prognose

Leitlinien- und erfahrungsbasiertes therapeutisches Wissen ermöglicht eine Einschätzung darüber, wie viel funktionelles Üben notwendig ist, um angestrebte Ziele zu erreichen. Frühzeitig nach einer erworbenen Hirnverletzung drängen Angehörige und Patienten darauf, eine prognostische Einschätzung zu erhalten. Diese zu formulieren, fällt schwer, da neben der Verletzungsschwere viele Kontextfaktoren den Restitutionsprozess bestimmen. Obwohl das Formulieren einer Prognose von vielen Variablen abhängt, lassen sich z. B. für motorische Leistungen (Prognose-)Indikatoren identifizieren, die eine spezifische Funktionsfähigkeit zu einem späteren Zeitpunkt bestimmen. Diese Parameter sind beispielsweise in den Leitlinien des niederländischen Physiotherapieverbandes (KGNF) genannt und liefern wichtige Hinweise für die Interventionsplanung (siehe Kap. 2 in diesem Buch).

Restitution versus Kompensation

Um die Frage »Üben oder Anpassen?« [27] zu beantworten und den Therapieplan hinsichtlich der Inhalte, des Settings (Einzel-, Gruppen-, Eigentraining), der Frequenz und Dosis zu strukturieren, wägt das Therapeutische Team bzw. jede Profession ab, wie hoch der Anteil für den Übungs-, Kompensations- bzw. Anpassungsprozess sein sollte. Dabei spielt die Prognose im Hinblick auf **Restitution, Kompensation, Adaptation und Akzeptanz** eine wichtige Rolle. Die Leitlinie »Multiprofessionelle Rehabilitation« der Deutschen Gesellschaft für Neurologie (DGN) differenziert zwischen diesen Begrifflichkeiten im Sinne der phasenspezifischen Behandlungsziele in der neurologischen Rehabilitation: »Zunächst sollte in der Akut- bzw. Postakutphase versucht werden, diese Restitutionsvorgänge durch spezifische therapeutische Maßnahmen zu unterstützen«. Restitution bedeutet Funktionswiederherstellung der ursprünglichen (physiologischen) Funktionen. Akut, nach dem Ereignis, versuchen Ärzte und Therapeuten ursprüngliche Funktionen durch ärztliche Maßnahmen und spezifisches intensives Training wiederherzustellen. Unterschiedliche Mechanismen sind am Rückbildungsprozess der Defizite im Zeitverlauf von der akuten bis zur chronischen Phase nach einer Verletzung des Zentralen Nervensystems beteiligt. Fries und Freivogel beschreiben drei Arten der motorischen Restitutionsmechanismen nach erworbener Hirnverletzung: einerseits die **Aktivierung** zusätzlicher nicht-motorischer Areale sowie andererseits die **inter- und intraareale Plastizität** [28]. Die Funktionsübernahme bei multiplen motorischen Arealen (primärmotorische Cortex, prämotorische Areale, supplementär motorisches Areal [SMA]) entspricht der »Stellvertreter-Theorie« oder auch inter-arealen Plastizität. Übungsabhängige Plastizität als Vergrößerung des primär motorischen bzw. sensorischen Cortex ist Zeichen der intra-arealen Plastizität

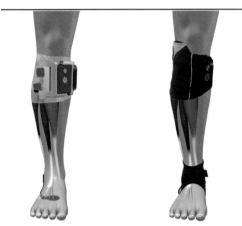

Abb. 7.11: Elektro-Orthese: Das Tragen einer Orthese mit funktioneller Elektrostimulation bei Fußheberparese ist beides zugleich: restitutionsförderndes Training und Kompensation bei Gangstörungen

und vielfach durch bildgebende Verfahren belegt. Neuroplastische Vorgänge ermöglichen die Funktionswiederherstellung, die daraus resultierenden funktionellen Verbesserungen sind aber durch Ausmaß der Beeinträchtigung, der Einflussfaktoren und den zeitlichen Verlauf limitiert. Eine Reihe von Autoren beleuchten die **Grenzen der Funktionsrestitution**: Die Generalisierbarkeit ist eingeschränkt, die alleinige Konzentration auf die Funktionsrestitution birgt die Gefahr einer Vernachlässigung psycho-emotionaler Probleme sowohl der Patienten als auch der Bezugspersonen; eine repetitive und intensive Trainingsphase erfordert eine sehr große Trainingsmotivation und die Bereitschaft, auch ohne Therapeuten zu üben [27, 32].

Wenn sich eine Besserung der Funktionsdefizite nicht einstellt bzw. nicht erwartet werden kann, beispielsweise aufgrund der Ausdehnung und Lokalisation einer Läsion, ist eine Kompensation der Auswirkungen neurologischer Defizite auf Alltagsverrichtungen oder die Teilhabe (Partizipation) am beruflichen bzw. gesellschaftlichen Leben durch den Erwerb von »Ersatzstrategien« (= Kompensation) anzustreben« (Leitlinien

DGN [19]). Kompensation heißt, Funktionen, Fähigkeiten oder Fertigkeiten, die sich nicht durch Üben allein wieder herstellen lassen, durch Alternativen, körperinhärente oder externe Hilfen, auszugleichen; Orthesen wie die Fußheberschiene unterstützen beispielsweise die fehlende bzw. mangelnde Funktion bei der Lokomotion, Hilfsmittel wie ein Einhänder-Brett gleichen die fehlende Funktion bei der Manipulation aus.

Levin und seine Arbeitsgruppe befürworten EMG-Messungen und die Erhebung kinematischer Parameter zur wissenschaftlichen Untersuchung bzw. besseren Differenzierung zwischen Wiederherstellungs- und Kompensationsmechanismen [54]. Denn kinematische Studien belegen, dass funktionelle Verbesserungen nicht nur auf dem Wiederherstellen von Funktionsstörungen, sondern ebenso auf dem Entwickeln von Kompensationsstrategien beruhen. Befunde zur Constraint Induced Movement Therapy (CIMT) unterstützen diese These, wobei die Ergebnisse auf einer kleinen Zahl an untersuchten Patienten basieren [45]. Im Review folgert die Arbeitsgruppe um Kwakkel, dass die Verbesserungen durch CIMT auf **adaptiven Prozessen** zur Optimierung der noch intakten Endeffektoren bei Patienten mit geringer Willküraktivierung von Handgelenk- und Fingerextensoren beruhen [51]. Kompensationsstrategien führen zu funktionellen Verbesserungen der Gehfähigkeit, ohne dass sich das Maß der Kraftentwicklung im betroffenen Bein verändert [14], Gleiches gilt für Balance und Gewichtsübernahme [103]. Mit Verweis auf die Alltagsrelevanz priorisiert Kollen sogar das Verwenden von Kompensationen, wie die Gewichtsverlagerung auf die nicht-paretische Seite, vor dem Wiederherstellen der Muskelkraft, um die Gehfähigkeit wiederherzustellen [47].

Kompensationen und Funktionstraining stehen sich häufig antagonistisch gegenüber, da die geschädigte Funktion nicht (mehr) geübt, sondern ersetzt wird. Dies kann aber nicht regelhaft angenommen werden: So bewirkt der Einsatz einer funktionellen elektronischen Orthese eine Kompensation mangelnder Kraft oder dem Gangablauf gerechte zeitliche Aktivierung der Fußheber in der Lokomotionsaktivität, appliziert aber gleichzeitig eine intensive Stimulation mit dem Effekt eines repetitiven Trainings auf Funktionsebene (**Abb. 7.11**).

Adaptation und Akzeptanz

Unter »Adaptation« definieren die oben zitierten Leitlinien Maßnahmen bei Fähigkeitsstörungen, die über die Kompensation »durch den Einsatz von Hilfsmitteln« hinausgehen, wie Anpassung der »Umweltgegebenheiten wie z. B. Wohnung oder Arbeitsplatz.« Nach Meinung der Autoren ist eine Verbesserung der Partizipation zu erreichen, auch wenn sich der neurologische Befund nicht verbessert hat. Grundlage dafür seien die durch die Rehabilitation vermittelten Strategien zur Verbesserung der rationalen und emotionalen Akzeptanz sowohl der Betroffenen als auch bei den Bezugspersonen.

Automatisierung

Wird eine zu erlernende Fertigkeit nicht ausreichend automatisiert und damit hinsichtlich des Kraft-, Energie- und Zeitaufwandes nicht hinreichend ökonomisch erbracht, wird sie nicht genutzt und geht nachfolgend gänzlich verloren. Um sich dem Begriff der »Automatisierung« zu nähern, ist es wichtig, zunächst zwischen Lernen und Leistung zu differenzieren: Leistung ist eine kurzfristig abrufbare Fähigkeit, Lernen ist der Prozess der Aneignung von neuen Erfahrungen, Kenntnissen und Fertigkeiten, der zu einer relativ stabilen Veränderung des Verhaltens oder des Verhaltenspotentials führt. Automatisierung ist der konsekutive Prozess, der durch Training dazu führt, dass eine Bewegung oder Handlung ausgeführt wird, ohne darüber nachzudenken. Viele der Aufgaben, die Menschen durch-

führen, sind ursprünglich im Speicher des deklarativen Gedächtnisses als verbalisierbare Regeln kodiert, Üben wandelt diese deklarativen Fakten in prozedurale Verfahrensregeln um. »Kupplung treten, Gang einlegen, Kupplung langsam kommen lassen; Blinker setzen, Schulterblick, abbiegen« sind verbale Instruktionen, um eine Handlung zu erlernen, die später unbewusst und automatisch abläuft. Motorisches Lernen führt zur Vereinfachung einer Bewegung und zum Automatismus. *Der Prozess der Vereinfachung beinhaltet das Weglassen unnötiger Bewegungen und die Verringerung des Energieverbrauchs.* Beim Erlernen einer neuen Sportart, wie z. B. Ski fahren, wird der Anfänger auch Muskeln anspannen, die für die Bewegung nicht notwendig sind oder zumindest nicht in einem so großen Ausmaß an Kraftgenerierung. Neu bzw. wieder neu zu erlernende Handlungen beanspruchen einen viel größeren Teil unserer Aufmerksamkeitsressourcen. Durch einen höheren Grad an Automatisierung wird zur Ausführung der Aufgabe weniger Aufmerksamkeit und weniger (kognitive) Anstrengung benötigt. Automatisierung durch repetitives Üben entspricht dem Prinzip der Ökonomisierung im Zentralnervensystem. Dadurch steht mehr Kapazität für neue Aspekte bei der Aufgabe oder für andere, parallel zu erledigende Aufgaben zur Verfügung, wie dem im Alltag notwendigen Dual-Tasking. Bildgebende Verfahren weisen den Effekt der geänderten neuronalen Aktivierungsmuster als Ausdruck eines zunehmenden Grades der Automatisierung nach. Bei Untersuchungen an gesunden Kontrollpersonen zeigte sich, dass im Übungsverlauf die neuronale Aktivität zunehmend von frontalen neokortikalen Strukturen in die Basalganglien, den Thalamus und das Kleinhirn verlagert wird [24]. Erhebungen mit bildgebenden Verfahren zum Aktivierungsmuster bei Hemiparese belegen, dass sich bei den Patienten mit guter funktioneller Restitution die neuronale Aktivierung derjenigen der im gesunden Zustand aktiven Areale annähert [61].

Generalisierung und Transfer

Der Begriff »Generalisierung« stammt aus der Lernpsychologie und bedeutet, dass vorangegangene Lernerfahrungen auf neue Situationen und Probleme transferiert werden können. Dieser Prozess erfordert »ein Gleichgewicht zwischen Spezifität – zu wissen, wie eine bestimmte Regel anzuwenden ist – und Generalität – zu wissen, wie breit bestimmte Regeln anzuwenden sind [35]. Die Generalisierung von Bewegungsabläufen beruht auf strukturiertem Lernen [11], das aus dem Identifizieren der Kontrollparameter einer Bewegungs- bzw. Aufgabenklasse besteht. Hat ein Mensch einmal gelernt, Fahrrad zu fahren, wird er auch auf fremden Fahrrädern fahren können, da die motorische Leistung eine sogenannte »Aufgabenklasse« darstellt. Aufgabenklassen zeichnen sich durch spezifische, immer wiederkehrende Bewegungsparameter aus. Die Skaggs-Robinson-Kurve stellt den Zusammenhang zwischen Ähnlichkeiten bestimmter Aufgabenklassen dar: Je höher der Verwandtschaftsgrad bestimmter Aufgaben bzw. motorischer Handlungen, desto größer ist der Übertrag [40]. Ein Kind, das ein Laufrad fuhr, wird das Fahrradfahren vermutlich leichter lernen als eines, das ein Dreirad gewohnt war. Die große Kongruenz liegt in diesem Fall in der Anforderung an die posturale Kontrolle: Ein Dreirad besitzt eine große Unterstützungsfläche, ein Laufrad erfordert hingegen ein großes Maß an Balance, das auch zum Fahrradfahren notwendig ist. Ähnlich verhält es sich mit dem Erlernen einer Sportart: Der Snowboardfahrer wird das Skateboardfahren vermutlich schneller beherrschen als die Person, die Ski fuhr. Die bekannteste Transfertheorie basiert auf dem von Thorndike 1901 veröffentlichten »law of identical elements« (Gesetz der identischen Elemente). Dies besagt, dass der Transfereffekt von einer erlernten Aufgabe auf die andere umso größer ist, je ähnlicher beide Aufgaben sind oder anders ausgedrückt »je

mehr gemeinsame Elemente« die beiden enthalten; Lerneffekte von einer auf eine andere Klasse sind jedoch nicht anzunehmen, dafür existieren zahlreiche wissenschaftliche Belege [40]. Für die Rehabilitation bedeutet dies banal gesagt, aber häufig zitiert: »Stehen lernt man nur durch Stehen« und »Gehen durch Gehen«.

Transfertests fordern die Leistung in einem anderen Kontext bzw. in einer ähnlichen Aufgabe. An 11.430 (!) Probanden wurde geprüft, ob sich die Leistung in kognitiven Tests durch ein vorhergehendes Computertraining verbessern lässt. Die Studienteilnehmer zeigten eine Zunahme der Leistung in den trainierten Aufgaben, aber Transfereffekte existierten nicht [66]. Eine Reihe von Studien und Reviews belegen, dass viele Verbesserungen z. B. in motorischen Funktionsskalen keine Veränderungen in realen Lebenssituationen wie der tatsächlichen ADL-Fähigkeit bewirken [47, 50, 76]. So konnte bis heute keine Intervention identifiziert werden, die außerhäusliche Gehfähigkeit verbessert [3]. Eine Studie, die Laufbandtraining und Gehen auf dem Boden vergleicht, kommt zu dem Schluss, dass beide Methoden gleich wirksam sind [18]. Diese Ergebnisse werfen die Frage, auf, ob eher unter Alltagsbedingungen oder in »künstlicher« Umgebung bzw. im Therapiebereich trainiert werden sollte. Es ist noch nicht abschließend geklärt, in welchem Verhältnis funktionelles Üben, Training von Aktivitäten und Arten von Teilhabeleistungen im realen Alltagskontext notwendig sind, um selbstbestimmte Teilhabe zu ermöglichen.

Die mit dem Top-down-Modell und in der Projektarbeit gesammelten klinischen Erfahrungen sprechen aber dafür, dass Patienten gelernte Fähigkeit eher und nachhaltiger in den Alltag integrieren können, wenn sie diese ausreichend häufig und intensiv therapeutisch supervidiert im realen Leben trainiert haben. Im Zusammenhang mit dem aufgabenorientierten Üben unter realen Alltagsbedingungen spielt auch die sogenannte

Enkodierspezifität eine wichtige Rolle, die das bekannte Beispiel aus dem Bereich der Gedächtnisforschung beschreibt: Godden und Baddeley führten 1975 ein Experiment in einem Tauchverein durch. Dessen Mitglieder lernten eine Liste mit 40 Worten an Land und unter Wasser auswendig, später sollten sie diese wieder erinnern. Wurden die Taucher in der gleichen Umgebung getestet, in der sie die Liste geübt hatten, d.h. auf dem Trockenen oder im Wasser, erzielten sie bessere Ergebnisse [6]. Übertragen auf die Neurologische Rehabilitation bedeutet dies, dass Aktivitäten im alltäglichen Zusammenhang und in dem für den Patienten belangvollen Umfeld geübt werden müssen. Nur wenn sich auch dort Fortschritte erarbeiten lassen, sind die Voraussetzungen für eine langfristig anhaltende Teilhabe-Verbesserung gegeben.

Nachhaltigkeit

Retentionstests evaluieren, ob eine Leistung auch eine gewisse Zeit nach der Lernphase abrufbar ist. Häufig enthalten Publikationen über neurowissenschaftliche Studien den Hinweis, dass Langzeiteffekte bzw. die Nachhaltigkeit der erzielten Ergebnisse in Follow-up-Studien überprüft werden müssen. Daten über Langzeitverläufe liegen derzeit leider in viel zu geringer Anzahl vor.

7.12
Projektarbeit als Beispiel einer Teilhabeorientierten Gruppentherapie

Die nachfolgende praxisbezogene Darstellung der Projektarbeit fasst das bisher Thematisierte zusammen: die Notwendigkeit der Zielfestlegung, die Patientenzentrierung, das Fördern von Selbstwirksamkeit, Shared Decision und Empowerment. Projektarbeit beinhaltet sowohl Funktionstraining als auch das Üben von Aktivitäten im realen Alltagskontext. Bei der Projektarbeit handelt es sich um eine interdisziplinär geführte Gruppenintervention. In der wissenschaftlichen Literatur zur neurologischen Rehabilitation zeigt sich, dass Gruppeninterventionen oft wirksamer sind als Einzelinterventionen. Seiler diskutiert Wirkmechanismen, Ziele und Verfahrensweisen von Gruppen in der Neurorehabilitation [92]. Unter Projektarbeit wird eine interdisziplinär geführte Gruppenintervention verstanden, in der die Patienten in Bezug zu ihren neuen postmorbiden auf die Lebensplanung bezogenen Ziele trainieren [25]. Projektarbeit beinhaltet funktionelles Üben von Teilleistungen auch, aber nicht ausschließlich im realen Alltag und Lebensumfeld des Patienten. Die in der Projektarbeit geübten Aktivitäten beziehen sich auf die selbstbestimmte Teilhabe der Patienten in ihrem jeweiligen, konkreten und realen sozialen Leben. Im Vordergrund stehen die Selbstinitiierung und -verantwortung, dadurch unterscheidet sich die Projektarbeit von der »Alltagsorientierten Therapie« [36].

Zwei Therapeuten unterschiedlicher Disziplinen moderieren die ganztägige Gruppenarbeit, die losgelöst von dem sonst üblichen Schema (der aneinandergereihten unterschiedlichen Therapien in standardisierten Übungssituationen) stattfindet. Sie umfasst pro Tag eine Vorbereitungs,- Durchführungs- und Reflexionsphase. In der Vorbereitungsphase organisiert der Patient die notwendigen Materialien und Unterlagen, stellt einen Zeitplan für das Übungsprogramm und die dafür notwendige therapeutische Unterstützung auf.

In der Durchführungsphase trainieren die Patienten im geplanten Rahmen der bereitgestellten Ressourcen unter therapeutischer Supervision, alleine oder mit Partner. Die Nachbereitung und Reflexion durch die Patienten in der Gruppe ist ein wesentlicher Bestandteil der Projektarbeit. Diese findet am Ende des Tages innerhalb der eigenen Projektgruppe und alle sechs Wochen gemeinsam mit allen Patienten und Therapeuten der interdisziplinären Einrichtung statt. Am Ende des

Projekttages bespricht die Gruppe die bewältigten Aufgaben und den Grad der Zielerreichung, gleichzeitig reflektiert der Patient, wie realistisch die Selbsteinschätzung hinsichtlich Zeit- und Hilfebedarf, Belastungsgrenzen etc. war. Das interdisziplinäre Team tauscht anschließend die Ergebnisse aus und legt nachfolgende Schritte für die weitere Therapie und die Angehörigenbetreuung fest. Ziele, Aufgaben, Grad der Zielerreichung und einflussnehmende Kontextfaktoren werden kontinuierlich, für das gesamte Reha-Team einsehbar, dokumentiert. Alle sechs Wochen findet ein Treffen im großen Plenum statt, in dem sich die verschiedenen Projektgruppen und die jeweiligen Patienten anhand eines kurzen Vortrags vorstellen. Dies bietet die Gelegenheit, miteinander ins Gespräch zu kommen und sich gemeinsam über Therapieziele, Trainingsprogramme, Hindernisse, aber auch Erfolge auszutauschen und Kontakte zu knüpfen, die Beständigkeit auch über den Zeitpunkt des Therapieendes hinaus zeigen.

7.13
Schnittstellenmanagement

»Schnittstellen bezeichnen in komplexen Sozialsystemen die Übergangsstellen, an denen organisatorische Zuständigkeiten, berufliche Fachkompetenzen und erbrachte Dienstleistungen enden und der kooperativen Ergänzung und Weiterführung bedürfen« [94]. Der neurologischen Rehabilitation ist die bis heute nicht gelöste Schnittstellenproblematik inhärent. Vergleiche zwischen stationären und ambulanten Settings offenbaren mangelndes Berücksichtigen der Interdisziplinarität in der ambulanten Versorgung und Nachsorge; die selektierte Leistungserbringung durch Physio-, Ergo- und Sprachtherapeuten ist weit entfernt von interdisziplinärer Zusammenarbeit [4, 8]. Die Forderung nach Studien unter Alltagsbedin-

gungen im Lebensumfeld der Betroffenen, innerhalb der existierenden Strukturen des Gesundheitssystems, unter Berücksichtigung der verschiedenen Shakeholder-Perspektiven von Patienten, Angehörigen, Kostenträgern, Arbeitgebern und Diensten des Sozial- und Gesundheitssystems wächst [43, 99]. In dieser Art erhobene und zu erwartende Daten aus der Versorgungsforschung können das Überwinden der Schnittstellenproblematik unterstützen.

7.14
Nachsorge

Wenn die stationäre oder ambulante Rehabilitation endet, gilt es zu gewährleisten, die erlernten Fähigkeiten und Ressourcen auch in »das Leben danach« zu transferieren. Während der Rehabilitation waren sowohl der Tagesablauf als auch die Inhalte des Tuns durch die Therapie hochgradig strukturiert. Wenn diese Struktur und die Inhalte plötzlich wegfallen, muss der Tag mit eigenen Aktivitäten ausgefüllt werden. Nach einem Schlaganfall kommt es, wie eine österreichische Studie belegt, bei der Hälfte der Betroffenen und bei 20 % der betreuenden Angehörigen zu einem Austritt aus dem Berufsleben. Die Zweijahres-Katamnese-Daten der Deutschen Rentenversicherung DRV über Patienten mit Schlaganfall, die die DRV routinemäßig veröffentlicht, ergeben einen höheren Verbleib im Arbeitsleben (ca. 2/3). Aber viele Schwerbetroffene erreichen postakut oder langfristig nie eine Reintegration in das Berufsleben [88, 89]. Dann stellt das Therapie-Ende einen deutlichen Bruch dar. Die Patienten fühlen sich unsicher, wie der Tagesablauf strukturiert und die Freizeit gestaltet werden kann oder soziale Kontakte aufrechterhalten werden können. »Keine Struktur mehr haben«, »planlos sein«, »Kontakte vermissen«, »Langeweile haben« sind die häufigsten Befürchtungen. Ein Drittel der Betroffenen berichtet über Schlaflosigkeit, Depression und Nervosität. Finanzielle Belastungen, Verzicht auf Urlaub und Einschränkung ihres gesellschaftlichen Lebens stehen im Vordergrund ihres Erlebens [64]. Häufige Folgen erworbener Hirnschädigung (oder einer neurologischen Erkrankung) sind Inaktivität, sozialer Rückzug und Depression [56, 101].

Den Übergang in das selbstständige häusliche Leben zu organisieren, stellt daher eine ganz besondere Aufgabe für die Rehabilitation dar. Von der Frage, wie gut er gelingt, hängt oft ab, ob die in der Rehabilitation erworbenen Fertigkeiten genutzt werden oder wieder verloren gehen. Für die Unterstützung in der Gestaltung des Lebens am Ende der stationären Rehabilitation und der Suche nach geeigneten Stellen stehen Wünsche, Interessen und Fähigkeiten der Patienten im Vordergrund. Das Spektrum der Möglichkeiten reicht von ambulanter Nachbehandlung bis zu ehrenamtlichen Tätigkeiten und dem Engagement in Selbsthilfegruppen. Wenn das Therapie-Ende absehbar ist, muss sondiert werden, welche dieser Möglichkeiten in Betracht kommen, denn es bedarf ausreichend zeitlicher und personeller Ressourcen auf Seiten der Therapeuten, um ein stabiles Netz an sozialer Einbindung und an Aktivitäten zu knüpfen [71]. Um die Teilhabe von Patienten nachhaltig zu verbessen, wird die Berücksichtigung der Langzeitperspektive aufgrund von Langzeitfolgen von chronischen neurologischen Erkrankungen und Verletzungen des Nervensystems und die Notwendigkeit einer Vor-Ort-Rehabilitation (Sozialraumbezug, community based) erforderlich werden [79]. Sowohl die Bundesarbeitsgemeinschaft für Rehabilitation (BAR) als auch die Deutsche Vereinigung für Rehabilitation (DVfR) veröffentlichten zum Ende des Jahres 2013 Empfehlungen zur Phase E der neurologischen Rehabilitation nach Abschluss einer medizinischen Rehabilitation. Deren Ziel ist die Sicherung des Erfolges der medizinisch-therapeutischen Rehabilitation und Leistungen zur Teilhabe am Arbeitsleben, an Erziehung und Bildung sowie am Leben in der Gemeinschaft. Obwohl »erheblicher Klärungs- und Regelungsbedarf« besteht [29], birgt die Phase E das Potential, Nachsorgekonzepte zu implementieren, welche die Teilhabe von neurologisch Erkrankten in der chronischen Phase verbessern.

7.15 Zusammenfassung

Teilhabe ist gesetzlich verankert. Die fehlende Operationalisierung des Teilhabebegriffes erschwert die wissenschaftliche Auseinandersetzung und die Implementierung von Assessments zur Erfassung der Teilhabe. Kontextfaktoren sind integraler Bestandteil der Definition von Teilhabe. Es besteht die Notwendigkeit der Identifikation und des Einbezugs von psycho-emotionalen Faktoren wie Selbstwirksamkeit und weiterer Resilienzfaktoren für das Wiedererlernen von Fertigkeiten und das Ausmaß der Teilhabe. Das Berücksichtigen der Patientenperspektive bildet sich im Shared-Decision-, Empowerment- und Top-down-Modell ab. Der Zielsetzungsprozess ist Basis der Rehabilitation. Interventionen müssen evidenzbasiert, der Anteil des Übens von Funktionen sowie Aktivitäten- und Teilhabefertigkeiten im Alltagskontext in Bezug zu Zielen und Ressourcen abgewogen sein. Zukünftig müssen Schnittstellenprobleme gelöst und fehlende Nachsorgekonzepte implementiert werden. Das erfordert wissenschaftliche Untersuchungen unter Bedingungen realer Lebenswelten und Versorgungsstrukturen.

Anhang: Adressen und Inhalte von Webseiten zum Themenbereich »Teilhabekonzepte, -assessments und Zielfindung«

Webseiten-Inhaber	Thema	Webseiten-Adresse
AG Teilhabe-Rehabilitation, Nachsorge und Integration nach Schädelhirnverletzung	Entwicklung/Implementierung Konzepte für Menschen mit erworbener Hirnschädigung, Nachsorge Kongress	http://www.nachsorgekongress.de
Agentur für Klinische Innovation (ACI)	Arbeitshandbuch Zielfindung	http://www.aci.health.nsw.gov.au/__data/assets/pdf_file/0014/272210/Rehab_Goal_Training_Workbook.pdf.
Bundesverband Ambulante Neurologische Rehabilitation BV-ANR	Zusammenschluss ambulanter/teilstationärer neurologischer Rehaeinrichtungen, Ziel: Kommunikation zwischen Leistungsträger/Leistungserbringer fördern, Konzepte der wohnortnahen neurologischen Rehabilitation weiterentwickeln	http://www.bv-anr.de
Deutsches Institut für Medizinische Dokumentation und Information (DIMDI)	Internationale Klassifikation der Funktionsfähigkeit, Behinderung und Gesundheit (ICF) unter »Klassifikationen«	https://www.dimdi.de/static/de/klassi/icf/index.htm
Psychometrikon	Portal zur Veröffentlichung von medizinisch-psychologischen Testverfahren	http://www.psychometrikon.de
Rehabmeasures	Sammlung Outcome-Instrumente (u. a. psychometrische und praktische Eigenschaften)	http://www.rehabmeasures.org/default.aspx
Patient Reported Outcomes Measurement Information System PROMIS	Entwicklung standardisierter Bewertungsmethoden und Erfassung von Patient-Reported Outcomes (PROs)	http://www.nihpromis.org/about/abouthome

Literatur

1. Badge H, Weekers H, Jones B, Strettles B. Goal Training Participant Workbook 2013. www.aci.health.nsw.gov.au/__data/assets/pdf_file/0014/272210/Rehab_Goal_Training_Workbook.pdf.

2. Bandura A. Self-Efficacy: Toward a Unifying Theory of Behavioral Change. Psychol Rev 1977; 84(2): 191–215.

3. Barclay RE, Stevenson TJ, Poluha W, Ripat J, Nett C, Srikesavan CS. Interventions for improving community ambulation in individuals with stroke. Cochrane Database of Systematic Reviews 2015; Issue 3. DOI: 10.1002/14651858.CD010200.pub2.

4. Barzel A, Eisele M, van den Bussche H. Ambulante Versorgung von Schlaganfallpatienten aus der Sicht Hamburger Physio- und Ergotherapeuten. physioscience 2007; 3(4): 161–166.

5. Bauer C, Fischer S, Seiler S, Fries W. Erkrankungsfolgen wahrnehmen. In: Fries W, Lössl H, Wagenhäuser S (Hrsg.). Teilhaben! neue Konzepte der NeuroRehabilitation für eine erfolgreiche Rückkehr in Alltag und Beruf. Stuttgart; New York: Thieme 2007.

6. Bear M F, Connors BW, Paradiso MA. Neurowissenschaften: ein grundlegendes Lehrbuch für Biologie, Medizin und Psychologie (3. Aufl.) Berlin: Springer Spektrum 2012.

7. Benecke A, Pott C. Effizient und evidenzbasiert. physiopraxis 2013; 11(03): 38–41.

8. Böhle E, Heise K-F, Pott C. Kluft zwischen therapeutischem Anspruch und der Versorgungsrealität. neuroreha 2011; 3(03): 129–133.

9. Bouwens SFM, van Heugten CM, Verhey FR. The practical use of goal attainment scaling for people with acquire brain injury who receive cognitive rehabilitation. Clin Rehabil 2009; 23(4): 310–320.

10. Brands I, Stapert S, Köhler S, Wade D, van Heugten C. Life goal attainment in the adaptation process after acquired brain injury: the influence of self-efficacy and of flexibility and tenacity in goal pursuit. Clin Rehabil 2015; 29(6): 611–622. http://doi.org/10.1177/0269215514549484

11. Braun DA, Mehring C, Wolpert DM. Structure learning in action. Behav Brain Res 2010; 206(2): 157–165.

12. Buchholz I, Kohlmann T. Ziele von Patienten der medizinischen Rehabilitation – Eine Übersicht

zum Forschungsstand in Deutschland. Die Rehabilitation 2013; 52(02): 75–85.

13. Bundesministerium für Arbeit und Soziales; Referat Information, Publikation. Teilhabebericht der Bundesregierung über die Lebenslagen von Menschen mit Beeinträchtigungen Teilhabe – Beeinträchtigung – Behinderung. Bonn 2013. www.bmas.de/SharedDocs/Downloads/DE/PDF-Publikationen/a125-13-teilhabebericht.pdf?_blob=publicationFile

14. Buurke JH, Nene AV, Kwakkel G, Erren-Wolters V, Ijzerman MJ, Hermens HJ. Recovery of gait after stroke: what changes? Neurorehabil Neural Repair 2008; 22(6): 676–683.

15. Carr JH, Shepherd RB. A Motor Relearning Programme for Stroke. 2nd Hrsg. Oxford, UK: William Heinemann Medical Books 1987.

16. Clinical Centre for Research Excellence in Aphasia Rehabilitation. Aphasia Rehabilitation Best Practice Statements 2014. Comprehensive supplement to the Australian Aphasia Rehabilitation Pathway. Brisbane, Queensland: CCRE in in Aphasia Rehabilitation. www.aphasiapathway.com.au/?name=About-the-statements

17. Deck R, Walther A, Staupendahl A, Katalinic A. Einschränkungen der Teilhabe in der Bevölkerung – Normdaten für den IMET auf der Basis eines Bevölkerungssurveys in Norddeutschland. Die Rehabilitation 2015; 54(06): 402–408.

18. De Paul VG, Wishart LR, Richardson J, Thabane L, Ma J, Lee TD. Varied overground walking training versus body-weight-supportHrsg treadmill training in adults within 1 year of stroke: a randomized controlled trial. Neurorehabil and Neural Repair 2015; 29(4): 329–340.

19. Deutsche Gesellschaft für Neurologische Rehabilitation DGN. Leitlinie Multiprofessionelle Rehabilitation. www.awmf.org/leitlinien/detail/ll/030–122.

20. Deutsches Institut für Medizinische Dokumentation und Information (DIMDI). Internationale Klassifikation der Funktionsfähigkeit, Behinderung und Gesundheit. Köln 2015 (Stand Okt.) www.dimdi.de/static/de/klassi/icf/index.htm

21. Doran G. There's a S.M.A.R.T. way to write management's goals and objectives. Management Review 1981; Volume 70, Issue 11(AMA FORUM), pp. 35–36.

22. Ewert T, Schliehe F. Die Internationale Klassifikation der Funktionsfähigkeit, Behinderung und Gesundheit (ICF) – Aktualisierung der problemorientierten Bestandsaufnahme. Die Rehabilitation 2011; 50(1): 63–64.

23. Fischer S, Scholler I. Bank, Post, Metzgerei. Erinnern, Planen. In: Fries W, Lössl H, Wagenhäuser S. (Hrsg.). Teilhaben! neue Konzepte der NeuroRehabilitation für eine erfolgreiche Rückkehr

in Alltag und Beruf. Stuttgart; New York: Thieme 2007.

24. Floyer-Lea A, Matthews PM. Changing brain networks for visuomotor control with increased movement automaticity. J Neurophysiol 2004; 92(4): 2405–2412.

25. Fries F, Dustmann D, Fischer S, Lojewski N, Ortner K, Petersen C, Pott C, ... Scholler I. Projektarbeit: Therapeutische Strategien zur Umsetzung von ICF und SGB IX in der ambulanten wohnortnahen neurologischen Rehabilitation zur Verbesserung der Teilhabe am Leben in der Gesellschaft. Neurol Rehabil 2005; 11(4): 218–226.

26. Fries W, Lössl H, Wagenhäuser S. (Hrsg.). Teilhaben! neue Konzepte der NeuroRehabilitation für eine erfolgreiche Rückkehr in Alltag und Beruf. Stuttgart; New York: Thieme 2007a.

27. Fries W, Lojewski N, Pott C. Üben oder Anpassen? In: Fries W, Lössl H, Wagenhäuser S. (Hrsg.). Teilhaben! neue Konzepte der NeuroRehabilitation für eine erfolgreiche Rückkehr in Alltag und Beruf. Stuttgart; New York: Thieme 2007b.

28. Fries W, Freivogel S. Motorische Rehabilitation. In: Frommelt P, Lösslein H (Hrsg.). NeuroRehabilitation 2010.

29. Fries W, Pichler J, Reuther P, Schmidt-Ohlemann M. Umsetzung der BAR-Empfehlungen Phase E der neurologischen Rehabilitation Neurol Rehabil 2015; 21(5): 235.

30. Fröhlich-Gildhoff K, Rönnau-Böse M. Resilienz. (2. Aufl). München: Reinhardt 2011.

31. Funke U-N, Schüwer U, Themann P, Gerdes N. Selbständigkeits-Index für die neurologische und geriatrische Rehabilitation SINGER; Manual zur Stufenzuordnung. Regensburg: Roderer 2009.

32. Gauggel S. Auf dem Weg zu einem einheitlichen Behandlungsansatz. Neurol Rehabil 2007; 13(2): 90–99.

33. Gebruers N, Vanroy C, Truijen S, Engelborghs S, De Deyn, PP. Monitoring of physical activity after stroke: a systematic review of accelerometer-based measures. Arch Phys Med Rehabil 2010; 91(2): 288–297.

34. George S. Praxishandbuch COPM: Darstellung des COPM und Entwicklung eines Praxisleitfadens zur Durchführung des Interviews in der neurologischen Klinik. Idstein: Schulz-Kirchner 2002.

35. Gluck MA, Mercado E, Myers CE. Lernen und Gedächtnis: Vom Gehirn zum Verhalten. Heidelberg: Spektrum Akademischer Verlag 2010.

36. Götze R, Pössl J, Ziegler W. Überprüfung der Wirksamkeit der Alltagsorientierten Therapie (AOT) bei Patienten mit erworbener Hirnschädigung. Neurol Rehabil 2005; 11(1): 13–20.

37. Grotkamp S. Personenbezogene Faktoren der ICF– Beispiele zum Entwurf der AG »ICF« des Fachbereichs II der Deutschen Gesellschaft für Sozialmedizin und Prävention (DGSMP). Gesundheitswesen 2012; 74(7): 449–58.

38. Heesen C, Kasper J, Schäffler N, Bingel U, Rosenkranz M, Hamann J, Köpke S. Shared Decision Making in der Neurologie – wieso? wann? wie viel? Neurol Rehabil 2012; 18 (4): 207–215.

39. Hersh D, Worrall L, Howe T, Sherratt S, Davidson B. SMARTER goal setting in aphasia rehabilitation. Aphasiology 2012, 26(2): 220–233.

40. Huber M. Aufgabenorientierte Therapie. neuroreha 2015; 07(04): 164–167.

41. Isfort J, Floer B, Koneczny N., Vollmar HC, Butzlaff M. Arzt oder Patient – Wer entscheidet? DMW 2002; 127(39): 2021–2024.

42. Jones F, Riazi A. Self-efficacy and self-management after stroke: a systematic review. Disabil Rehabil 2011; 33 (10): 797–810.

43. Katz DL, Murimi M, Gonzalez A, Njike V, Green LW. From controlled trial to community adoption: the multisite translational community trial. Am J Pub Health 2011; 101(8).

44. Kiresuk T, Sherman S. Goal attainment scaling: a general method for evaluating comprehensive community mental health programs. Community Ment Health 1968; 1(4): 443–53.

45. Kitago T, Liang J, Huang VS, Hayes S, Simon P, Tenteromano L, … Krakauer JW. Improvement after constraint-induced movement therapy: recovery of normal motor control or task-specific compensation? Neurorehabil Neural Repair 2013; 27(2): 99–109.

46. KNGF Clinical Practice Guideline for Physical Therapy in patients with stroke. www.fysionet-evidencebasHrsg.nl/index.php/kngf-guidelines-in-english.

47. Kollen B, van de Port I, Lindeman E, Twisk J, Kwakkel G. Predicting improvement in gait after stroke: a longitudinal prospective study. Stroke 2005; 36(12): 2676–2680.

48. Korpershoek C, van der Bijl J, Hafsteinsdóttir TB. Self-efficacy and its influence on recovery of patients with stroke: a systematic review. J Adv Nurs 2011; 67(9): 1876–1894.

49. Krasny-Pacini A, Evans J, Sohlberg MM, Chevignard M. Proposed Criteria for Appraising Goal Attainment Scales Used as Outcome Measures in Rehabilitation Research. Arch Phys Med Rehabil 2016; 97(1): 157–170.

50. Kwakkel G, Kollen BJ, Krebs HI. Effects of robot-assisted therapy on upper limb recovery after stroke: a systematic review. Neurorehabil Neural Repair 2008; 22(2): 111–121.

51. Kwakkel G, Veerbeek JM, van Wegen EEH, Wolf SL. Constraint-induced movement therapy af-

ter stroke. The Lancet. Neurology 2015; 14(2): 224–234.

52. Law M, Polatajko H, Pollock N, McColl MA, Carswell A, Baptiste S. Pilot testing of the Canadian Occupational Performance Measure: clinical and measurement issues. Can J Occup Ther 1994; 61(4): 191–197.

53. Levack WMM, Weatherall M, Hay-Smith EJC, Dean SG, McPherson K, Siegert RJ. Goal setting and strategies to enhance goal pursuit for adults with acquired disability participating in rehabilitation. Cochrane Database Syst Rev 2015; 20(7): CD009727. doi: 10.1002/14651858. CD009727.pub2.

54. Levin MF, Kleim JA, Wolf SL. What Do Motor »Recovery« and »Compensation« Mean in Patients Following Stroke? Neurorehabil Neural Repair 2009; 23(4): 313–319.

55. Locke EA, Latham GP. Building a practically useful theory of goal setting and task motivation. A 35-year odyssey. Am Psychol 2002; 57(9): 705–717.

56. Man DW, Lee EW, Tong EC, Yip SC, Lui WF, Lam CS. Health services needs and quality of life assessment of individuals with brain injuries: a pilot cross-sectional study. Brain Inj 2004; 18: 577–591.

57. McGrath JR, Adams L. Patient-Centered Goal Planning: A Systemic Psychological Therapy? Top Stroke Rehabil 1999; 6(2): 43–50.

58. Mead N, Bower P. Patient-centredness: a conceptual framework and review of the empirical literature. Soc Sci Med 2000; 51(7): 1087–1110.

59. Miller WR, Rollnick S. Motivational Interviewing. Helping People Change. 3. Aufl. New York, London: The Guilford Press 2013.

60. Müller R, Geyh S. Lessons learned from different approaches towards classifying personal factors. Disabil Rehabil 2015; 37(5): 430–438.

61. Nelles G, Jentzen W, Bockisch A, Diener HC. Neural substrates of good and poor recovery after hemiplegic stroke: a serial PET study. J Neurol 2011; 258(12): 2168–2175.

62. Nordenfelt, L. Action theory, disability and ICF. Disabil Rehabil 2003; 25(18), 1075–1079.

63. Nordenfelt L. On health, ability and activity: comments on some basic notions in the ICF. Disabil Rehabil 2006; 28(23): 1461–1465.

64. Nowotny M, Dachenhausen A, Stastny P, Zidek T, Brainin, M. Empowerment, Lebensqualität und Partizipation in der neurologischen Rehabilitation: Eine empirische Studie an Schlaganfallpatienten und Angehörigen. Wiener Medizinische Wochenschrift 2004; 154(23–24): 577–583.

65. Nüchtern E. Personbezogene Faktoren der ICF – ethische Aspekte. Das Gesundheitswesen 2012; 74: 449–458.

66. Owen AM, Hampshire A, Grahn JA, Stenton R, Dajani S, Burns AS, … Ballard CG. Putting brain training to the test. Nature 2010; 465(7299): 775–778.

67. Playford ED, Siegert R, Levack W, Freeman J. Areas of consensus and controversy about goal setting in rehabilitation: a conference report. Clin Rehabil 2009; 23(4): 334–344.

68. Pöppl D, Deck R, Fries W, Reuther P. Messung von Teilhabe in der wohnortnahen ambulanten Neurorehabilitation – eine Pilotstudie. Fortschritte Neurol Psychiatr 2013; 81(10): 570–578.

69. Pöppl D, Deck R, Gerdes N, Funke U-N, Kringler W, Friedrich N, … Reuther P. Eignung des SINGER als Assessmentinstrument in der ambulanten neurologischen Rehabilitation. Die Rehabilitation 20015; 54(01): 22–29.

70. Pösl M, Cieza A, Stucki G. Psychometric properties of the WHODASII in rehabilitation patients. Qual Life Res 2007; 16(9): 1521–1531.

71. Pott C. Soziales Netz II. In: Fries W, Lössl H, Wagenhäuser S. (Hrsg.). Teilhaben! neue Konzepte der NeuroRehabilitation für eine erfolgreiche Rückkehr in Alltag und Beruf. Stuttgart; New York: Thieme 2007.

72. Pott C. Stolpersteine überwinden – außerhäusliche Gehfähigkeit erreichen. neuroreha 2010; 2(01): 34–39.

73. Pott C. ICF, Clinical Reasoning, Zielvereinbarungen, Team und Assessments. In: Platz T. (Hrsg). Update Neurorehabilitation 2016: Tagungsband zur Summer School Neurorehabilitation. Bad Honnef: Hippocampus 2016.

74. Pott C. Assessments zur Erfassung der Teilhabe in der Neurologischen Rehabilitation. Neurol Rehabil 2015; 21(3): 117–132.

75. Power E, Thomas E, Worrall L, Rose M, Togher L, Nickels L, … Clarke K. Development and validation of Australian aphasia rehabilitation best practice statements using the RAND/UCLA appropriateness method. BMJ Open 2015; 5(7): doi: 10.1136/bmjopen-2015-007641.

76. Prange GB, Jannink MJA, Groothuis-Oudshoorn CGM, Hermens HJ, Ijzerman MJ. Systematic review of the effect of robot-aided therapy on recovery of the hemiparetic arm after stroke. J RehabilRes Dev 2006; 43(2): 171–184.

77. Rannisto M, Rosti-Otajärvi E, Mäntynen A, Koivisto K, Huhtala H, Hämäläinen P. The use of goal attainment scaling in neuropsychological rehabilitation in multiple sclerosis. Disabil Rehabil 2015; 37(21): 1984–1991.

78. Reed GM, Lux JB, Bufka LF, Trask C, Peterson DB, Stark S, …, Hawley JA. Operationalizing the International Classification of Functioning, Disability and Health in Clinical Settings. Rehabilitation Psychology 2005; 50(2): 122–131.

79. Reuther P, Hendrich A, Kringler W, Vespo E. Die neurologische Rehabilitations-Phase E: Nachgehende Leistungen zur sozialen (Re-)Integration und Teilhabe – ein Kontinuum? Die Rehabilitation 2012; 51(06): 424–430.

80. Robinson CA, Shumway-Cook A, Ciol MA, Kartin D. Participation in community walking following stroke: subjective versus objective measures and the impact of personal factors. Phys Ther 2011; 91(12): 1865–1876.

81. Rosewilliam S, Roskell CA, Pandyan AD. A systematic review and synthesis of the quantitative and qualitative evidence behind patient-centred goal setting in stroke rehabilitation. Clin Rehabil 2011; 25(6): 501–514.

82. Rosewilliam S, Sintler C, Pandyan AD, Skelton J, Roskell CA. Is the practice of goal-setting for patients in acute stroke care patient-centred and what factors influence this? A qualitative study. Clin Rehabil 2015. doi.org/10.1177/0269215515584167.

83. Scheibler F, Stoffel MP, Barth C, Kuch C, Steffen P, Baldamus CA, Pfaff H. Partizipative Entscheidungsfindung als neuer Qualitätsindikator in der Nephrologie. Medizinische Klinik München 2005; 100(4): 193–199.

84. Schenk zu Schweinsberg E, Lange J, Schucany M, Wendel C. Participation Following Stroke – Validation of the German Version of IMPACT-S. Die Rehabilitation 2015; 54(3): 160–165.

85. Schmid AA, Van Puymbroeck M, Altenburger PA, Dierks TA, Miller KK, Damush TM, Williams LS. Balance and balance self-efficacy are associated with activity and participation after stroke: a cross-sectional study in people with chronic stroke. Arch Phys Med Rehabil 2012; 93(6): 1101–1107.

86. Schmidt S. Das QM-Handbuch. Qualitätsmanagement für die ambulant Pflege. 2. Auflage. Springer, Berlin, Heidelberg 2010.

87. Schuntermann MF. Einführung in die ICF: Grundkurs, Übungen, offene Fragen (3., überarb. Aufl). Heidelberg: ecomed Medizin 2009.

88. Schupp W DGNR-Leitlinienprojekt Schlaganfall: Schlaganfall und Beruf. Neurol Rehabil 2012; 18(5): 342–355.

89. Schupp W. (Anschluss)Rehabilitation und Langzeitbetreuung von Schlaganfallpatienten – Wiederherstellung und Erhalt von Funktionen, Aktivitäten und Teilhabe (CME-Fortbildung). Rehabilitation 2014; 53: 408–421.

90. Scobbie L, McLean D, Dixon D, Duncan E, Wyke S. Implementing a framework for goal setting in

community based stroke rehabilitation: a process evaluation. BMC Health Serv Res 2013; 13: 190.

91. Scott C, Finch E. Goal-setting in physical therapy practice. Physiother Can. Jan-Feb 1991; 43(1): 19–22.

92. Seiler S. Psychosoziale Wirkmechanismen und Bedingungen in Gruppentherapien. neuroreha 2014; 06(02): 66–72.

93. Shull PB, Jirattigalachote W, Hunt MA, Cutkosky MR, Delp SL. Quantified self and human movement: a review on the clinical impact of wearable sensing and feedback for gait analysis and intervention. Gait Posture 2014; 40(1): 11–19.

94. Slesina W, Fikentscher E, Haerting J, Kühn A, Matschke MJ, Robra B-P, Schneider H, Thieman A, Wallesch CW. Forschungsverbund Rehabilitationswissenschaften Sachsen-Anhalt/Mecklenburg-Vorpommern. Rehabilitationswissenschaften 1998; (Suppl.2): 122–128.

95. Sozialgesetzbuch (SGB) Neuntes Buch (IX) – Rehabilitation und Teilhabe behinderter Menschen – (Artikel 1 des Gesetzes v. 19.6.2001, BGBl. I S. 1046. http://www.gesetze-im-internet.de/sgb_9/

96. Spitzer M. Lernen: Gehirnforschung und die Schule des Lebens (1. Aufl). München: Spektrum Akademischer Verlag 2007.

97. Stevens A, Beurskens A, Köke A, van der Weijden T. The use of patient-specific measurement instruments in the process of goal-setting: a systematic review of available instruments and their feasibility. Clin Rehabil 2013; 27(11): 1005–1019.

98. Sugavanam T, Mead G, Bulley C, Donaghy M, van Wijck F. The effects and experiences of goal setting in stroke rehabilitation – a systematic review. Disabil Rehabil 2013; 35(3): 177–190.

99. Tapp H, Dulin M. The science of primary health-care improvement: potential and use of community-based participatory research by practice-based research networks for translation of research into practice. Exp Biol and Med (Maywood) NJ 2010.

100. Theunissen G, Plaute W. Handbuch Empowerment und Heilpädagogik. Freiburg im Breisgau: Lambertus 2002.

101. Trexler LE, Fordyce DJ. Psychological Perspectives on Rehabilitation: Contemporary Assessment and Intervention Strategies. Chapter 4 in: RL Braddom (ed.), Phys Med Rehabil, Second Ed. New York, WB Saunders 2000.

102. Übereinkommen über die Rechte von Menschen mit Behinderungen Convention on the Rights of Persons with Disabilities (CRPD) 2006. www.institut-fuer-menschenrechte.de

103. van Asseldonk EHF, Buurke JH, Bloem BR, Renzenbrink GJ, Nene AV, van der Helm FCT, van der Kooij H. Disentangling the contribution of the paretic and non-paretic ankle to balance control in stroke patients. Exp Neurol 2006; 201(2): 441–451.

104. Wade DT. Goal setting in rehabilitation: an overview of what, why and how. Clin Rehabil 2009; 23(4): 291–295.

105. Wendel C, Schenk zu Schweinberg E. ICF-orientierte klinische Dokumentation und Evaluation in der Neurorehabilitation 2012; 23(4): 251–253.

106. Wulf G, Lewthwaite R, Winstein CJ. Motorisches Lernen und grundlegende psychologische Bedürfnisse: Implikationen für die Rehabilitation nach Schlaganfall. In: Mehrholz J. (Hrsg.). Rehabilitation nach Schlaganfall. Stuttgart: Thieme 2011; 27–41.

107. Wustmann C. Die Blickrichtung der neueren Resilienzforschung. Zeitschrift für Pädagogik 2005; 51(2): 192–206.

8
Eigentraining bei schweren Armparesen

U. Thiel

8.1
Einleitung

Lähmungen der oberen Extremität sind häufige Folgen eines Schlaganfalls. In den meisten Fällen treten diese Lähmungen einseitig in Form einer Hemiplegie oder Hemiparese auf. Die Behandlung des Armes und der Hand nach einem Schlaganfall hat einen hohen Stellenwert und ist oft entscheidend dafür, wie der Patient in seinem Alltag zurechtkommt. Wie in den Leitlinien der Deutschen Gesellschaft für Neurorehabilitation (DGNR) beschrieben, lassen sich Armlähmungen in 3 Schweregrade einteilen [9]. Dabei ist bei leichten Lähmungen die Kraft im betroffenen Arm nur leicht gemindert, bei mittelschweren Lähmungen deutlicher gemindert, der Arm kann aber noch relativ gut bewegt werden. Im Gegensatz dazu kann der Arm bei schweren Lähmungen nicht mehr oder nur noch bedingt bewegt werden und ist im Alltag kaum einsetzbar.

Die bislang untersuchten Verfahren der Armtherapie werden in der Leitlinie entsprechend ihren Evidenzklassen mit Empfehlungen versehen. Das Eigentraining mit regelmäßiger therapeutischer Begleitung erhielt den Empfehlungsgrad B, sollte also durchgeführt werden. Konkret heißt es bei Platz [9]: »Wenn der Arm bereits funktionell einsetzbar ist, sollte ein tägliches Eigentraining mit inter-

mittierender Supervision (90 Minuten Therapeuten-Patienten-Kontaktzeit pro Woche) bedacht werden, wenn funktionelle Verbesserungen erreicht werden sollen«.

Möchte man diese Empfehlung in der täglichen therapeutischen Arbeit umsetzen, wird man leider feststellen, dass sich die Leitlinien an dieser Stelle ausschließlich auf leichte und mittelschwere Armparesen beziehen. Empfehlungen für ein strukturiertes und supervidiertes Eigentraining bei schweren Paresen werden nicht gegeben. Stattdessen heißt es: »Bei den schweren und schwersten Armlähmungen ist es nicht leicht, therapeutische Fortschritte zu erreichen. Oftmals ist eine monatelange Therapie notwendig. Da Patienten ihren Arm nicht oder nur begrenzt selbst bewegen können, ist Unterstützung notwendig« [10, S. 43].

8.2
Dilemma der Behandlung des schwerbetroffenen Armes

Gerade der schwerbetroffene Arm benötigt für einen Wiedergewinn alltagsrelevanter Funktionen eine monatelange Therapie mit hoher Therapieintensität und -dichte. Es scheint, dass diese in den gegenwärtigen Rehabilitationsstrukturen nur innerhalb des zeitlich begrenzten Aufenthalts in der Rehabilitationsklinik, durch zeitintensive Unterstützung eines Therapeuten oder durch den Einsatz diverser Arm-Robot-Verfahren gewährleistet werden kann.

Die Möglichkeiten eines Eigentrainings insbesondere bei schweren Armparesen werden oft nicht gesehen und/oder konsequent genutzt. Ein Grundproblem ist, dass der betroffene Arm fast ausschließlich durch den Therapeuten oder den nicht-betroffenen Arm »behandelt« wird. Selbstständige Übungen des Patienten gehen selten über passive Dehnmaßnahmen durch die nicht-betroffene Hand und einfache sensorische Stimulationen z. B. mit einem Igelball hinaus. Dabei sind bei der überwiegenden Mehrheit der schwerbetroffenen Patienten minimale Bewegungsansätze vorhanden. Diese werden oft nicht ausreichend gesucht und bewusst gemacht. Eine eigene »Armkompetenz« für den betroffenen Arm wird nicht strukturiert erarbeitet. Das Auftreten von spastischen Tonuserhöhungen bei selbstständigen Bewegungsversuchen wird ebenso als k.o.-Kriterium für ein Üben mit der betroffenen Hand gesehen wie Vigilanzminderung, Aufmerksamkeitsdefizite und Neglect. Dabei lässt sich durch die Anwendung einfacher geeigneter Therapiegeräte, wie Wippen, Gleiter, Schiebebretter, Antirutschfolien, Luftpolsterschienen, Orthesen zur Automobilisation, dynamische Orthesen oder schräge Ebenen, auch bei schweren Armparesen ein zielführendes Eigentraining aufbauen. Auch definierte Armpendelbewegungen, Bewegungsbeobachtung unter Verwendung von Videoaufnahmen oder Spiegeln und verschiedene Möglichkeiten zur elektrischen und sensorischen Stimulation können in einen Trainingsplan integriert werden.

Ein strukturierter Trainingsplan unterscheidet sich grundsätzlich vom bloßen Üben. Dabei meint »Üben« ein unregelmäßiges und nicht zielorientiert gestaltetes Wiederholen ohne dauerhafte Anpassungserscheinungen im Organismus. Im Gegensatz dazu umfasst das »Trainieren« eine planmäßige und systematische Leistungsverbesserung unter Berücksichtigung wissenschaftlicher und pädagogischer Prinzipien [7].

8.3
Besonderheiten der Armrehabilitation

Bei der Rehabilitation der Arm- und Handfunktion sieht sich der Therapeut nicht nur mit Problemen auf Körperfunktions- und Schädigungsebene konfrontiert, sondern auch mit einer komplexen Ansammlung von strukturellen und zeitlichen Problemen. Ein wesentlicher Unterschied zwischen der Rehabilitation der Bein- und der Armfunktion ergibt sich aus dem grundsätzlichen Wunsch des Patienten nach schnellstmöglicher und maximaler Selbstständigkeit. Ein Patient ohne minimale Funktion des paretischen Beines kann nicht gehen. Daher ist eine frühfunktionelle Behandlung des betroffenen Beines immer zwingend notwendig, um die Selbstständigkeit des Patienten und seine Partizipationsfähigkeit zu verbessern. Sie hat für den Betroffenen meist die höchste Priorität. Im Gegensatz dazu ist auch mit einseitiger Arm- und Handfunktion eine »volle« Selbstständigkeit in Alltagsaktivitäten möglich. So kann beispielsweise ein Patient mit plegischem Arm die höchste Punktzahl im Barthel-Index erreichen. Im Hinblick auf die begrenzte Behandlungszeit während der stationären Rehabilitation bedeutet das häufig, dass, insbesondere bei Patienten mit schweren Armlähmungen, ein kompensatorischer Therapieansatz zur Verbesserung der Fertigkeiten des nicht-betroffenen Armes einer Therapie zur Funktionsverbesserung des paretischen Armes vorgezogen wird. Und das nicht nur aus ökonomischen Gründen, sondern auch aus der Tatsache heraus, dass zunächst basale Fähigkeiten des Patienten, die es erlauben, die funktionelle Armtherapie als

»primäres« spezifisches Ziel zu formulieren, noch nicht vorhanden sind. Die obere Extremität ist oft nicht ansteuerbar und/oder der Patient hat während des Klinikaufenthaltes andere, übergeordnete Ziele, z. B. das Wiedererlernen von Transfer, Laufen, Sprechen, Schlucken. Diese vorrangig relevanten Ziele bestimmen den Tag in der Rehabilitationseinrichtung und binden die Ressourcen von Patient und Personal. Die Durchführung einer »intensiven« Therapie des Armes hat oft (noch) keine »primäre« Relevanz.

8.4
Erlernter Nichtgebrauch

Die Frühphase einer schweren Armlähmung ist häufig durch vergebliche Bewegungsversuche und wiederholte Misserfolge geprägt. Zur Bewältigung der Aktivitäten des täglichen Lebens werden die motorischen Defizite nicht selten durch den Einsatz der kontralateralen nicht-betroffenen Seite kompensiert. Bei sehr schweren Paresen ist der Nichtgebrauch des Armes aber nicht nur die Folge der Parese, sondern auch kompensatorischer Therapiestrategien. Das Phänomen des erlernten Nichtgebrauchs tritt in gewissem Maße bereits kurze Zeit nach dem Akutereignis ein. Solange der Patient nicht in die Lage versetzt wird, die Hand eigenständig ziel- oder aufgabenorientiert einzusetzen, wird die Handfunktion im »Abhängigkeitsverhältnis« zum Therapeuten oder zur Maschine sein und bleiben. Systematische Beobachtungen zum erlernten Nichtgebrauch lieferte die Arbeitsgruppe um Edward Taub [4]. Es sollte jedem Therapeuten bewusst sein, wie stark eine kompensatorische Therapie das Phänomen des erlernten Nichtgebrauchs verstärkt, auch wenn Kompensation im Hinblick auf die Selbstständigkeit zu einem gewissen Grad notwendig

ist. Letztlich tragen alle Maßnahmen und Aufgabenstellungen, die auf das »Behandeln« und »In-die-Hand-Nehmen« des betroffenen Armes abzielen, zum Etablieren des erlernten Nichtgebrauchs bei. Alltägliche Beispiele sind Aufforderungen, auf den betroffenen Arm aufzupassen, den betroffenen Arm bei Übungen und Transfers mit dem gesunden Arm zu unterstützen, die Bremsen am Rollstuhl oder Rollator nacheinander mit der nicht-betroffenen Hand zu bedienen, mit einem Einhänderbrett zu essen oder Dehnübungen des paretischen Armes mit Hilfe des nicht-betroffenen Armes durchzuführen. Das Phänomen des erlernten Nichtgebrauchs ist eine erworbene Verhaltensunterdrückung, die es gilt, mittel- oder zumindest langfristig »rückgängig« zu machen.

Obwohl bei fast allen Patienten mit schweren Armparesen minimale (Rest-)Funktionen vorhanden sind, bekommt der Praktiker nach Abschluss der stationären Rehabilitation auf die Frage: »Was kann Ihr Arm?« in der Regel »Nichts« zur Antwort. Dieses »Nichts« ist symptomatisch für die bis dato nicht vermittelte eigenverantwortliche Handlungskompetenz und die damit verbundene Hilflosigkeit des Betroffenen.

8.5
Erhöhung der Therapieeffektivität durch Steigerung der Therapiezeit

Gegenstand der aktuellen Literatur ist die Bewertung unterschiedlicher Therapiemethoden hinsichtlich ihrer Effektivität. Unabhängig vom Evidenzniveau zeigt sich, dass Intensität und Dauer Schlüsselfaktoren der wirksamen Therapie sind. Darüber hinaus entscheiden Inhalte und Durchführung aller patientenbezogenen Maßnahmen, inwieweit die Selbstständigkeit durch kompensatorische Strategien oder spezifische motorische Fähigkeiten verbessert werden [3].

Während der stationären Rehabilitation kann die Therapieintensität durch intensive therapeutische Betreuung oder/und durch hochtechnisierte Rehabilitation erreicht werden. In der Nachsorge/ambulanten Heilmittelerbringung nimmt die zur Verfügung stehende Therapiezeit dramatisch ab. Oft können nur 1–2 Therapieeinheiten à 30–45 min/Woche realisiert werden. Dieses begrenzte Zeitbudget kann leider allzu häufig nur als zustandserhaltende Maßnahme betrachtet werden und führt nicht selten zu wenig motivierten und motivierenden Dauerbehandlungsverhältnissen. Im ungünstigsten Fall können sogar trotz regelmäßiger, aber niederfrequenter Therapie einmal erarbeitete Fähigkeiten wieder verloren gehen. Einer der grundlegenden Erfolgsfaktoren der motorischen Rehabilitation ist das häufige Wiederholen von Bewegungen und/oder Bewegungssequenzen. Um langfristig hohe Wiederholungszahlen zu erreichen, ist es wichtig, von Anfang an die Weichen für eigenverantwortliches Training zu stellen. Durch Modelle, in denen Therapeuten ein qualifiziertes Eigentraining mit den Angehörigen als Co-Therapeut erarbeiten und regelmäßig anpassen, ist eine deutliche Steigerung der wöchentlichen effektiven Therapiezeit möglich. Für Patienten in der ambulanten Langzeitbetreuung kann durch strukturiertes Eigentraining die Therapiezeit erheblich gesteigert werden.

8.6
Eigentraining bei schweren Armlähmungen – was ist evident?

Es überrascht wenig, dass ein strukturiertes Eigentraining bei schweren Armlähmungen, insbesondere im Rahmen einer Langzeittherapie außerhalb stationärer Rehabilitationsmaßnahmen, bislang kaum systematisch untersucht wurde. Eine Ausnahme bildet die aktuelle Studie CIMT at Home. Barzel et al. [1] konnten zeigen, dass Patienten der Interventionsgruppe nach 4-wöchiger Therapie ihren Armgebrauch im Alltag signifikant besser bewerteten als Patienten der Kontrollgruppe, die während des Interventionszeitraumes eine konventionelle Therapie erhielten. Unter klinischen Bedingungen konnte die Wirksamkeit der Therapieverfahren des forcierten Gebrauchs, bei entsprechender Indikation und Zugangsvoraussetzung, bereits festgestellt werden. In den aktuellen Leitlinien findet sich dafür der Empfehlungsgrad A [9].

CIMT at Home konnte nun aber auch unter ambulanten Bedingungen zeigen, dass ein aktives, repetitives und alltagsorientiertes Training, unterstützt durch nicht-professionelle Übungsbegleiter und supervidiert durch geschulte Physio- oder Ergotherapeuten, wirksam ist [1]. Das heißt, dass ein evidenzbasiertes Therapieverfahren, innerhalb einer entsprechenden Struktur in einer Art »Train the Trainer«-System, auch mit nicht-professionellen Übungsleitern, z. B. Angehörigen, wirksam durchgeführt werden kann und sollte. Hierzu müssen jedoch die Trainer geschult und bisherige ambulante Behandlungsstrukturen überdacht werden.

Für die CIMT-Therapie muss einschränkend berücksichtigt werden, dass die Zugangskriterien Patienten mit schwersten Paresen ausschließen. Wie im Folgenden dargestellt, ist ein strukturiertes Eigentraining aber auch bei schweren und schwersten Armparesen möglich.

Wie sollte Eigentraining gestaltet sein?
- Einfach durchführbar, das heißt mit eindeutigem Handlungsauftrag,
- nicht traumatisierend, insbesondere unter Berücksichtigung von Hypästhesie und subluxationsbedingten Schulterschmerzen,
- regelmäßig, ggf. (werk-)täglich,
- mit hohen Wiederholungszahlen (repetitiv),
- motivierend, im Sinne von Lernen am Erfolg, das heißt, auch kleine Fortschritte erkennen und erkennbar machen,

- regelmäßig angepasst (Shaping),
- ziel- und aufgabenorientiert,
- vorbereitend für oder eingebunden in alltagsrelevante Fähigkeiten.

Für ein erfolgreiches Eigentraining ist die Beachtung folgender Trainingsaspekte zwingend notwendig: Geschwindigkeit, Ausführung/Bewegungsqualität, Bewegungslimit, Wiederholungszahlen, Steigerung, Zielstellung und Kontrolle.

Konkret bedeutet das, dass bei allen Übungen, die der Patient selbstständig ausführt, sichergestellt ist, dass in der richtigen Geschwindigkeit und innerhalb eines definierten Bewegungsausmaßes trainiert wird, sodass eine (Eigen-)Traumatisierung ausgeschlossen ist. Dazu müssen die Übungen zunächst so lange unter therapeutischer Aufsicht geübt werden, bis ein sicheres und schmerzfreies Training möglich ist. Eine entsprechend eingewiesene Hilfsperson kann hier sehr nützlich sein. Durch vorgegebene Limits können individuelle Bewegungsgrenzen eingehalten werden. Hierzu werden beispielsweise Klebe- oder Farbmarkierungen für die richtige Ausgangsstellung und/oder das maximale Bewegungsausmaß verwendet. Ein Schlüsselfaktor in der sensomotorischen Rehabilitation ist das Shaping, also das Üben an der Leistungsgrenze. Die Prinzipien des Shapings sind auch beim Eigentraining zu beachten. Eine Steigerung und Anpassung der Anforderung und deren Variationen sind nicht nur für das motorische Lernen, sondern auch für eine langanhaltende Motivation unerlässlich. Wichtig ist, dass die Leistungsgrenze im Eigentraining in der Regel deutlich unterhalb der Leistungsgrenze des Trainings mit therapeutischer Begleitung liegt. Hier muss der Therapeut den Eigentrainingsplan mit Augenmaß gestalten, um Frustration zu vermeiden. Beim unstrukturierten Üben ist Frustration sowohl durch Über- als auch durch Unterforderung Hauptabbruchkriterium für ein langfristiges, hochfrequentes Eigentraining. Um eine sinnvolle Steigerung zu ermöglichen, ist ein regelmäßiges Anpassen des Therapiematerials bzw. die Auswahl spezifischer Trainingsgeräte erforderlich. Hier sind die klassischen Therapiematerialien wie Igelbälle und Handtücher oft nicht ausreichend.

Grundsätzlich muss der Therapeut alle Übungen des Eigentrainings regelmäßig kontrollieren. Zum einen können dem Patienten dann auch kleine Fortschritte deutlich gemacht werden, z. B. durch Nutzen einer neuen aktiven Bewegungskomponente, Steigerung des Bewegungstempos oder Erhöhung des passiven oder aktiven Bewegungsausmaßes. Zum anderen können die korrekte Übungsausführung überprüft und Übungsvarianten trainiert werden. Nur durch eine regelmäßige Kontrolle und Adaptation durch den Therapeuten lässt sich das Eigentraining als fester Bestandteil in den persönlichen Tagesablauf des Patienten integrieren. Die aktuellen Übungen sollten stets in einen Trainingsplan eingetragen werden. Idealerweise dokumentiert der Patient (oder Angehörige/Hilfsperson) zusätzlich, ob und wann das Training durchgeführt wurde. Die Kontrolle des Trainings kann z. B. in fest organisierten Eigentrainingsgruppen aber mindestens 1 x wöchentlich durchgeführt werden und sollte fester Bestandteil der sensomotorischen Therapie sein. Sinnvoll und lohnend ist eine regelmäßige Bilddokumentation.

8.7
Strukturierung des Eigentrainings mit Hilfe eines Abakus

Der Abakus ist ein traditionelles mechanisches Rechenmittel und kann helfen, auf einfache Weise das Eigentraining zu strukturieren und die Motivation auch bei langandauernden repetitiven Übungen beizubehalten. Gerade bei schwer betroffenen

Patienten, die zusätzlich zu den motorischen auch kognitive Defizite aufweisen, kann es sehr schwierig sein, isolierte oder komplexere Bewegungen hochfrequent zu üben. Ein repetitives Eigentraining ist für neurologisch betroffene Patienten oft schon deshalb schwierig, weil die angestrebten hohen Wiederholungszahlen (z. B. 50 bis 100 isolierte Bewegungen und mehr) die eingeschränkte Aufmerksamkeits- und Konzentrationsfähigkeit übersteigen. Mit steigender Wiederholungszahl werden die Bewegungen nicht mehr sauber ausgeführt, die Bewegungsqualität lässt nach und/oder es wird schlichtweg vergessen zu zählen. Helfen kann eine äußere Struktur, beispielsweise mit einem Abakus. Je nach Kognition werden einfache Bewegungen zunächst 5- bis 10-mal konzentriert ausgeführt. In einer kurzen bewussten Pause wird mit der nicht-betroffenen Hand eine Kugel des Abakus auf die andere Seite geschoben. Je nach therapeutischem Ziel und angestrebter Wiederholungszahl soll der Patient nun pro Training z. B. eine oder mehrere Reihen á 10 Kugeln abarbeiten. Diese übergeordnete Struktur wird mit einfachen Bewegungen so lange geübt, bis der Patient das Vorgehen verinnerlicht hat. Dadurch wird zum einen gewährleistet, dass die Bewegungen sauber ausgeführt werden, und zum anderen schafft die kurze Pause Ruhe und erhöht die Konzentration. Darüber hinaus wird ein Verzählen oder Vergessen erschwert. Wurde eine isolierte Bewegung jeweils 5-mal für ein »Kugelrücken« durchgeführt, sind nach zwei Reihen 100 Repetitionen erfolgt. Bei komplexeren Bewegungsaufträgen kann auch nach jeder Bewegung eine bewusste Pause mit »Kugelrücken« erfolgen. Ähnlich wie von Mantras, Gebetsmühlen oder dem Rosenkranz bekannt, kann dem Eigentraining durch Verwendung eines Abakus eine feste Struktur gegeben und diese rasch gefestigt werden.

8.8
Inhalte des Eigentrainings

Um die Therapiefähigkeit bei hochgradigen Armparesen langfristig zu erhalten, ist eine konsequente Lagerungs- und Automobilisationsbehandlung zwingend notwendig. Dabei dient die Lagerung nicht nur der Ödem- und Kontrakturprophylaxe und dem Erhalt des physiologischen Handgewölbes, sondern beeinflusst zusätzlich die Schulterrotation und kann, insbesondere bei Neglect, die Aufmerksamkeit steigern. Als Haupteinschränkungen einer erfolgreichen Langzeittherapie sind oft der Verlust der muskuloskelettalen Beweglichkeit, das Auftreten von isolierten Handödemen, myofaszialen oder neuropathischen Schmerzen, Schmerzen im Rahmen eines CRPS (Complex Regional Pain Syndrome) oder die Verfestigung des erlernten Nichtgebrauchs zu nennen. Entsprechend zählen zu den Zielen des Eigentrainings:

- Prophylaxen, insbesondere Ödem-, Kontraktur- und Dekubitusprophylaxe
- Wahrnehmungsverbesserung
- Tonusregulation/Schmerzkontrolle
- Steigerung der Belastbarkeit
- Bewegungsanbahnung und -verbesserung
- Erhöhung der Gesamttherapiezeit
- Ressourcen-Erkennung
- Übernahme von Eigenverantwortung
- Vermeidung von zentralen Umstrukturierungsprozessen, insbesondere des erlernten Nichtgebrauchs

8.9
Lagerung

Grundlage und primäres Anliegen jeden Eigentrainings ist zunächst die Unterweisung in einen schonenden Umgang mit dem betroffenen Arm (Edukation). Dazu gehören neben Achtsamkeit auch die Einweisung und regelmäßige Kontrolle in eine entsprechende Lagerung, schmerzfreie Dehn- und Automobilisationsübungen sowie eine sensorische Stimulation. Eine konsequente Armlagerung, zum Beispiel auf einem Rollstuhltherapietisch oder in einer Armmulde, wird in den Leitlinien empfohlen [2]. Auch die Notwendigkeit einer konsequenten Lagerung der Hand in Funktionsstellung ist allgemein akzeptiert.

8.10 Sensorische Stimulation

Wahrnehmung und Wahrnehmungsverarbeitung sind feste Bestandteile des sensomotorischen Regelkreises und notwendige Voraussetzungen für zielgerichtete Bewegungen. Im Rahmen sensorischer Stimulation finden verschiedene Verfahren zur Verbesserung der Wahrnehmung Anwendung, etwa Druck, Reibung, Vibration oder Elektrostimulation. In einer Pilotstudie konnten Smith et al. [11] zeigen, dass eine repetitive, passive, elektrische Stimulation (20 Hz) bei Schlaganfallpatienten zu einer Verbesserung der Sensorik führt. In Einzelfallstudien konnte sogar bei einer mehrere Jahre zurückliegenden zerebralen Schädigung durch langfristige passive repetitive sensorische Stimulation eine Verbesserung der sensorischen und auch der motorischen Fähigkeiten erreicht werden [8]. Ebenso bauen etablierte Therapiekonzepte wie Perfetti und Affolter maßgeblich auf der grundlegenden Bedeutung einer Verbesserung der Sensorik auf.

Insgesamt kann der Nutzen von Wechseldrucksystemen, thermischer Stimulation oder sensibler elektrischer Stimulation anhand der aktuellen Datenlage nicht abschließend beurteilt werden und ist in der Leitlinie mit dem Empfehlungsgrad 0 versehen [10], jedoch ist die Bedeutung der Sensibilität innerhalb des sensomotorischen Regelkreises

unstrittig. Aus diesem Grund sollte die sensorische Stimulation fester Bestandteil der motorischen Rehabilitation und damit auch des Eigentrainings sein.

Üblicherweise werden im Rahmen des Eigentrainings überwiegend die Hautrezeptoren des Tastsinns und ggf. Wärme- und Kältesensoren angesprochen. Oberflächliche Bürstungen, Berührungen mit Igelbällen oder Warm-, Kaltanwendungen sind jedoch keine relevanten stimulierenden Reize für die Tiefensensibilität. Hier können gezielte Vibrationsreize bzw. Bewegungsübungen zur Kraftdosierung gegen geeigneten Widerstand besser genutzt werden. Wichtig, nicht nur beim Eigentraining, ist die Berücksichtigung der Verschiedenartigkeit der sensorischen Qualitäten und der unterschiedlichen Rezeptoren. Tiefensensibilität messende Propriozeptoren, wie Muskelspindeln, Golgi-Sehnenorgane und Ruffini-Körperchen, reagieren auf grundsätzlich andere Reize als zum Beispiel die Mechanorezeptoren des Tastsinns, wie Haarfollikelsensoren und Meissner-Tastkörperchen.

8.11 Elektrische Stimulation

Funktionelle Elektrostimulation (FES) und EMG-getriggerte Elektrostimulation (EMG-ES) werden bereits seit Jahrzenten in unterschiedlichen Zusammenhängen zur Verbesserung motorischer Funktionen eingesetzt. Dabei macht der technische Fortschritt mit Entwicklung praxistauglicher und anwenderfreundlicher Kleingeräte eine breite und einfache Anwendung auch im Rahmen von individuellen, täglichen Eigentrainingsprogrammen möglich. Trotz zum Teil widersprüchlicher Studienergebnisse können laut aktueller Leitlinie FES/EMG-ES der Unterarm-, Handgelenk- und Fingerextensoren durchgeführt werden, insbesondere wenn eine Verbesserung der Armfunktion und -aktivitäten bei einer schweren Armparese angestrebt wird [9]. Bei der Anwendung von EMG-ES ist zu beachten, dass eine intendierte Willkürbewegung als Triggersignal notwendig ist. Kann der Patient eine solche intendierte Willkürbewegung nicht oder nicht konstant ausführen, besteht die Gefahr der Überforderung. In diesem Fall kann zunächst eine funktionelle Elektrostimulation ohne EMG-Triggerung eingesetzt werden.

8.12
Automobilisation

Automobilisationsübungen dienen dem Erhalt und der Verbesserung der Gelenkbeweglichkeit, der Bewegungsanbahnung und der Aufmerksamkeitssteigerung. Je nach Therapiefortschritt können Automobilisationsübungen sowohl zum Erhalt der Beweglichkeit und zur Bewegungsanbahnung bei schweren Paresen als auch zur Vorbereitung für aktivere Übungssequenzen bei weniger schweren Paresen eingesetzt werden. Prinzipiell können auch im Eigentraining vielfältige Mobilisationstechniken genutzt werden. Möglich ist beispielsweise eine Mobilisation durch die nicht-betroffene Hand, die Zuhilfenahme von Kleingeräten oder die Ausnutzung der Schwerkraft. Der Übergang zwischen Automobilisation, Bewegungsanbahnung und aktiven Bewegungsübungen ist fließend. So kann beispielsweise durch entsprechende Übungsmodifikation eine passive Automobilisation der Schulter durch aktive Rumpfbewegung gegen den gelagerten paretischen Arm im Verlauf in ein Anbahnungstraining der Stützfunktion und weiter in ein repetitives aktives Stütztraining mit Mobilisation der Schulter gesteigert werden. Dass durch eine konsequente Automobilisation nicht unmittelbar, aber langfristig eine Verbesserung der selektiven Armbewegung möglich ist, konn-

ten Feys et al. zeigen [5]. Im Studienaufbau erfolgte die Schulterautomobilisation durch Bewegung des Armes gegen den Rumpf mit Hilfe eines Schaukelstuhls. Zunächst wurde die Schaukelbewegung über das nicht-betroffene Bein eingeleitet und im Verlauf aktiv durch Stützaktivität mit dem betroffenen Arm übernommen. Im Studienaufbau wurde der Arm zusätzlich durch einen externen Luftsplint gesichert. Damit konnte die repetitive motorische und propriozeptive Stimulation mit einer repetitiven exterozeptiven Stimulation (durch Druckänderung des externen Luftsplints) innerhalb eines einfachen, aber durchdachten Übungsaufbaus kombiniert werden. Es benötigt also keinesfalls immer eine hochspezialisierte technische Ausstattung zum Erreichen der Rehabilitationsziele. Weitere Übungen zur Automobilisation der Schulter sind z. B. Zielpendelbewegungen und Übungen mit beweglichen Schenkeln, wie nachfolgend beschrieben.

8.13
Ziel-Pendelbewegungen

Pendelbewegungen des Armes gehören zu den wenigen Möglichkeiten, den schwerstbetroffenen Arm im Schultergelenk auch ohne therapeutische Führung bzw. ohne Unterstützung durch spezifische Geräte oder den nicht-betroffenen Arm zu bewegen. Als Ausgangsstellung für Pendelbewegungen ist grundsätzlich sowohl der Sitz als auch der Stand möglich, jedoch sollte, sobald eine Stehfähigkeit erreicht ist, der Stand als Ausgangsstellung gewählt werden. Bei Vorliegen einer caudalen Schultersubluxation sollte die Schulter nicht nur bei Pendelbewegungen durch eine Schultergelenkfunktionsorthese gesichert sein, da sonst leicht Schmerzen ausgelöst oder verstärkt werden können.

Bei hochgradigen Paresen kann die Pendelbewegung zunächst durch Vor- oder

Seitneigung des Oberkörpers erfolgen. Gegebenenfalls können Bewegungen distaler Gelenke durch Orthesen oder Luftpolsterschienen verhindert werden. Der »hängende« paretische Arm erzeugt dadurch eine passive Bewegung und Mobilisation im Schultergelenk. Wichtig ist eine langsame und ruhige Bewegungsdurchführung. Das gewünschte Bewegungsausmaß wird durch Bewegungsziele wie Flaschen, Dosen oder Stecker in einem Therapieboard eingegrenzt. Durch Berühren dieser Limits werden die Bewegungen zielgerichtet. Zum Erreichen der angestrebten hohen Wiederholungzahlen erhält das Training durch Verwendung eines Abakus eine zusätzliche übergeordnete Struktur, indem beispielsweise nach 5 oder 10 Bewegungen die erste von insgesamt 10 oder 20 Kugeln gerückt wird.

8.14
Ellenbogen-Aktivierung

Die Aktivierung und das bewusste Erspüren sowohl von konzentrischen und exzentrischen Beuge- als auch Streckbewegungen des Ellenbogens können durch gezielte Ausnutzung der Schwerkraft auch in einer frühen Phase und bei hochgradigen Paresen durchgeführt werden. Eine Beugeaktivität, die zunächst nur als undefiniertes Massenmuster abrufbar ist, kann durch gezielte Kippbewegungen, unter Verwendung beispielsweise eines Stuhls oder eines Schenkels eines Therapieboards, in eine definierte Bewegung überführt werden. Durch Variation der Höhe des Dreh-/Kipppunktes kann die Übung auch zur Aktivierung der Streckaktivität/Reichfunktion dienen. Im Rahmen des Eigentrainings kann hier beispielsweise ein Therapieboard oder ein höhenverstellbares Bügelbrett zum Einsatz kommen.

8.15
Bilaterales und unilaterales Training

Das bilaterale Training eignet sich besonders für die frühe Phase der Armrehabilitation. Ist der schwer betroffene Arm zunächst eigenständig bewegungsunfähig, stellt das bilaterale Training eine der wenigen Optionen dar, den betroffenen Arm im Rahmen eines Eigentrainings überhaupt zu bewegen. Durch passive Bewegung des betroffenen Armes mit Hilfe des nicht-betroffenen Armes können die Wahrnehmung verbessert, die passive Beweglichkeit erhalten und aktive Bewegungen angebahnt werden. Darüber hinaus ergeben sich positive Einflüsse auf das Körperschema, insbesondere bei gleichzeitigem Vorliegen von schwersten Paresen und Neglect. Praktisch kann die passive Bewegung des betroffenen Armes direkt durch den kontralateralen Arm oder auch indirekt durch Nutzen von Schaukel- und Kippbewegungen beispielsweise eines Stuhls oder des freien Schenkels eines Therapieboards erfolgen. Auch klassische »Nudelholzbewegungen«, also bilateral-synchrone Bewegungen durch mechanische Verbindung beider Arme, sind in diesem Stadium möglich.

Im Verlauf sollte der betroffene Arm zunehmend »mitmachen«, der nicht-betroffene Arm sollte die Bewegung des paretischen Armes nicht mehr ausführen, sondern nur noch führen. Dieser Übergang vom passiven in ein assistives Training ist aber insbesondere bei wahrnehmungsgestörten Patienten ohne therapeutische Betreuung oder apparatives Biofeedback schwierig bis unmöglich, da schlecht differenziert werden kann, wie stark der betroffene Arm tatsächlich mitmacht. Es besteht die Gefahr, länger als notwendig rein passiv zu trainieren. Wesentlich ist ein regelmäßiges Untersuchen auf und Bewusstmachen von beginnenden Funktionen. Findet dieser Prozess nicht statt und werden beginnende Funktionen nicht aktiv genutzt, nimmt der »gesunde« Arm den »kranken« sprichwörtlich »in die Hand« und die Symptomatik des erlernten Nichtgebrauchs kann sich verstärken. Sobald der Patient beginnende Funktionen der oberen Extremität entwickelt, sollte, insbesondere unter dem Aspekt des erlernten Nichtgebrauchs, regelmäßig geprüft werden, inwieweit ein passives in ein assistives Training überführt werden kann. Mit weiterer Verbesserung der Armfunktion sollten Bewegungen auch aktiv, unabhängig voneinander und ggf. seitenalternierend erfolgen. Durch eine Hemiparese nach Schlaganfall ist nicht nur die Motorik, sondern auch die Koordination zwischen den oberen Extremitäten gestört und muss aufgabenspezifisch trainiert werden. Schon deshalb ist es naheliegend, bilaterales Training in ein Gesamttherapiekonzept zu integrieren.

Während »normaler« Bewegungsabläufe findet ein ständiger Wechsel zwischen bilateralen und unilateralen Bewegungen statt, wie die Analyse alltäglicher Situationen, beispielsweise des Kochens, verdeutlicht. So erfolgt z. B. das Heben, Tragen und Schieben von Töpfen je nach Größe und Gewicht bilateral oder unilateral. Oft hat die nicht-dominante Hand Halteaufgaben zu erfüllen z. B. beim Schneiden, Öffnen von Gegenständen etc. Beim Ein- und Ausräumen des Geschirrspülers oder beim Abwaschen wird dagegen eine Vielzahl von komplexen Bewegungen von beiden Händen unabhängig voneinander durchgeführt. Grobmotorische und feinmotorische Fähigkeiten sind gleichsam relevant und können im Rahmen eines Eigentrainings spezifisch geübt werden. Je nach individuellem Defizit können beispielsweise Hebe-, Trage- und Reichfunktion oder Übungen zur Verbesserung des Zusammenspiels zwischen aktiver Hand und Haltehand isoliert und repetitiv trainiert werden. Dabei können sowohl geeignetes Therapiematerial als auch Alltagsgegenstände Anwendung finden.

Um trainingswissenschaftliche Erkenntnisse auch im Eigentraining umzusetzen, ist eine systematische Steigerung der Anforderungen bzw. ein Training an der Leistungsgrenze (Shaping) notwendig. Entsprechend sollten Bewegungen oder Bewegungskomponenten frühzeitig aktiv ausgeführt werden.

passiv   assistiv   aktiv   resistiv

In der motorischen Rehabilitation zeigt sich allerdings, dass der willkürliche Zugriff auf die bewegungsfähige Muskulatur nicht gleichmäßig verteilt ist. Anfänglich ist häufig nur ein Zugriff auf das dominante z. T. spastische Muster zu erreichen.

Im Übergang vom bilateralen zum unilateralen Training wird eine Bewegung in einzelne Bewegungssequenzen, beispielsweise in Hin- und Rückweg unterteilt. Abhängig von der Ausgangsstellung ist häufig eine Bewegungsrichtung bereits aktiv möglich. Die Bewegung in Gegenrichtung, beispielsweise zurück in die Ausgangsstellung, wird dann durch die kontralaterale Hand geführt. Durch ein derartig sequenziertes Vorgehen werden vorhandene Restfunktionen für den Patienten sichtbar gemacht. Der betroffene Arm führt erstmals eine Bewegung selbstständig aus und wird nicht »fremd« bewegt. Dieser bewusste Übergang ist wichtig für das Wiedererlangen der eigenen Armkompetenz. Kann der Patient Bewegungen ohne fremde Hilfe durchführen, werden kortikale Areale der betroffenen Seite vermehrt angesprochen.

Für den erfolgreichen Übergang von einem passiven in ein assistives/aktives Training ist die bewusste Unterteilung in einzelne Bewegungskomponenten von besonderer Bedeutung. Hilfreich können hier akzentuierte Pausen sein, beispielsweise zwischen der bereits aktiv ausführbaren Bewegungskomponente und der noch passiv geführten Rückbewegung in die Ausgangsstellung. Am konkreten Beispiel einer aktiven Pro- und passiven Supinationsbewegung des Unterarms könnte die Sequenzierung wie folgt aussehen: Der paretische Unterarm ist auf einem Tisch, die paretische Hand auf einer geeigneten Wippe oder Orthese zur Automobilisation, ggf. mit zusätzlicher Hemmung der Fingergelenke gegen Mitbewegungen, gelagert. Die Ausgangsstellung ist die Supination. Die Pronation kann durch die Ausgangsstellung isoliert werden und erfolgt aktiv aus dem Unterarm. Die Rückbewegung in die Ausgangsstellung Supination wird durch die nicht-betroffene Seite passiv geführt. Erst nach einer akzentuierten Pause, in der ggf. die nicht-betroffene Hand auf einem bestimmten Platz »geparkt« wird, erfolgt eine erneute Pronationsbewegung. Die angestrebten hohen Wiederholungszahlen sind wiederum durch Einhalten einer übergeordneten Trainingsstruktur, beispielsweise durch Verwendung eines Abakus, möglich. Innerhalb dieser festen Übungsstruktur ist eine Steigerung der Schwierigkeit z. B. durch dezentrale Positionierung der Wippe, Arbeiten auf einer schrägen Ebene, Modifikation des Übungsgerätes z. B. Verwendung von Kegeln, Bällen oder Flaschen von unterschiedlicher Größe und mit unterschiedlicher Füllmenge möglich. Ziel des Trainings ist die aktive Ausführung aller Bewegungsanteile, also auch des Rückweges in die Ausgangsstellung. Ab diesem Zeitpunkt kann das Training aktiv und unilateral fortgeführt werden.

Neben Pendelbewegungen sind Wischbewegungen auf der schrägen Ebene eine sehr frühe Möglichkeit, für einen Übergang zum unilateralen »Hands off«-Training, auch ohne hochspezialisierte Therapiegeräte. Durch Anpassung der Tischhöhe, der Bewegungsrichtung oder Verwendung einer schrägen Ebene können Restfunktionen genutzt und sichtbar gemacht werden. Zusätzlich kann durch Variation der Ausgangsstellung und Lagerung sowie gezielte Hemmung von unerwünschten Mitbewegungen die Umwandlung von nicht nutzbaren Massenbewegungen in gezielte Bewegungen gelingen.

Nach Erarbeiten einer notwendigen basalen Armkompetenz können die erworbenen Fähigkeiten durch unilaterale Feinmotorik-übungen ergänzt oder in andere evidenzbasierte Therapieformen mit unilateralem Ansatz, z. B. CIMT oder Armfähigkeitstraining, überführt werden. Auch alltagsorientierte Übungen und Bewegungen können sich gut in Eigentrainingsplänen wiederfinden. Wichtig ist jedoch auch hier eine regelmäßige Überprüfung der Bewegungsausführung und ggf. Anpassung der Zielsetzung.

8.16
Aktives Training bei Spastik

Eine verbesserte motorische Kontrolle über die Bewegungsdurchführung sowie eine ausgeglichene Balance zwischen Agonisten und Antagonisten sind das Ziel der Therapie. Daher sollten die Antagonisten der spastischen Muskulatur frühestmöglich trainiert werden. Dieses prinzipiell richtige Vorgehen ist jedoch bei schweren Paresen mit spastischer Komponente oft nicht durchführbar, da kein willkürlicher Zugriff auf die antagonistische Muskulatur besteht. Das dominante (spastische) Muster überlagert häufig die Aktivität der Antagonisten und erschwert oder verhindert deren Arbeitsfähigkeit. In vielen Fällen können durch vorgeschaltete detonisierende Maßnahmen und/oder durch Wahl einer Ausgangsstellung, in der die spastischen Muskelanteile in einer Position der passiven Insuffizienz sind, dennoch die Antagonisten aktiviert werden. Sehr häufig ist die Handgelenk- und Fingermuskulatur von Spastik betroffen. Dabei treten ungewollte Tonuserhöhungen sowohl willkürlich als auch unwillkürlich auf. Problematisch ist die Aktivierung undefinierter Massenmuster bei großer Anstrengung (assoziierte Reaktion in Massensynergien). Diese Anstrengung führt häufig zu einer nicht selektiven Aktivität, die in vielen Fällen primär die Beugemuskeln betrifft. Im Eigentraining lässt sich eine z. B. Aktivierung der antagonistischen Unterarm-Streckmuskulatur durch eine Lagerung mit Überhang z. B. auf einem Keilkissen oder einem »Unterarmböckli« erreichen.

Bei hochgradigen Paresen ist die Aktivierung der spastischen Muskulatur oft der einzige willkürliche Zugriff auf die Bewegung. Das aktive Beüben spastischer Anteile und »das Arbeiten in das spastische Muster« werden von vielen Therapeuten immer noch als therapeutischer Fehler angesehen, jedoch eröffnet die Fähigkeit, durch Anstrengung einen Zugriff auf die Muskulatur zu erreichen, hier auch ein therapeutisches Fenster. Wichtig beim Arbeiten mit Restaktivität durch Massensynergien ist, dass die Bewegungen gezielt gesteuert und der bewussten Kontrolle des Patienten zugänglich gemacht werden, zum Beispiel durch gezieltes Isolieren von Bewegungsabschnitten oder durch Arbeiten gegen definierte Widerstände. Hierzu wird die spastisch überlagerte Muskulatur in eine definierte Vordehnung gebracht. Alle angrenzenden Gelenke werden passiv an der Mitbewegung gehindert. Versucht der Patient nun eine Bewegung zu aktivieren, findet diese nur in dem freigegebenen Bereich mit geringer Amplitude und gegen einen definierten Widerstand statt. Durch diese Technik kann eine undefinierte spastische Massenbewegung in eine gerichtete Bewegung gelenkt und repetitiv geübt werden. Der Patient lernt Anspannung und Entspannung mit Bewegung zu verknüpfen.

Ein solches Vorgehen ähnelt den therapeutischen Techniken der postisometrischen Relaxation (PIR) oder auch der progressiven Muskelrelaxation (PMR), bei denen eine Senkung der Muskelspannung und eine Wahrnehmungsverbesserung durch bewusste Konzentration auf Anspannung und Entspannung der Agonisten angestrebt werden. Im Rahmen des Eigentrainings kann die Vordehnung durch Federzüge, Schaumstoffelemente oder spezielle Orthesen erfolgen. Wichtig ist ein vollständiges Entspannen zwischen den einzelnen Bewegungen. Im Anschluss ist ein gezieltes Training der Antagonisten sinn-voll. Durch Einsatz dynamischer Orthesen mit Fingerrückstellung kann dieses Therapieprinzip mit einem funktionellen Training kombiniert und bei entsprechender Eignung des Patienten als Eigentraining fortgeführt werden. Bei fehlender oder geringer Aktivität der Antagonisten ist ergänzend eine Behandlung mit funktioneller Elektrostimulation (FES) sinnvoll. Ebenso kann bei fokaler oder segmentaler spastischer Muskeltonuserhöhung eine Behandlung mit Botulinumneurotoxin erwogen werden, um das Eigentraining zu ermöglichen oder zu erleichtern. Dabei ist insbesondere beim Einsatz dynamischer Orthesen eine enge ärztliche und therapeutische Zusammenarbeit zur Festlegung eines geeigneten Injektionsschemas notwendig.

8.17
Ausblick

Inhalt der Rehabilitationsforschung und aktueller Geräteentwicklungen sind unter anderem Möglichkeiten zur telemedizinischen Supervision und Trainingssteuerung. Auch kostengünstige Biofeedbacksysteme unter Verwendung von Spielekonsolen können im Eigentraining störungsspezifisch eingesetzt werden. Neue technische Entwicklungen ermöglichen im Einzelfall auch bei schwerbetroffenen Patienten ein Robot-assistiertes Training im häuslichen Bereich. Allerdings setzt der Einsatz solcher Systeme eine gute Compliance voraus und scheitert nicht selten an den noch erheblichen Anschaffungskosten.

8.18
Fazit

Das Eigentraining und die Vermittlung von Eigenverantwortung ist ein elementares Prinzip der motorischen Therapie von zentralen

Paresen. Die Schulung und Überwachung von Eigentrainingsprogrammen ist bei neurologisch betroffenen Patienten oft schwierig und zeitaufwendig. Grundvoraussetzung für ein erfolgreiches Eigentraining ist intensives Beobachten, das Wissen um die Grundlagen der motorischen Rehabilitation, ein gutes sensomotorisches Verständnis und die Auseinandersetzung mit den Zusammenhängen von Biomechanik und Schwerkraft. Der therapeutische Blick darf nicht nur auf die optimale Behandlungstechnik in der Einzeltherapie gerichtet werden, sondern muss auch die Stärkung von Kompetenzen des Patienten außerhalb der Therapiesituation umfassen. In jeder Therapiesituation sollte reflektiert werden, wo die Grenze zwischen notwendiger und übersteigerter Unterstützung verläuft. Das bedeutet auch, immer wieder die Frage nach notwendigem »Hands on« und möglichem »Hands off« während der Therapiesituation zu stellen. Ein gutes Verständnis für »Hands off«-Therapie bildet die Grundlage für die Anleitung zu einem strukturierten und erfolgreichen Eigentraining. Im Eigentraining sollte der Therapeut den »erlernten Reflex« unterdrücken, jederzeit Hilfestellungen zu geben und/oder geben zu wollen. Supervidiertes Eigentraining kann auch im stationären Alltag als Gruppen- oder Zirkeltraining durchgeführt oder in andere Konzepte (Armstudios/Armlabore) eingebunden werden. Unterstützend können funktionelle Elektrostimulation, Geräte zur sensiblen Stimulation oder Bewegungstrainer zur Anwendung kommen.

Eine Langzeitrehabilitation des schwer betroffenen Armes kann in der Phase der Nachsorge nur mit einer entsprechenden Therapieintensität erfolgreich sein. Die Einbindung von Angehörigen und geeigneten Hilfspersonen unter therapeutischer Supervision und der Einsatz geeigneter Übungsgeräte und Hilfsmittel sind dabei essentiell. Gefragt sind Konzepte, die eine Erhöhung der Trainingszeit ermöglichen. Hier bietet sich das Eigentraining in besonderem Maße an.

Literatur

1. Barzel A, Ketels G, Stark A, Tetzlaff B, Daubmann A, Wegscheider K, … Scherer M. Home-based constraint-induced movement therapy for patients with upper limb dysfunction after stroke (HOMECIMT): a cluster-randomised, controlled trial. Lancet Neurol 2015; 14: 893–902.
2. Conrad A, Herrmann C. Schmerzhafte Schulter nach Schlaganfall. Neurol Rehabil 2009; 15: 107–138.
3. De Wit L, Putman K, Schuback B, Komárek A, Angst F, Baert I, … De Weerdt W. Motor and functional recovery after stroke: a comparison of 4 European rehabilitation centers. Stroke 2007; 38: 2101–2107.
4. Elbert T, Rockstroh B, Bulach D, Meinzer M, Taub E. New developments in stroke rehabilitation based on behavioral and neuroscientific principles: constraint-induced therapy. Der Nervenarzt 2003; 74: 334–342.
5. Feys H, De Weerdt W, Selz BE, Cox Steck GA, Spichiger R, Vereeck LE, … Van Hoydonck GA). Effect of a therapeutic intervention for the hemiplegic upper limb in the acute phase after stroke: a single-blind, randomized, controlled multicenter trial. Stroke 1998; 29: 785–792.
6. Feys H, De Weerdt W, Verbeke G, Steck GC, Kiekens C, Capiau C, … Cras P. Early and repetitive stimulation of the arm can substantially improve the long-term outcome after stroke: a 5-year follow-up study of a randomized trial. Stroke 2004; 4: 924–929.
7. Meier H. Medizinische Trainingstherapie in der Praxis. Nürnberg: Medicon 1997.
8. Kattenstroht JC, Kalisch T, Peters S, Tegenthoff M, Dinse HR. Long-term sensory stimulation therapy improves hand function and restores cortical responsiveness in patients with chronic cerebral lesions. Three single case studies. Frontiers in Human Neuroscience 2012; 6: 244.
9. Platz T. Rehabilitative Therapie bei Armparese nach Schlaganfall. Neurol Rehabil 2009; 15: 81–106.
10. Platz T, Roschka S. Rehabilitative Therapie bei Armlähmungen nach einem Schlaganfall – Patientenversion der Leitlinie der Deutschen Gesellschaft für Neurorehabilitation. Bad Honnef: Hippocampus 2011.
11. Smith PS, Dinse HR, Kalisch T, Johnson M, Walker-Batson D. Effects of repetitive electrical stimulation to treat sensory loss in persons poststroke. Archives of physical medicine and rehabilitation 2009; 90: 2108–2111.

Sachverzeichnis